pagine di scienza
iblu

a cura di
Ervin Laszlo, Pier Mario Biava

Il senso ritrovato

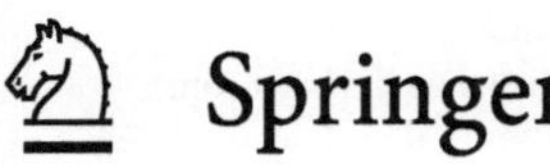 Springer

Ervin Laszlo, Pier Mario Biava

Collana *i blu – pagine di scienza* ideata e curata da Marina Forlizzi

ISSN 2239-7477 e-ISSN 2239-7663

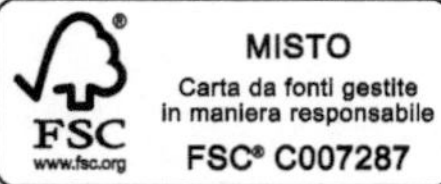

Questo libro è stampato su carta FSC amica delle foreste. Il logo FSC identifica prodotti che contengono carta proveniente da foreste gestite secondo i rigorosi standard ambientali, economici e sociali definiti dal Forest Stewardship Council

ISBN 978-88-470-2831-9 ISBN 978-88-470-2832-6 (eBook)
DOI 10.1007/978-88-470-2832-6

Coordinamento editoriale: Giuseppe Di Rienzo
Progetto grafico: Ikona s.r.l., Milano
Immagine di copertina: Maura Biava, The Origin of Life: Doride while changing
Impaginazione: Ikona s.r.l., Milano

Springer-Verlag Italia S.r.l., via Decembrio 28, I-20137 Milano
Springer-Verlag fa parte di Springer Science+Business Media (www.springer.com)

Prefazione
di Pier Mario Biava

Sono passati poco più di vent'anni dalla caduta del muro di Berlino e dal crollo dei paesi del socialismo reale. Il capitalismo, che allora celebrava con grande esultanza la vittoria definitiva sull'antagonista globale, a vent'anni da quel crollo si trova in una crisi di una profondità abissale, che coinvolge non solo il mondo della politica, della finanza e dell'economia, ma anche l'equilibrio ecosistemico, il mondo dei valori, alla base di quel modello che ha permeato la nostra civiltà e determinato i nostri stili di vita. Si tratta dunque di una crisi sistemica, epocale, per il cui superamento saranno richiesti cambiamenti radicali, anzitutto nel nostro modo di pensare, nella nostra scala di valori e quindi nella nostra cultura e nel modo in cui noi intendiamo vivere sul nostro pianeta. Come è stato possibile che sia accaduto tutto questo, quando solo vent'anni fa, con la vittoria di un solo modello di sviluppo economico, di organizzazione sociale e di visione culturale si era preconizzata la fine della storia? Purtroppo gli storici, che sono giunti a queste conclusioni, non hanno imparato molto dalla storia dell'uomo, che invece è meglio compresa dai poeti e da chi conosce in profondità l'animo umano. E i poeti sanno che, fino a quando vi saranno troppe ingiustizie nel mondo e finché l'uomo, soprattutto quando ambisce al potere, non frapporrà limiti al suo desiderio di possesso, la storia non finirà.

E le ingiustizie nel mondo sono aumentate da quando è venuto meno per gli uomini di potere lo stimolo pressante legato a un confronto quotidiano con una possibile alternativa globale, come è avvenuto in seguito al crollo dei paesi del socialismo reale e alla caduta delle speranze (anche se mal riposte) di alternative possibili per le popolazioni dei paesi occidentali. La globalizzazione dell'economia, resa possibile dal prevalere di un solo modello di sviluppo con le distorsioni che ne sono seguite, ha fatto il resto. La situazione drammatica in cui versa ora praticamente ogni paese della Terra è sotto gli occhi di tutti: le persone che governano il mondo si comportano nella maggior parte dei casi in modo irresponsabile, come testimoniato da una corruzione diffusa e sistemica pressoché tutti i politici di potere, preoccupati soprattutto di mantenere il consenso e di accumulare ricchezze, ma molto meno di risolvere i gravi problemi che affliggono i loro paesi. Inoltre il potere finanziario in modo ancora peggiore rispetto al mondo della politica, dopo aver fortemente voluto e ottenuto una legislazione che ha portato a una deregulation molto vantaggiosa per la circolazione dei capitali ma non certo per gli interessi generali della collettività, sta tenendo un comportamento irresponsabilmente speculativo, che manda ciclicamente in crisi il mondo dell'economia reale, rendendo vano il sano principio della competizione e del profitto capitalistico. Di fatto la globalizzazione dell'economia, unitamente al lassismo legislativo vigente in tutto il mondo nei confronti delle grandi banche e della finanza, ha reso possibili spericolate manovre finanziarie per chi ha a disposizione ingenti capitali, che hanno dato l'opportunità di costruire rendite di posizione, che nulla hanno a che fare con l'economia reale. Questi comportamenti, però, alla fine creano bolle speculative, che in lassi di tempo sempre più brevi scoppiano, sottoponendo a stress durissimi gli attori dell'economia reale, soprattutto le piccole e medie imprese, compresi i normali cittadini, che sono vincolati a tale mondo attraverso il lavoro e dunque il sostentamento a esso legato. Tali processi sono stati enormemente accelerati dalle scelte neoliberiste adottate inizialmente da Reagan e dalla Thatcher, che si pensava potessero stimolare la sana competizione capitalistica, ma che di fatto hanno innescato nel mondo delle grandi concentrazioni economiche multinazionali e finanziarie, che sono state le maggiori beneficiarie di tali scelte, una politica volta alla ricerca del massimo profitto nell'arco di tempo più breve possibile. Ciò è stato ottenuto attraverso pratiche economiche,

che hanno cercato di rendere solidali e compartecipi agli interessi degli azionisti gli amministratori delegati e i top manager attraverso l'uso di incentivi economici, come la distribuzione di stock option. I comportamenti dei dirigenti sono stati e sono tuttora ovviamente coerenti e in sintonia con le scelte fatte dagli azionisti, anche perché i guadagni che in conseguenza di tali scelte gli amministratori delegati di una grande banca o di una multinazionale si portano a casa nel giro di qualche anno erano e sono tuttora sufficienti a garantire a sé, ai propri figli e a parecchie loro generazioni future di vivere in modo agiato per tutta la vita. Queste politiche sono la causa tuttora non solo delle ricorrenti crisi finanziarie, ma anche delle scelte irresponsabili praticate dalle multinazionali, per esempio nei confronti dell'ambiente, laddove i risparmi voluti dagli amministratori delegati sulla sicurezza degli impianti hanno causato già molti disastri ambientali, dovuti proprio a questa cieca politica della ricerca del massimo profitto a breve termine. Valga per tutti l'esempio di quanto è successo nel Golfo del Messico, laddove la politica del risparmio praticata dalla BP (British Petroleum) sui sistemi di sicurezza degli impianti di estrazione di petrolio dai giacimenti marini ha causato un enorme disastro ambientale. La folle corsa alla rendita finanziaria e al profitto a breve termine sta minando le basi del vivere civile e creando catastrofi individuali e collettive, con il rischio di mandare in fallimento intere nazioni. Ecco cosa scrive ne *La crisi economica mondiale* il mio carissimo amico Giulio Sapelli, economista di fama, ma soprattutto intellettuale coraggioso e di razza come pochi in Italia, in riferimento al comportamento convulso del capitalismo finanziario:

se non faccio sottoscrivere o non vendo quei prodotti, i miei indicatori di premio scendono, le mie stock options diminuiscono di valore perché il titolo perde. Che fare? Vendere e continuare a vendere, far sottoscrivere e continuare a far sottoscrivere. Purché funzioni la cosiddetta leva finanziaria. Si realizzano gli affari con forte incitamento, le azioni salgono alle stelle e lo stesso avviene per le stock options, che i manager si sono assegnati con il consenso di boards spesso distratti e paghi delle briciole – meglio di nulla – del ricco pasto che ogni giorno si consuma sotto i loro occhi. Viene poi l'ora della verità: i creditori e i debitori in ultima istanza non riescono a rendere solvibili i loro beni e le loro attese, i valori borsistici e immobiliari crollano, i titoli azionari si divaricano dai valori produttivi fondamentali[1].

Non si pensi però che l'attuale crisi economico-finanziaria sia stata e sia tuttora causata da pochi individui spregiudicati o da una deliberata noncuranza degli organi di vigilanza. Credere che queste siano le uniche ragioni della crisi sarebbe veramente riduttivo; sono una delle cause. Le altre, forse le principali, sono state le politiche economiche adottate al fine di stimolare in tutti i modi la crescita, che hanno permesso che tali pratiche diventassero una realtà diffusa e incontrollabile: il tracollo dell'economia, in ultima analisi, è dovuto al modello di crescita adottato e agli stimoli che si sono voluti in tutti i modi e con tutti i mezzi sostenere. Per più di vent'anni la deregolamentazione dei mercati finanziari è stata proposta dai monetaristi come il miglior modo per stimolare la crescita. Come riportato da un articolo dell'Economist[2], Alan Greenspan, Presidente della Federal Reserve negli anni di Reagan, Clinton e Bush, a sua giustificazione e discolpa di fronte alla crisi durissima che aveva investito i mercati mondiali, dice: "Presi dalla crisi del 2008 è facile dimenticare che la liberalizzazione ebbe anche conseguenze positive: favorendo l'accesso al credito delle famiglie e imprese, la deregolamentazione ha contribuito alla crescita economica". Greenspan, insieme ai più famosi economisti dell'epoca, insigniti con Nobel e con vari altri premi, alle più famose Schools of Economics del mondo, ammette così esplicitamente di essere stato uno dei responsabili delle pratiche di deregolamentazione incontrollata: si giustifica e si discolpa sostenendo di aver favorito la crescita eco-

---

[1] G. Sapelli, *La crisi economica mondiale. Dieci considerazioni*, Bollati Boringhieri, Torino, 2008, pp. 22-23.

[2] *A short history of modern finance*. The Economist, 18 ottobre 2008.

nomica. Peccato che tale crescita fosse completamente drogata. Infatti dal libro già citato si apprende che:

> Si doveva offrire sempre più rischio sotto specie di prodotti finanziari in un contesto di liquidità, secondo la politica di bassissimo costo del denaro propugnata dalla Federal Reserve, e di incoraggiamento, tipica degli anni clintoniani, al consumo illimitato fondato sull'indebitamento. Una politica economica favorevole al credito, al consumo e alla creazione di strumenti finanziari tesi a incrementare la spesa delle famiglie. Di qui il vortice. Lusso e spesa, più utilizzo della leva finanziaria e debito per vendere rischio in quantità che la domanda crescente rendeva illimitata. La spirale non poteva non produrre la crisi di liquidità, esplosa quando i consumatori nordamericani non riuscirono neppure a immaginare di pagare i debiti. Debiti che le banche commerciali consideravano sempre come solvibili grazie al sostegno fornito da istituti poi crollati per primi, tra mutui senza garanzie e bassissimo costo del denaro. Una crisi annunciata che i banchieri di investimenti non potevano non prevedere, ma che avevano tutto l'interesse a occultare, mentre i banchieri commerciali, che compravano denaro a tassi infimi, non sapevano prevedere per la debolezza concettuale della prospettiva a brevissimo termine. Mancava e manca, lo ripeto, una teoria del rischio, che ci si deve affrettare a costruire se si vogliono scongiurare nuovi crolli[3].

Purtroppo la lezione del 2008 non è servita a nulla e la storia si sta ripetendo, in modo forse ancora più grave, con governi inermi e incapaci di controllare la crisi e di adottare finalmente provvedimenti che evitino la speculazione selvaggia e sistemica, portata avanti da grandi istituti finanziari e grandi fondi di investimento, i quali con le loro piattaforme di trading ad altissima velocità, che utilizzano algoritmi molto sofisticati, sono in grado di mandare in rovina intere nazioni con un semplice click. Siamo in balia di algoritmi matematici e di

---

[3] G. Sapelli, *La crisi economica mondiale*, pp. 24-25.

piattaforme di trading programmate per agire in base a calcoli puramente speculativi: il liberismo economico ci ha portato così alla completa reificazione dell'uomo. L'uomo non è neanche più schiavo del denaro, come si diceva un tempo, in cui in fondo erano rimasti ancora saldi alcuni valori, l'uomo stesso è ora il denaro. Intere popolazioni vanno in rovina e vengono spinte alla disperazione da una parte dell'umanità che si è identificata solamente e puramente nel denaro, tanto da trasferire a una macchina, programmata per prendere e accumulare denaro, le decisioni sulle vite degli altri uomini. Siamo arrivati al punto massimo della stupidità umana, che mai avremmo immaginato di raggiungere, alla vetta più alta dell'imbecillità, che corrisponde alla vetta più alta di infelicità. Forse Dio punisce l'uomo perché è troppo stupido. Abbiamo dato vita a un pericolosissimo casinò mondiale, dove non si gioca a una roulette normale, ma a una roulette russa, che porta al suicidio un numero elevato di persone. Ne sanno qualcosa la Grecia, la Spagna, ma anche il Portogallo, l'Irlanda, l'Italia ecc., le cui popolazioni stanno pagando un prezzo durissimo. E la risposta dei governi qual è? Non quella di riformare i mercati e fermare quella terribile roulette, ma far di tutto perché questa roulette continui a funzionare cercando di convincere chi la usa a fare meno danni. Ma questa è allo stesso tempo una posizione ingenua e scellerata, perché invece l'unica strada è quella di affrontare il problema alle radici e riformare i mercati. Le soluzioni tecniche ci sarebbero; non è certo questa la sede per indicarle e non è questo l'intento di questa breve introduzione: vi è tra gli autori di questo libro chi ha la cultura e le competenze tecniche per farlo. In un capitolo di questo libro Giulio Sapelli affronta approfonditamente queste tematiche e documenta in modo impressionante le ragioni per cui oggi a livello mondiale imperversa la crisi economica, indicando al contempo le possibili vie d'uscita da questa terribile situazione. Qui basti accennare alla necessità di separare il credito commerciale da quello finanziario in modo da proteggere il risparmio dell'economia reale da quello speculativo, di aumentare il rischio in capo all'emittente dei derivati così da evitarne l'abuso, di ridurre le dimensioni delle banche così da renderle soggette alla vigilanza e diminuirne il rischio sistemico, di condurre una politica più dura e incisiva nel confronto dei paradisi fiscali ecc. Le proposte dunque non mancano: purtroppo le élite politiche mondiali non pare abbiamo nessun interesse a seguirle, in quanto partecipi degli stessi interessi che alimentano il mondo della finanza. Il problema è purtroppo quello che se non si apportano riforme efficaci ai mercati, la situazione economica precipiterà rovinosamente e alla fine anche i ricchi, coloro che ora stanno speculando e traendo vantaggi economici dalla situazione attuale, verranno travolti da questa crisi. L'impoverimento generale delle popolazioni non permetterà nessuna espansione dei mercati e nessun sviluppo sarà possibile: la classe media si sta assottigliando, un numero sempre più grande di persone viene spinto ai margini della povertà mentre un numero sempre più limitato di persone accumula una sempre maggior quantità di ricchezza. Si sta creando un circolo vizioso per cui chi è ricco diventa sempre più ricco e chi è povero diventa sempre più povero. E pensare che se la ricchezza e le risorse attualmente prodotte nel mondo fossero più equamente distribuite, ogni abitante del pianeta, anche quello dei paesi più poveri e sottosviluppati, avrebbe a disposizione tutto quanto gli basta per vivere in pace e in equilibrio con il proprio ambiente e con tutta la comunità. Una società più giusta farebbe diminuire i comportamenti criminosi, creerebbe le basi di una maggior solidarietà e di un maggior senso di benessere. Purtroppo invece la situazione sta evolvendo in direzione opposta e creando problemi ancora più gravi. Fra questi vi è la disoccupazione che sta aumentando: siccome la ricchezza si sta concentrando sempre di più in poche mani, sempre un maggior numero di persone ha difficoltà ad accedere a consumi adeguati al proprio benessere e i mercati ne risentono. Accanto a questa disoccupazione creata dalla grave disuguaglianza dell'attuale distribuzione della ricchezza, occorre considerare una disoccupazione più antica, la cosidetta disoccupazione tecnologica, di cui si era già interessato negli anni '30 del secolo scorso un grande economista, John Keynes. Nel suo trattato *Teoria generale dell'occupazione, dell'interesse e della moneta* infatti egli così scriveva:

"Siamo afflitti da una nuova malattia… della quale si parlerà moltissimo negli anni a venire: la disoccupazione tecnologica", termine con il quale egli identificava la disoccupazione creata dalle tecnologie atte a velocizzare o a sostituire il lavoro dell'uomo. Vi è da dire che proprio in seguito alla pubblicazione del trattato di Keynes e della crisi che aveva duramente colpito gli Stati Uniti alla fine del 1929, un senatore dell'Alabama, Hugo L. Black, era riuscito a proporre e a far approvare dal Senato degli Stati Uniti una legge che rese obbligatoria la settimana lavorativa di 30 ore, unico modo per gestire e riassorbire milioni di disoccupati presenti negli Stati Uniti. Il mondo delle grandi imprese si oppose però duramente a tale legge, prospettando i danni di una crescita rallentata e di una diminuita competitività (le classi ricche, che detengono il potere, si oppongono sempre, ieri come oggi, all'evoluzione sociale, rallentando così il progresso verso una società più giusta e solidale). Il Presidente Roosevelt, che in seguito, si dice, ebbe a pentirsene amaramente, si mosse per annullare il provvedimento: il Congresso si adeguò e la "Legge Black" fu ritirata. Fu certo un'occasione mancata, un'esperienza innovativa, che avrebbe cambiato la dinamica del lavoro dipendente. Il problema, però, continua a porsi. La crisi attuale ci pone infatti alcune domande che sono presenti da lungo tempo (come infatti sottolineava già 10 anni fa il sociologo Domenico De Masi) che ormai richiedono risposte diverse rispetto a quelle date finora dalle società moderne, quali per esempio: 1) come distribuire la ricchezza che sta sempre più aumentando a livello globale, a prescindere dal lavoro, che sta sempre più diminuendo? e dunque: 2) perché una donna che educa i suoi figli in casa non è retribuita, mentre se fa la baby sitter lo è? 3) perché uno studente che studia otto ore all'Università con merito e ottimi risultati non guadagna nulla, o una inezia oppure deve pagare le tasse, mentre chi fa un lavoro completamente inutile, quale una valletta televisiva o velina, come si dice ora, sì (al riguardo mi viene in mente ancora con un senso di acuto malessere, la proposta di un Presidente della Regione Campania degli anni '90 di finanziare un corso pagato dalla Regione che "formasse" vallette televisive: la politica aveva già dimostrato allora di essere in preda a una crisi inarrestabile ed era finita infatti poco tempo dopo sommersa da montagne di rifiuti e da qualcosa di peggio a Napoli). Oppure ancora dobbiamo dare una risposta all'evidenza, dimostrata ormai da molte indagini sociologiche, per cui nelle società moderne, una volta superata la soglia di povertà, il benessere sociale, la felicità e la qualità della vita non si identificano più con il maggior reddito: in oltre quarant'anni il reddito delle popolazioni delle società occidentali è più che duplicato, ma la percentuale dei cittadini che si definiscono soddisfatti è forse scesa di qualche punto percentuale. Molti ricchi anzi soffrono di crisi depressive, sono in preda all'ansia per la loro insoddisfazione e senso di vuoto dovuto all'accumulazione egoica e al desiderio di possedere sempre di più connessi alla solitudine correlata al senso di colpa di fronte alla sofferenza altrui. E allora che senso ha tutto questo? Oggi noi abbiamo costruito una società profondamente ingiusta e ineguale, dove stiamo oscurando tutte le speranze per un futuro migliore. Oggi il capitalismo non è più capace di "distruzione creativa" come, secondo Schumpeter, doveva essere un capitalismo capace, ma di azioni meramente distruttive. Del resto lo stesso Schumpeter osservava che "il capitalismo crea una mentalità razionale, che dopo aver distrutto l'autorità morale di tante altre istituzioni, finisce con il rivolgersi contro la propria". È quello che in questo momento si sta verificando e che noi stiamo osservando. Quello che stiamo lasciando ai nostri figli è un mondo in rovina, inquinato, con problemi ambientali gravissimi, che stanno causando la rottura degli equilibri ecosistemici, un mondo ingiusto, dove gli stati sono ricoperti da debiti causati dall'irresponsabilità del potere, un mondo dove i giovani rischiano di non avere un lavoro o una fonte di sostentamento, che permetta loro di costruire una famiglia e di avere affetti solidi e duraturi, un mondo insulso, vuoto e stupido, dove prevale l'avere e l'apparire invece dell'essere, in conclusione un mondo dove si è perso il senso. Eppure anche in questa desolazione ci sono dei fiori che stanno nascendo. In questo deserto di anime morte sono proprio i giovani ad avere ancora la voglia e la forza di sorridere, sono loro che si impegnano a essere molto più veloci e svelti dei padri a imparare, a capire i vari aspetti complessi di questa società e ad aver voglia di impegnarsi a cambiarla. Noi li dobbiamo aiutare a fare questo: anche fra gli adulti, fortunatamente, forse sotto la pressione di questa crisi, sta aumentando il numero di coloro che vogliono cambiare. D'altra parte da alcuni decenni il mondo, specie l'Occidente, sta attraversando una profonda fase di mutamento culturale che mette in discussione molti dei fondamenti che per secoli hanno determinato lo scenario sociale. Molti studiosi chiamano il periodo in cui stiamo vivendo post-modernità o trans-modernità, per indicare che stiamo andando verso un modello culturale diverso da quello che ha caratterizzato l'età moderna, che convenzionalmente si fa iniziare alla fine del XV secolo con la scoperta dell'America, con la stampa e con il Rinascimento ed è contrassegnata dalla rivoluzione scientifica, tecnologica e industriale che ha favorito una crescita economica senza precedenti. Tuttavia questa crescita ci spinge ora verso un'ulteriore evoluzione e come la modernità mise a suo tempo in crisi i valori su cui si basava la cultura del Medioevo, superandola, così ora noi dobbiamo superare il paradigma culturale attuale con un nuovo paradigma, che seppure a fatica sta emergendo. Sta crollando il sistema di valori su cui si è basata la modernità, ma non sta crollando il bisogno di avere dei valori, va in crisi un certo modo di intendere l'economia e lo sviluppo, ma non il bisogno di lavorare, di produrre e di sentirsi utili, perde terreno un modo rituale di intendere la religione, ma non il bisogno di spiritualità e di senso religioso della vita, è in crisi un certo modo di vedere il matrimonio, ma non il bisogno di affetto, solidarietà e intimità familiare. Insomma perdono terreno le rappresentazioni sociali che davano forma a certi bisogni, ma non i bisogni stessi che sono insiti nell'essere umano. Questi bisogni anzi sono sempre più vivi, e nel momento in cui si è raggiunta la possibilità potenziale per tutti gli abitanti del pianeta di poter vivere liberi dalle necessità economiche, questi bisogni fondamentali dell'uomo emergono in modo ancor più prepotente. Oggi i giovani sentono il bisogno di dare senso alla loro esistenza, manifestando sentimenti ed emozioni che servano davvero a riunire gli individui e i popoli fra di loro, un senso quasi religioso della vita (dal latino religare = unire insieme), che unisca la vasta umanità del creato e la faccia vivere in pace con il proprio ambiente, senza violentarlo e distruggerlo, in sintonia con un modo più giusto, equo e solidale di vivere. Noi allora dobbiamo aiutare questi giovani a trovare la loro strada e a cambiare il mondo. Da questo punto di vista la crisi attuale che stiamo vivendo, invece che essere una sciagura, può essere una risorsa e rappresentare un momento per l'inizio di un cambiamento epocale. Visto che i governanti non hanno finora approfittato della crisi economica per costruire la società su basi più giuste, quello che si può fare è iniziare dal basso. Oggi in molti paesi dell'Europa, per esempio, la disoccupazione giovanile va oltre il 20%, con punte del 30% e 40%. Non possiamo sacrificare intere generazioni in questo modo e relegare i giovani alla marginalità e alla perdita della speranza: lasciarli soli senza far nulla equivale, a livello sociale, a un suicidio di massa. Oggi nei paesi occidentali si è accumulata una quantità di ricchezza tale da permettere a giovani e adulti di organizzarsi insieme così che, invece di deprimersi in cerca di occupazioni tradizionali stabili, possano dar vita ad attività nel settore del no-profit, dove moltissime iniziative potrebbero essere messe in cantiere con buone possibilità di successo. Oggi il mondo dei media e dei social network, che i giovani sanno usare magnificamente, può essere utilizzato proficuamente per trovare le competenze utili a dar vita a molteplici iniziative, così come opportunità di lavori utili e redditizi. Oggi, utilizzando in modo adeguato la rete, si possono sviluppare moltissime imprese, la maggior parte delle quali non richiedono più la dipendenza da un lavoro svolto in un luogo di produzione definito, ma semplicemente la messa in rete di abilità, competenze, conoscenze, professionalità che possano permettere nuove possibilità di lavori autonomi e creativi. Grazie alle nuove tecnologie il mondo sta cambiando velocemente e questo permette di svincolarci da situazioni di potere consolidato, immobile e conservatore per dar vita in modo autonomo a un mondo solidale. Il settore della sussidiarietà potrebbe venire grandemente sviluppato con crescente impiego di attività lavorative per consolidare i legami della società e l'impegno democratico. La condizione è che le attività no-profit vengano finanziate redistribuendo poi il più equamente possibile il reddito crescente prodotto. I campi in cui può agire proficuamente il terzo settore, creando le professionalità necessarie per svolgere un lavoro egregio, sono quelli, per esempio, dell'assistenza: agli anziani, ai portatori di handicap, quello dell'accudimento dei bambini, i cui genitori svolgono attività lavorative, quello di iniziative nel settore dell'ambiente, del recupero del territorio, quello delle produzioni agricole, dell'agricoltura biologica e biodinamica, dell'alimentazione, del settore delle nuove tecnologie e delle nuove fonti di energie rinnovabili, dei nuovi mezzi di comunicazione e di mobilità urbana, che possono avere una diffusione e distribuzione ubiquitaria, rendendo meno costosa, più ecologica e più democratica la produzione di energia e la possibilità di risparmio energetico; inoltre altre iniziative potrebbero essere intraprese nel settore delle attività culturali, artistiche ecc. Le critiche che possono essere mosse a questa visione e a questo approccio è che queste sono economie di nicchia, marginali, che non cambiano il mondo. In realtà le economie di nicchia possono cambiare la faccia del mondo. Alcuni esempi di associazioni no-profit che hanno avuto un impatto estremamente importante sui destini del mondo sono rappresentati dalle associazioni ambientaliste, che sono nate molto piccole, ma che ora (si pensi al WWF e a Greenpeace) sono presenti in moltissimi paesi del mondo, impiegano in modo produttivo moltissimi giovani, a cui viene corrisposto un reddito, cambiano in meglio i destini delle popolazioni che abitano diverse parti del pianeta, preservando l'ambiente e gli animali dalla distruzione e proteggendo così la biodiversità. Altri esempi più recenti, ma significativi, sono rappresentati da Slow Food, che in poco tempo ha creato un network tra le comunità del cibo di Terra Madre, che ora sono più di 2000 in 153 paesi del mondo. I contadini, i pescatori, gli artigiani di Terra Madre difendono il cibo del nostro pianeta, conservano la memoria del loro passato e cercano di essere utili a tutta la collettività con la promozione non solo di cibo a chilometri zero, buono, sano, ma anche con altre iniziative. Un altro esempio, che per ora è molto più limitato nel suo impatto a livello economico, ma molto importante a livello simbolico e a livello valoriale, è rappresentato dall'Associazione Cantiere Cascina Cuccagna di Milano, un'associazione che è nata per il recupero di una bellissima cascina del 1600, praticamente in centro città, fra Porta Romana e Corso Lodi, che versava in stato di abbandono e che il Comune voleva abbattere. Gli abitanti del quartiere si sono opposti, si sono organizzati in un'associazione e sono riusciti a far restaurare la cascina. Oggi i lavori sono quasi ultimati: il restauro è stato superbo, tutto è stato recuperato con amore, utilizzando tutti i materiali della cascina: gli abitanti hanno partecipato ai lavori, togliendo le tegole di parecchie centinaia di metri quadrati di tetto, pulendole e recuperandole a una a una e rimettendole poi al loro posto. Così hanno fatto per i serramenti, i pavimenti, gli intonaci ecc. L'impianto di climatizzazione e di riscaldamento ovviamente è stato fatto ex novo, ma utilizzando tecnologie di avanguardia, che comportano un notevole risparmio energetico. Ora questa cascina è un gioiello: è stato aperto un ostello per la gioventù, un grandissimo e bellissimo ristorante, gestito da giovani entusiasti, con un grande cuoco (mi hanno chiesto di essere loro consulente medico per la loro cucina dietetica, cosa che faccio volentieri per loro, perché sono bravi, entusiasti e profondamente impegnati). Così ora la Cascina Cuccagna permette che possano lavorare lì un sacco di giovani e altre associazioni no-profit, che organizzano mercati dell'artigianato, mercati agricoli, mostre di nuovi artisti emergenti, convegni ecc., muovendo così attorno a questa iniziativa molte realtà economiche. Queste trasformazioni economiche e sociali debbono prendere vita, prima che l'economia globale ci porti al collasso. Ciò che risulta veramente entusiasmante è che, quando queste iniziative prendono piede, cambiano la nostra vita di tutti i giorni, cambiano il nostro modo di pensare e di vedere il mondo, in altre parole cambiano in positivo i valori su cui è basata la nostra esistenza. Si crea una comunità che condivide un comune destino, nella quale le persone non sono unite solo da fatti economici e da rapporti stabiliti dal denaro, ma sono creatrici di futuro.

Questo libro è scritto da più autori, accomunati dal desiderio di cambiare in meglio, per quanto possibile, la vita su questo pianeta. Ognuno di loro svolge lavori diversi, in campi diversi, ma ognuno di loro è impegnato nel suo specifico lavoro a dare un senso a quello che fa. Per questo il titolo che è stato scelto per questo libro è **Il senso ritrovato** perché ognuno degli autori spera che il suo contributo, nei limiti delle proprie possibilità, possa aiutare il lettore a capire che forse varrebbe la pena di impegnarsi per rendere un po' più umano e civile il nostro esistere quotidiano. Il filo conduttore del libro è l'informazione, ovvero l'in-formazione significante che dà forma alla materia. Il libro è costituito da due parti: la prima tratta dell'Universo Informato, la seconda della Vita Informata: leggendo i vari articoli, sarà facile capire come l'in-formazione che ha originato il nostro universo e ha permesso l'origine della vita su questo pianeta sia un'in-formazione coerente che fa sì che il mondo non sia un aggregato di parte meccaniche separate e separabili, ma un'unità organica in cui il tutto si annida nel tutto e in cui ogni parte è interconnessa con le altre a costituire una rete complessa. La salute umana e la salute dell'ecosistema dipendono dall'integrità e dalla coerenza delle reti che formano il sistema: oggi il comportamento umano è portatore di informazioni distruttive, che stanno rompendo la coerenza delle reti vitali. Ognuno con il proprio comportamento egoico contribuisce a spezzare la rete, chiudendosi nel proprio guscio, che cerca di far crescere a proprio vantaggio, senza interessarsi del danno che ciò arreca al resto della rete. Forse è bene ricordare, prima di chiudere questa presentazione, quali invece potrebbero essere i comportamenti umani che potrebbero ristabilire il flusso di informazioni coerenti, essenziali per la salute dell'ecosistema. E allora voglio qui riportare un passo del libro di Gustavo Vinay, *Pretesti della memoria per un maestro*:

> Un maniscalco. Ho ancora nell'orecchio il suono e il ritmo dei colpi di mazza, di martello, che accelera, si ottunde, rimbalza, si placa cristallino man mano che il ferro si curva e si fa e sento il puzzo dell'unghia che si scalpella e poi frigge, i chiodi che si ribattono sul vuoto

e infine la zampa si riappoggia e vorrebbe star su. Passavo lì davanti ogni giorno quattro volte e più. Il vecchio aveva con sé un giovane che sembrava attendesse sempre agli stessi atti servili. A distanza capii che progrediva. Il vecchio gli insegnava a cenni e frasi brevi e lui stava attento e cercava con l'occhio l'approvazione o il rimedio. Verso l'una si lavavano, il giovane infilava la giacca al vecchio, s'infilava la sua e si lasciavano senza una parola, uno di qua, uno di là. Una mattina mi sembrava che il giovane facesse l'importante tutto lui… si lavarono, il giovane infilò la giacca al vecchio, il vecchio prese la giacca del giovane e gliela infilò a sua volta, un cenno di carezza sulla spalla e si avviarono versi i Due Citroni, si sedettero e mangiarono insieme: passai vicino a loro, andando al banco a ritirare come ogni giorno due litri di vinello per una lira e realizzai che desideravo un maestro e lo desiderai così[14].

Ecco noi abbiamo bisogno di maestri che sappiano guidarci e indirizzarci nel modo migliore in questa vita complessa: soprattutto i nostri giovani avrebbero bisogno di buoni maestri, perché cosi essi non si sentirebbero esistenzialmente e irremediabilmente soli in questo vuoto pneumatico, in cui la cultura prevalente è quella dell' apparire, di avere tutto e subito, senza preparazione, senza competenze, in un susseguirsi di talk show demenziali, grandi fratelli o isole di più o meno famosi, di "corsi per veline" da cui non si impara nulla di buono. Noi dobbiamo avere il coraggio di vincere la stupidità odierna che è figlia dell'egoismo. Solo così troveremo il senso. Voglio da ultimo ricordare due frasi tratte dalle canzoni di due cantautori, che per i nostri giovani rappresentano i poeti del nostro tempo.

"Voglio trovare un senso a questa vita, anche se questa vita un senso non ce l'ha", così canta Vasco Rossi, che vive in modo tormentato la sua esistenza, ma noi ci sentiamo molto vicini a lui, proprio perché lui cerca il senso, anche se non lo trova. E l'altra frase che è

---

⁴ G. Vinay, *Pretesti della memoria per un maestro*, Ricciardi, Milano-Napoli, 1967.

frutto di un'illuminazione improvvisa "L'amore conta. Conosci un altro modo per fregar la morte?" Ligabue ha colto in pieno il significato di amore, che in quel contesto significa "senza morte" (da alfa privativo e mors secondo un'interpretazione del concetto di amore elaborata da Dante e Cavalcanti) e dunque armonia. Solo immettendo più amore nel nostro pianeta e vincendo l'egoismo che ci circonda, noi troveremo il senso e l'armonia del nostro vivere quotidiano, il piacere di stare insieme e il conforto di non sentirci più soli.

Indice

Prefazione   V
di Pier Mario Biava

Parte I - L'universo informato

1. **L'informazione nell'universo**   3
   di Ervin Laszlo

2. **La luce della Conoscenza:**   11
   da Prometeo al bosone di Higgs
   di Claudio Verzegnassi

3. **I rischi di massa del capitalismo finanziarizzato.**   23
   La reificazione della comunicazione sociale
   di Giulio Sapelli

4. **Le informazioni e l'equilibrio dinamico**   63
   dell'ecosistema
   di Fiorello Cortiana

5. **L'informazione e le reti sociali complesse**   89
   di Luca Poma

6. **Reti sociali e politiche concrete di responsabilità**   101
   sociale di impresa
   di Alessandro Pizzoccaro

7. Sintomatologia della pubblicità del nuovo millennio, ovvero "The New Normal" — 109
di Layla Pavone

8. La città del sole — 119
di Michele Mezza

9. Wikipedia: una rivoluzione silenziosa che sta cambiando la realtà — 141
di Frieda Brioschi

10. Il salto — 155
di Marina Terragni

11. Il ritorno al villaggio e l'ultra metropoli — 159
di Enrico Fiorentin

12. Il cambio di paradigmi e di percezione del tempo dalle grammatiche classiche al nostro presente — 163
di Monica Centanni

Parte II - La vita informata

13. Lo strumento perfetto: il corpo umano — 173
di Rossella de Focatiis

14. Il Logos e l'origine della vita. Il vivente come sistema cognitivo e la malattia come patologia dell'informazione — 179
di Pier Mario Biava

15. L'apporto informativo degli alimenti e la dieta di segnale — 203
di Attilio Francesco Speciani

16. Praxis e poiesis — 229
di Fabio Burigana

17. L'acqua informata — 245
di Emilio Del Giudice, Alberto Tedeschi, Nicola Del Giudice

18. Il corpo, la scienza, il senso. Con variazioni   255
su Avatar di J. Cameron
di Giuseppe O. Longo

19. Antroposofia: una filosofia di vita   291
per i tempi moderni
di Sergio Maria Francardo

20. Sentire la fine - vedere l'inizio   307
di Lucilla Giagnoni

Parte I
L'universo informato

1. L'informazione nell'universo

di Ervin Laszlo

Il concetto di "informazione" è qui inteso nel senso in cui è utilizzato nel contesto dei sistemi informazionali. L'informazione in un sistema quale la rete informatica o il computer è la configurazione del suo "programma": essa determina il modo in cui la rete o il computer si comportano. Una macchina da scrivere tradizionale non è dotata di "programma": quando il tasto "a" viene premuto si attiva un braccio che stampa la lettera "a" sulla carta. Questo è un processo meccanico, non è un processo informazionale. Quando invece si preme la lettera "a" sulla tastiera del computer si attivano una varietà di risposte determinate dal programma nel suo software. La risposta del sistema non è una semplice reazione meccanica del tipo biunivoco, ma una risposta programmata basata sull'informazione. È in questo senso che possiamo parlare di informazione in natura e nell'universo.

Nella scienza tradizionale l'informazione che governa l'azione e l'interazione nell'universo è vista come essere l'effetto di leggi di natura: si dice che i fenomeni "obbediscono" alle leggi. Ma la scienza non conosce tutte le leggi di natura e non può fornirci l'algoritmo preciso relativo a come una data entità "x" risponda a un comando dato "w" ("comando" inteso come una qualsiasi azione rispetto a "x" – perfino la sua osservazione). Ma l'insieme di tutte le leggi di natura conosciute e potenzialmente conoscibili può essere definito come il fattore che governa l'azione e l'interazione nell'universo. L'insieme di tutte le possibili leggi costituisce l'informazione "programmata all'interno" delle cose in natura – ovvero l'informazione che codifica l'universo.

Nella scienza classica l'informazione responsabile dell'azione e interazione in natura è stata attribuita alle leggi di gravità di Newton:

le connessioni causali fra qualunque "x" e "y" avrebbero dovuto seguire le leggi della meccanica classica. Nel XX secolo il repertorio delle leggi di Newton è stato molto ampliato e in parte sostituito dapprima dalle leggi di relatività e successivamente dalle leggi che derivano dalla teoria dei quanti. Le informazioni in natura si sono dimostrate sempre più complesse e sempre più lontane dalle leggi che sembrano governare il comportamento delle cose nella nostra esperienza quotidiana.

In anni recenti sono state formulate ulteriori leggi che trascendono completamente gli obiettivi di quelle della meccanica classica. Queste sono in parte leggi probabilistiche – come quelle che descrivono la probabilità che un elettrone in orbita attorno a un dato nucleo sia trovato in una data posizione – e in parte leggi di interazione non locale. Queste ultime si applicano nel caso in cui un dato "x" in un punto "a" interagisca con "y" nel punto "b," dove "a" e "b" sono a una distanza tra loro maggiore della distanza che la luce avrebbe potuto percorrere nel tempo trascorso fra l'osservazione di "x" e quella di "y". Queste sono ipotetiche – non ancora totalmente comprese – leggi di non località. Si pensava che gli eventi non locali fossero limitati al livello quantistico, ma si sono verificati anche a livello di vita e perfino alla scala dell'universo [1].

Ci sono relazioni causali classiche così come relativistiche e non locali fra le cose e gli avvenimenti nell'universo. Le informazioni che sottendono tali relazioni non possono essere adeguatamente colte dalle leggi classiche e un repertorio completo delle leggi rilevanti non è ancora in vista. Quello che sappiamo è che i sistemi nell'universo funzionano sulla base di informazioni estremamente complesse.

Il fenomeno della coerenza

La più evidente manifestazione di informazioni complesse nei sistemi è il fenomeno della coerenza. "Coerenza" in questa accezione definisce le reciproche relazioni fra le parti di un sistema, così che il sistema coerente si comporta come una singola, benché complessa entità. La sua unità è la misura della sua coerenza e la sua coerenza è l'indicazione dell'adeguatezza delle informazioni che la governano. I sistemi complessi si basano su informazioni complesse.

La coerenza nei sistemi viventi. Gli organismi viventi si dimostrano sorprendentemente coerenti con interazioni classiche e non classiche fra le loro parti. Il corpo umano, per esempio, consiste di 10^{14} cellule e ciascuna cellula produce ogni secondo 10.000 reazioni bio-elettrochimiche. Ogni 24 ore muoiono e vengono rimpiazzate 10^{12} cellule. Il coordinamento di questo vasto numero di cellule e dei loro complessi segnali elettromagnetici e chimici non è garantito solamente da interazioni fisiche e chimiche. Per esempio la conduzione di segnali attraverso il sistema nervoso non può procedere più velocemente di circa 20 metri al secondo e non può portare un grande numero di segnali diversi allo stesso tempo. Eppure ci sono tra tutte le cellule dell'organismo correlazioni quasi-instantanee, non lineari, eterogenee e multidimensionali che vengono convogliate da organi e sistemi di organi altamente coordinati fra loro [2].

Le molecole, le cellule e i gruppi di cellule risuonano a frequenze uguali o compatibili, vicini o lontani che siano tra loro. In termini di biofisica dell'organismo, reagiscono alla stessa funzione d'onda. Ciò è vero anche per quanto riguarda l'accoppiamento delle frequenze delle molecole, delle cellule e di gruppi di cellule: reazioni più veloci o più lente si sistemano all'interno di un processo coordinato nel suo complesso: le rispettive funzioni d'onda coincidono.

La coerenza dell'organismo suggerisce che in un certo senso i sistemi viventi sono macroscopici sistemi quantistici. Ciò è supportato da un numero di scoperte nell'attuale biofisica di punta, inclusi gli esperimenti di Cornell, Ketterle e Wieman per i quali essi hanno ricevuto il Premio Nobel per la fisica nel 2001. Essi dimostrarono che i tessuti viventi formano condensati di Bose-Einstein, che sono una forma di materia nella quale i processi quantistici avvengono in scala macroscopica[1].

---

[1] The Nobel Prize in Physics 2001 was awarded jointly to Eric A. Cornell, Wolfgang Ketterle and Carl E. Wieman "for the achievement of Bose-Einstein condensation in dilute gases of alkali atoms, and for early fundamental studies of the properties of the condensates".

La coerenza alla scala dell'universo. C'è un altissimo e sorprendente livello di coerenza anche nelle macro-dimensioni dell'universo. Menas Kafatos e Robert Nadeau dimostrarono come la coerenza dell'universo coinvolga da una parte le relazioni fra le masse di particelle elementari e il numero totale di nucleoni nell'universo e, dall'altra, la costante gravitazionale, la carica dell'elettrone, la costante di Planck e la velocità della luce. Appaiono relazioni indipendenti dalla scala. I parametri fisici dell'universo si rivelano proporzionali alle sue dimensioni complessive [3].

La coerenza fra i parametri dell'universo viene complementata dalla coerenza fra i valori delle costanti che governano i processi fisici nello spazio e nel tempo. La coerenza fra i valori delle costanti universali riguarda più di 30 fattori ed è sorprendentemente precisa. Per esempio se la velocità iniziale di espansione dell'universo fosse stata un miliardesimo di volte minore di quanto fu, l'universo sarebbe ricollassato quasi immediatamente; e se fosse stata un miliardesimo di volte più grande esso si sarebbe espanso così rapidamente che avrebbe potuto produrre soltanto gas diluiti e freddi. Una simile minuscola differenza dell'intensità del campo elettromagnetico rispetto al campo gravitazionale avrebbe impedito l'esistenza di stelle calde e stabili come il sole, e quindi anche l'evoluzione su opportune superfici planetarie. Inoltre, se la differenza tra la massa del neutrone e quella del protone non fosse esattamente il doppio della massa dell'elettrone, nessuna sostanziale reazione chimica sarebbe potuta verificarsi e, se le cariche elettriche degli elettroni e dei protoni non fossero esattamente opposte, tutte le configurazioni della materia sarebbero instabili e l'universo potrebbe soltanto consistere di radiazione e di un miscuglio relativamente uniforme di gas.

L'esplosione iniziale che creò le particelle che popolano lo spazio e il tempo fu altamente "informata" poiché produsse un universo con valori dei suoi parametri che sono precisamente quelli che permettono l'evoluzione dei sistemi viventi. Questi sistemi non sono accadimenti casuali o aberrazione. La loro evoluzione è già facilitata dall'evoluzione delle stelle. Questo è un risultato nuovo: si credeva che la vita potesse apparire soltanto in condizioni altamente specifiche. Ci deve essere un pianeta con la massa esatta alla giusta distanza da una stella nana in sequenza principale G2; il pianeta deve occupare un'orbita quasi circolare; deve avere un'atmosfera ricca di ossigeno/azoto, una grande luna e una velocità di rotazione moderata; deve essere alla distanza giusta dal centro della galassia e avere acqua liquida sulla sua superficie; deve avere un rapporto corretto tra acqua e massa terrestre e deve avere protezione dagli asteroidi grazie alla presenza di pianeti di gas giganti nel suo sistema solare. Tuttavia risulta che le sostanze necessarie per la vita appaiono prima di e indipendentemente da queste condizioni. Nell'ottobre del 2011 una squadra di astrofisici condotta da Sun Kwok e Yong Zhang dell'Università di Hong Kong riferì che molecole organiche vengono create nelle stelle [4, 5]. Finora sono state trovate circa 130 molecole che costituiscono i fondamenti basilari della vita, includendo glicina, un amminoacido e glicole etilenico, il composto che può poi dare origine alla formazione delle molecole di zucchero presenti in sistemi viventi. La ricerca con telescopi della NASA scoprì che acqua, metanolo, e biossido di carbonio permeano particelle di polvere attorno a stelle lontane 420 anni luce nella costellazione del Toro. Essi appaiono in nuvole di polvere interstellare e dischi che formano pianeti attorno alle stelle. Si vede che, a vari stadi della loro evoluzione attiva, le stelle emettono composti organici nello spazio interstellare distribuendo le molecole su vaste regioni.

La vita non è un evento casuale o eccezionale in questo universo straordinariamente coerente: i processi fisici che accadono nelle stelle producono i "mattoni" fondamentali necessari per l'evoluzione di sistemi biologici sui pianeti. Solo le forme più elevate di vita – sistemi biochimici complessi capaci di metabolismo e di riproduzione – sembrano richiedere condizioni che sono probabilmente statisticamente rare nell'universo.

Conclusioni

L'universo non è un processo casuale anche se manifesta eventi probabilistici che sono spiegati nel miglior modo con attrattori caotici.

Nel suo complesso, l'universo è un sistema altamente coerente, codificato da informazioni complesse. L'informazione è un fattore fondamentale. Non ci sono differenze categoriche fra sistemi viventi e non viventi, fra il mondo vivente e il mondo fisico. Le differenze che si osservano possono venir attribuite al livello e al tipo di informazione che codifica i sistemi dati.

L'informazione complessa è la base della coerenza anche in sistemi viventi. L'informazione genetica è responsabile della costruzione delle proteine e di altri fondamentali "mattoni" della vita, e un insieme non ancora completamente compreso di informazioni sembra essere responsabile del funzionamento integrato dell'intero organismo. Le implicazioni di questa comprensione del ruolo delle informazioni nei sistemi complessi sono fondamentali per le scienze della salute. Il mantenimento della salute nell'organismo vivente è soprattutto una questione legata al mantenimento della coerenza dell'organismo stesso, e questo a sua volta dipende dall'informazione che codifica l'organismo. La cattiva salute è un'indicazione di una carenza in quell'informazione. In molti casi correggere l'informazione carente risulta essere più efficace che interagire con i processi biochimici che originano da quell'informazione. Una tempestiva "medicina informazionale" si occuperebbe delle cause informazionali di un cattivo funzionamento organico piuttosto che dei sintomi biochimici che appaiono come conseguenza delle cause informazionali.

La sfida per la scienza medica è di spostare il focus della ricerca dalle modalità biochimiche alle modalità informazionali di diagnosi e trattamento. L'informazione che codifica le varie funzioni dell'organismo ha bisogno di essere meglio compresa, e metodi pratici devono venir sviluppati per correggere l'informazione che codifica il cattivo funzionamento osservato.

Bibliografia

1. Laszlo E. , *New Science for a New World*, 2013, in preparazione
2. Ho M.W., *The Rainbow and the Worm: the Physics of Organisms*, World Scientific, Singapore, 1993
3. Kafatos M., Nadeau R., *The Non-Local Universe: the New Physics and Matters of the Mind*, Oxford University Press, 1999
4. Kwok S., *Organic Matter in the Universe*, Wiley, 2011
5. Kwok S., Zhan Y., Astronomers Discover Complex Organic Matter Exists throughout the Universe. *Science Daily*, October 26, 2011

2. La luce della Conoscenza: da Prometeo al bosone di Higgs

di Claudio Verzegnassi

Esistono alcune domande che una parte almeno degli esseri umani si è posta, si pone e si porrà. Una loro possibile formulazione è la seguente: **Da dove vengo? Chi sono? Dove vado?** È per cercare una risposta a queste domande che l'uomo si è rivolto e si rivolge a ciò che potremmo chiamare *ricerca*, con lo scopo preciso di arrivare a una, almeno parziale, *conoscenza*.

Una ricerca di grande rilievo nella storia dell'umanità è indubbiamente quella che si può definire ricerca scientifica. In particolare, questo tipo di ricerca si è da sempre anche occupato dello studio dell'universo, tentando di comprendere le modalità della sua nascita, del suo stato attuale osservabile, del suo futuro. Questo studio ha prodotto un confronto con analoghe possibili visioni teologiche e in generale ha dato origine a un dibattito Scienza/Religione che ha portato a possibili diversità di vedute, anche drammatiche nel passato, ma a mio avviso fortemente conciliabili al giorno d'oggi.

Una suggestiva proposta di identificazione dell'inizio del dibattito Scienza/Religione viene offerta dalla descrizione del mito di Prometeo data da Eschilo nella sua tragedia *Prometeo incatenato*[1].

Secondo il mito, Zeus fa incatenare Prometeo alla rupe caucasica per punirlo di avere regalato all'uomo il fuoco. Ma il fuoco donato da Prometeo rappresenta, secondo Eschilo, la Conoscenza Scientifica che potrebbe, nel timore di Zeus, portare gli uomini all'ateismo e renderli quindi potenzialmente liberi dagli Dei.

---

[1] *Eschilo*: "Prometeo Incatenato" Tragedia. Lingua originale: greco antico. Prima rappresentazione: 460 a.C. circa, Teatro di Dioniso, Atene.

In questo senso si arriva a un concetto di Libertà per il genere umano fornita dalla Conoscenza Scientifica e che permette di trarre delle conclusioni non dettate dai dogmi della Divinità. A questo genere di Libertà Zeus, inizialmente, si oppone con fermezza.

Vi è tuttavia un seguito della tragedia che appare estremamente rilevante. Dopo avere sopportato indicibili sofferenze, Prometeo decide di aiutare Zeus, rivelandogli un segreto che gli sarà di grande utilità. Come conseguenza di questa scelta di Prometeo, Zeus decide di riconciliarsi con lui e lo eleva al suo fianco nell'Olimpo.

Sembra che si possa concludere che, secondo Eschilo, Zeus accetti una situazione di convivenza umana/divina, in cui l'uomo possa svolgere la sua ricerca scientifica libero di prendere le decisioni da essa dettate, pur rimanendo la Divinità al Suo livello altissimo, non minacciata dalla Libertà ottenuta dall'uomo.

La domanda che ci si può porre ora è se il precedente confronto sia ancora attuale al giorno d'oggi. Per tracciare un breve quadro di questa complessa situazione, è essenziale esaminare la più recente evoluzione della ricerca scientifica per quanto riguarda la Conoscenza dell'universo, in particolare soffermandosi sulla ricerca, che si sta attualmente svolgendo al CERN (Centro Europeo di Ricerca Nucleare) di Ginevra, di quella speciale particella denominata "bosone di Higgs".

A questo scopo, si possono così riassumere gli aspetti principali di questa attività. Un punto di partenza significativo è, a mio avviso, la richiesta di ottenere una risposta alla seguente domanda:

L'universo e i suoi misteri: saprà la fisica moderna almeno parzialmente svelarli?

Nel campo puramente scientifico esiste una particolare forma di ricerca, detta anche "di base", di cui si occupa la cosiddetta fisica delle alte energie.

Quali obiettivi si propone l'odierna ricerca di base delle alte energie?

Essenzialmente gli stessi che animarono Galileo Galilei (il primo "basista"...), ossia la comprensione delle leggi che governano l'universo in cui viviamo.

Con questo preciso scopo il CERN ha costruito il gigantesco acceleratore LHC, ovvero Large Hadron Collider.

Innanzitutto mi sembra opportuno fornire una succinta presentazione della macchina.

Essa fa scontrare l'uno contro l'altro due fasci di protoni che viaggiano a una velocità "quasi" uguale a quella della luce e hanno un'energia complessiva che oggi vale 8.000 miliardi di elettronvolt e si pensa raggiungerà nel 2014 i 14.000 miliardi.

E questi sono alcuni dati tecnici dell'acceleratore:

- lunghezza: 27 chilometri;
- dipoli magnetici (Ansaldo) 1.232 con 7.600 chilometri di cavi;
- quadrupoli magnetici superconduttori: circa 400;
- temperatura dei magneti: circa −271° Kelvin (zero assoluto = −273°) per mantenere la quale sono necessari 700.000 litri di elio liquido.

Una legittima domanda preliminare potrebbe a questo punto essere:

Perché è stato costruito LHC, il più grande acceleratore del mondo?

Per rispondere a questa domanda è necessario formulare una breve premessa:

L'universo contiene la materia a noi nota

Una volta si pensava che di questa materia i costituenti "elementari" (ossia, minimi, non ulteriormente divisibili) fossero protoni, neutroni, elettroni, tutti in possesso di una loro massa diversa. Oggi si ritiene che i veri costituenti, le cosiddette "particelle elementari" siano, oltre agli elettroni, delle altre particelle a loro simili una volta sconosciute (chiamate muoni e leptoni tau), e i cosiddetti quark.

Di quark se ne postulano sei, che si ritiene formino la materia pesante ovvero adronica.

I sei quark hanno tutti una loro diversa massa.

Il primo mistero dell'universo è oggi il seguente:

Come hanno acquistato le varie particelle elementari (quark, elettroni ecc.) le loro masse, e perché queste sono tutte diverse?
Secondo la fisica teorica moderna, responsabile di questa situazione è un'ulteriore molto speciale particella: il "bosone" di Higgs.

Detto in maniera molto poco scientifica, si potrebbe immaginare che il bosone di Higgs si comporti con le varie particelle elementari come una specie di "rugiada" appiccicosa.

Quanto più forte è l'attrazione che le particelle hanno per il bosone di Higgs (scientificamente, attrazione "di tipo Yukawa") tanto maggior quantitativo di questa "rugiada" si deposita sulle particelle rendendole più pesanti.

Sull'esistenza del bosone di Higgs si basa il modello teorico (Modello Standard) attualmente considerato il fondamento della moderna fisica teorica delle particelle elementari. A Glashow, Salam, Weinberg, autori di questo modello, venne aggiudicato il Premio Nobel per la Fisica 1979.

In questo modello, la totalità delle particelle elementari (ossia, indivisibili) dotate di massa è la seguente:
- tre coppie, o famiglie, di leptoni, elettrone e neutrino-e, muone e neutrino-mu, tau e neutrino-tau;
- tre coppie, o famiglie, di quark: d, u ossia down, up; s, c ossia strange, charmed; b, t ossia bottom, top. D e u "stanno dentro" a protoni e neutroni;
- due "bosoni di gauge" W, Z.

Ciascuna di queste particelle ha poi la propria "antiparticella" appartenente all'antimateria che ha la stessa massa della materia ma carica elettrica opposta.

E a tutti questi elementi il bosone di Higgs conferisce massa attraverso il "meccanismo di Higgs" ovvero la "rugiada" di cui si parlava prima.

Da questo punto di vista, essendo per ipotesi ciò che dà massa a tutte le particelle del modello, si capisce perché talvolta l'Higgs sia anche chiamato la Particella di Dio.

In effetti, l'Higgs è l'unica particella che nasca con la sua propria massa… è in sostanza l'Adamo della situazione che, dopo essere stato creato, dà una costola qui e una costola là…

Al momento dell'inizio delle operazioni di LHC, il bosone di Higgs non era mai stato effettivamente visto né in natura, né in laboratorio.

Secondo la teoria del modello, l'Higgs non è una normale particella, come per esempio l'elettrone che, una volta nato, ossia prodotto in qualche modo, non sparisce mai se rimane isolato. In linguaggio scientifico, l'Higgs è una cosiddetta risonanza, ossia un oggetto che, una volta nato, si dissolve rapidissimamente trasformandosi in coppie di particelle normali. Perciò in natura non lo si vedrà mai.

Lo si potrebbe tuttavia produrre in laboratorio, sfruttando la relazione di Einstein $E=mc^2$. Tale relazione dice che si può trasformare energia in massa, ossia creare un corpo nuovo di data massa trasformando l'energia di un acceleratore di particelle in massa del corpo prodotto (e le particelle implicate spariscono trasformandosi nel corpo nuovo).

Ma come mai tutti gli acceleratori precedenti (LEP del CERN, Tevatron di Chicago) non hanno prodotto l'Higgs?

La risposta accettata è che l'Higgs fosse troppo pesante per essere prodotto da questi acceleratori, la cui energia era molto inferiore a quella di LHC.

E perché non sarebbe troppo pesante per LHC?

Perché una delle fondamentali previsioni del Modello Standard, basata sulle misure di altissima precisione effettuate a LEP, è che la massa dell'Higgs debba essere inferiore a un certo valore limite [1].

Entro questo valore, LHC è in grado di produrre il bosone di Higgs.

E LHC saprà di aver prodotto l'Higgs anche se esso sparisce immediatamente identificandolo dalle tracce visibili lasciate nei rivelatori dai prodotti del suo decadimento, come un fuoco d'artificio che esplode da un razzo producendo una figura colorata tipica di lui e non di altri diversi razzi...

Questa identificazione è di una difficoltà terrificante.

Per dare un'idea della difficoltà dell'identificazione, si pensi che al momento attuale viene prodotto a LHC circa mezzo miliardo di "scontri" al secondo. In un anno di lavoro macchina (con pause di respiro) si producono circa cinque milioni di miliardi di urti. Secondo le aspettative teoriche, un bosone di Higgs viene prodotto circa ogni ventimila miliardi di urti.

In un anno di lavoro, si dovrebbero perciò vedere circa 250 "fotografie" del bosone di Higgs analizzando circa cinque milioni di miliardi di "fotografie" per trovarlo. Bisogna quindi sviluppare tutte le "foto" degli urti e identificare quelle tipiche del suo decadimento ovvero i suoi "raggi".

In conclusione, postulata l'esistenza del bosone di Higgs, LHC aveva tutte le caratteristiche richieste per scoprirlo e così risolvere il primo mistero dell'universo.

Qual è il secondo mistero?

Il secondo mistero è quello dell'esistenza della cosiddetta materia oscura.

Già dal 1932, grazie al contributo di Fritz Zwicky, si sa che la grande maggioranza della materia dell'universo non è costituita dalle entità a noi note (per semplicità, diciamo protoni, neutroni, elettroni...) bensì da entità sconosciute e oscure, ossia non visibili.

L'evidenza dell'esistenza della materia oscura è estremamente semplice ed è basata sul fatto che in un sistema simile al sistema solare (anche se molto più grande) le grandezze esterne ruotano attorno alla grandezza centrale con velocità fissata dalla massa della grandezza centrale. Nel sistema solare questa relazione produce correttamente la velocità con cui si muove la terra.

Ma in altre galassie la velocità con cui si muovono entità esterne è molto più elevata di quella che sarebbe fissata dalla massa visibile del centro.

Deve perciò esistere nel centro una grande quantità di materia non visibile cioè oscura.

Questa materia è molto più abbondante (rapporto cinque a uno) della materia visibile e a noi nota.

Da quali particelle è composta la materia oscura?

Secondo un modello teorico molto motivato chiamato "Supersimmetria" queste particelle sarebbero i cosiddetti *neutralini* oppure altre particelle previste dal modello.

Da accuratissimi studi teorici si conclude che se le proprietà del neutralino sono quelle previste dal modello supersimmetrico, LHC sarà in grado di produrlo e, in maniera non semplice ma realizzabile, di identificarlo, risolvendo perciò anche il secondo mistero dell'universo.

Esistono altri misteri dell'universo?

Sì, almeno uno, a mio avviso il più affascinante e aperto a interpretazioni teologiche:

L'esistenza della stragrande maggioranza di energia oscura ossia non materiale

È da notare che per questa forma di energia la definizione oscura non ha nulla a che vedere con il fatto di non essere visibile.

Perché dunque definirla oscura?

Una personale e possibile spiegazione è perché non se ne capisce al momento praticamente niente. Si sa solo che deve esistere. Infatti l'esistenza di questa energia oscura è l'unica spiegazione scientifica del fatto constatato che l'universo sta accelerando la sua espansione e, se fosse solo materiale, non potrebbe farlo perché la forza di Newton che si esercita su tutti i corpi materiali lo risucchierebbe al "centro".

E quanta energia oscura si trova nell'universo?

Circa tre quarti di tutta l'energia esistente.

Quale origine ha questa energia oscura?

La proposta più recente della fisica moderna è essenzialmente la seguente.

All'inizio di tutto c'era solamente un'enorme quantità di energia oscura concentrata in un "piccolissimo" volume spaziale (secondo alcuni, concentrata in un microscopico punto).

A un certo istante, il "punto" ha iniziato una rapidissima espansione (inflazione), come un palloncino che viene gonfiato, dando origine a un universo pieno di energia puramente oscura (niente materia, "vuoto" materiale) e con una temperatura enorme, che diminuisce con l'espansione.

A un certo istante definito, passato un tempo enormemente piccolo dall'inizio dell'inflazione, si verifica il cosiddetto "big bang" che può essere tradotto come "grande rumore improvviso".

Perché "grande rumore"?

Perché fa la sua comparsa la materia!!!

Ma cosa succede esattamente nel Big Bang secondo la proposta della fisica teorica?

Si verifica uno sdoppiamento dell'originale energia oscura in due componenti:

1. una nuova componente materiale, che produrrà l'universo in cui viviamo;
2. una rimanente componente oscura.

Che relazione esiste tra le due energie?

Apparentemente, le due energie si ignorano ed evolvono separatamente. Non c'è trasformazione reciproca dell'una nell'altra, la materia rimane materia e l'energia oscura rimane oscura.

Però il modo in cui evolve la materia, ossia lo sviluppo dell'universo è determinato dall'energia oscura che è quella che determina l'accelerazione.

Mentre l'universo si espande, l'energia materiale totale rimane costante, quindi ce ne sarà sempre meno in un volume dato.

La materia quindi continua a diluirsi.

Invece l'energia oscura non si diluisce: aumentando il volume dell'universo ce ne sarà quindi in tutto sempre di più.

Detto in altre parole in un volume dato ci sarà sempre lo stesso quantitativo di energia oscura.

Ciò vuol dire che trascorso un tempo infinito, nel quale l'universo sarà diventato enormemente grande con la sua espansione accelerata, l'energia materiale sarà in pratica sparita ovvero si sarà completamente "diluita" e rimarrà solamente l'energia oscura.

Come era al principio.

Potrà sembrare strano, ma questa descrizione dell'origine e dello sviluppo dell'universo in cui viviamo è proprio la descrizione data dalla fisica teorica.

Vi è un'ultima tesi non del tutto accettata dalla comunità scientifica.

Secondo alcuni fisici teorici, le specifiche e particolari condizioni in cui si è verificato lo sdoppiamento tra energia materiale ed energia oscura, avvenuto al "big bang", sarebbero le sole che avrebbero potuto portare a quell'evoluzione dell'universo che ha generato la vita e noi esseri umani, così come siamo[2].

La descrizione della fisica teorica si arresta qui.

Coloro che fossero sensibili a un confronto con possibili descrizioni teologiche, potrebbero trovare profondi motivi di riflessione per esempio nella lettura del libro *Obbedienza e Libertà* di Vito Mancuso che discute il perché della creazione e dell'evoluzione dell'universo [2].

Ci dice Vito Mancuso che all'inizio del IV Vangelo, in Giovanni 1, 1, sta scritto: "In principio era il *logos*".

---

[2] Cfr. Cap. 1.

Come tradurre la parola logos?

Nel *Faust* di Goethe il protagonista cerca la traduzione che più gli sembri giusta. La traduzione "Verbo" non lo soddisfa completamente e nemmeno le successive possibilità "Pensiero" e "Forza". Infine Goethe per bocca di Faust dice: "Lo Spirito mi aiuta! D'un tratto vedo chiaro e scrivo sicuro: 'In principio era l'Azione'".

Così, secondo Goethe, il principio di tutte le cose è l'azione che esprime movimento, lavoro, creazione.

Secondo Mancuso la traduzione ancora più corretta è "In principio era la Relazione", essendo la Relazione "l'ultimo fine delle nostre energie".

È questa la traduzione che può rendere appieno il vivo senso del Dio cristiano che è *amore*.

L'evoluzione dell'universo avviene in modo tale che gli esseri umani possano arrivare a realizzare quella che è la loro meravigliosa caratteristica: la *libertà*. Per arrivarvi, l'uomo deve utilizzare la sua Intelligenza, lavorando all'aumento della sua Cultura e cercando di approfondire la sua Conoscenza nei campi più vari. Al culmine di questo lavoro l'uomo capirà di essere fatto per donare il bene al suo prossimo e per vivere in un mondo pieno di amore.

A mio avviso, anche la descrizione scientifica prevede un inizio in cui vi sia soltanto il logos, ammesso che si accetti di identificare il logos con l'energia oscura.

Avviene quindi un movimento prodotto da un lavoro, ossia da un'energia.

Ed è questa l'inflazione della descrizione scientifica. Quindi si verifica un processo di creazione: il "big bang".

Successivamente, nella descrizione scientifica, l'evoluzione dell'universo avviene in modo separato dall'energia oscura ma è da essa determinata.

Sebbene la Scienza non parli e non possa parlare di amore, l'ipotesi che l'universo sia stato creato con lo scopo di generare la vita appare sostenibile e, a mio avviso, coinvolgente e affascinante.

L'idea di libertà è infine intrinseca da sempre nella ricerca scientifica: tutte le conclusioni a cui essa giunge sono totalmente **libere** da dogmi e basate unicamente sulla ragione e sulla cultura.

Dire che la conoscenza scientifica conduca l'uomo a realizzare la propria libertà appare quindi corretto.

Concludere che la visione qui presentata della ricerca scientifica moderna e la visione di una teologia avanzata e compatibile con quella cristiana siano, per usare un termine decisamente riduttivo, "non incompatibili", mi sembra oggettivamente sostenibile.

Cosa può dire LHC sull'energia oscura? Nulla poiché non la si può produrre dalla materia.

Vi è tuttavia un certo appiglio: il meccanismo che la fisica teorica ha proposto per dare origine all'inflazione è estremamente simile al meccanismo che consentirebbe al bosone di Higgs di dare massa a tutta la materia ("meccanismo di Higgs").

Quindi a mio avviso, trovare il bosone di Higgs a LHC, obiettivo che pare sia stato raggiunto, rappresenterebbe un dirompente successo della ricerca scientifica conciliabile col pensiero religioso contemporaneo.

Per tornare all'iniziale parallelo mitologico, Zeus e Prometeo potrebbero sedere felicemente allo stesso tavolo di lavoro.

Il 4 luglio 2012, nell'Aula Magna del CERN di Ginevra, i portaparola dei due gruppi sperimentali che si sono dedicati alla ricerca del bosone di Higgs, ATLAS e CMS, hanno ufficialmente e solennemente annunciato di averlo finalmente individuato dopo un comune e intensissimo sforzo.

A mio avviso questo risultato rappresenta un dirompente successo della ricerca scientifica, conciliabile col pensiero religioso contemporaneo.

Per tornare all'iniziale parallelo mitologico, Zeus e Prometeo potrebbero adesso sedere felicemente allo stesso tavolo di lavoro.

Bibliografia

1. Tenchini R., Verzegnassi C., *The Physics of the Z and W bosons*, World Scientific, Singapore, 2008
2. Mancuso V., *Obbedienza e Libertà*, Fazi, Roma, 2012

3. I rischi di massa del capitalismo finanziarizzato
La reificazione della comunicazione sociale
di Giulio Sapelli

Imperversa la crisi

Imperversa la crisi. Non solo i valori delle borse sono soggetti a una serie di variazioni raramente intraviste prima d'ora: si accumulano i rischi che la governance degli intermediari finanziari non sia più in grado di operare per le imperfezioni che oggi ciò che definiamo "mercato" drammaticamente disvela, e che anche le tecniche poste in essere per far fronte a tali crisi d'imperfezione rivelano. Cos'è, infatti, la governance, se non un processo di costruzione di un meccanismo di regole che dovrebbero garantire una *balance of power* tra gli attori che dirigono e/o posseggono le popolazioni organizzative attive sui mercati? Essa avrebbe dovuto evitare la crisi. Non con una sorta di rapporti personali tra gli attori degli scambi economici quanto, invece, con l'applicazione di regole universali pragmaticamente dirette a evitare il blocco del sistema capitalistico e la crisi oggi in corso. Ma ciò non è avvenuto: perché? Ma perché tale governance rende evidente non ciò che le cosiddette "teorie dell'agenzia" decantano: assicurare – appunto – l'equilibrio tra manager e azionisti, così da evitare asimmetrie informative che favoriscano comportamenti fraudolenti e opportunistici di coalizioni che riescono a compiere occultamente frodi e reati di ogni genere. La governance annuncia, dinanzi a tutti coloro che vogliono ancora intendere la verità, che il mercato non esiste in natura. Non esiste il mercato prima della società e della volontà della persona. È solo il liberismo primitivo che sostiene ancor oggi questa tesi e che promuove in base a essa una politica di assoluta assenza di ogni forma di regolazione nei confronti delle transazioni economiche. La transazione, il contratto, è la forma evidente del "mercato". È certo.

Ma è superficiale pensare che il contratto da solo possa garantire lo scambio. Esso consente una relazione impersonale e immediata tra gli attori dello scambio senza che sia necessaria tra di loro una relazione personale e intima. Così facendo il commercio può raggiungere ogni parte del globo e il denaro può alimentare lo scambio che assicura la formazione delle negoziazioni anche in assenza dei negoziatori. Tutto ciò si regge su un sistema invisibile e fortissimo che non appare a prima vista, che è l'architrave di tutto il processo di produzione, di riproduzione e di circolazione del capitale. In primo luogo di tale circolazione, ché essa, essendo simbolica, ha tanto più bisogno non solo di regole, ma anche di orientamenti all'azione non opportunistici per funzionare senza intoppi, ossia senza crisi di fiducia e di riproducibilità. Un sistema economico è, di fatto, costruito grazie alle relazioni sociali che si sono via via consolidate nelle cerchie sociali che lo sostengono e lo riproducono. Questo punto è essenziale da tenere a mente.

All'inizio del nuovo millennio, il sistema economico capitalistico sta riproducendosi in tutto il mondo. Ma in forme diverse dal previsto, ossia da ciò che prevedevano le teorie della modernizzazione consolidate accademicamente. Si sta formando con grande fatica e con grande lentezza anche nei paesi comunisti asiatici, che vogliono aprirsi al mercato che ideologicamente negano e nelle ricche società tribali del Golfo Persico e nelle povere società tribali dell'Africa nera e sahariana. In effetti, molte di queste società sono già a capitalismo monopolistico di stato a direzione burocratico-assolutista e neoborghese e ripercorrono con grande rapidità il percorso secolare del capitalismo originario. Si pensi, per esempio, ai cosiddetti "fondi sovrani" governati da tali stati. È giustificato l'allarme che si è scatenato in merito ai fondi di investimento posseduti non da privati ma, appunto, da stati sovrani (di qui il nome anglicizzato di "fondi sovrani")? Se si guardano i numeri il loro ruolo sembra assai ridotto. Su tutti i titoli scambiati nel mondo (circa 165 trilioni di dollari USA), il valore di essi è del 2%. Eppure tutti ne parlano come delle "nuove super potenze finanziarie". E a ragione. Il peso che esercitano sui prezzi e sui volumi scambiati, non solo di titoli, ma di merci, è molto più rilevante di quello che ci dicono le statistiche. Dove sta la ragione di tutto ciò? In questi ordini di motivi. Il primo è relativo agli andamenti dei prezzi delle cosiddette *commodities*, tra cui spiccano i minerali non ferrosi e il petrolio e, più recentemente, anche alcuni importanti beni alimentari. Chi li possiede accumula enormi ricchezze e i giacimenti di tali *commodities* sono oggi sempre più nelle mani degli stati. Nell'industria degli idrocarburi si vede questo processo con plastica evidenza. Vent'anni or sono il 70% circa degli asset petroliferi, ossia i giacimenti, erano nelle mani delle grandi compagnie. Oggi più dell'85% è posseduto da potenze statali, sparse in tutto il pianeta: dal Golfo Persico all'America Latina – e non solo in Bolivia con Morales e in Venezuela con Chávez, ma anche in Brasile, dove governa Dilma Rousseff. Anche la Norvegia e l'Alaska, con i loro giacimenti di idrocarburi, hanno i fondi sovrani, come tutti gli stati del Golfo, e Singapore, e la Cina, e la Libia, e l'Algeria. Vi è poi un secondo fenomeno interessante. I paesi asiatici che hanno dato vita ai fondi, l'hanno fatto in base al comportamento finanziario che essi hanno assunto dopo la crisi del biennio 1997-1998: hanno iniziato ad ammassare enormi riserve in divise estere, dollari USA ed euro, principalmente, per proteggersi da nuovi shock. Ma con queste riserve si può guadagnare assai di più di quanto non si sia fatto per anni e anni, acquistando bond dei paesi europei e del Tesoro nordamericano. Si possono, invece, investire i denari andando a caccia di migliori rendimenti nel mondo intero. Le strategie sono diverse: i norvegesi vogliono costruirsi solidi fondi pensioni pubblici; i cinesi e i sud coreani grazie a tali fondi vogliono comprare tecnologie e conoscenze che non possono produrre in casa propria; la Russia e l'Iran usano i fondi sovrani per controbilanciare la volatilità dei prezzi dell'energia. Tutte le necessità possono essere soddisfatte dal denaro. In definitiva anche i fondi sovrani sono una risposta positiva a quella che molto tempo fa indicavo come un pericolo per l'economia mondiale: la prevalenza del risparmio e della rendita sull'investimento. I fondi sovrani investono. Il problema a parer mio non risiede tanto, dunque, nell'emergere dei fondi sovrani. L'unico reale problema è quello della loro governance: non hanno trasparenza, non comunicano ai mercati i loro bilanci con chiarezza, non esplicitano le loro strategie. Solo i norvegesi e quelli dell'Alaska, significativamente, lo fanno. È una situazione che deve finire: i fondi sovrani potrebbero divenire delle piattaforme finanziarie da liberalizzarsi, per consentire ai cittadini di quei paesi di accedere più facilmente ai mercati finanziari internazionali.

Ma come è possibile far ciò, in presenza delle formidabili asimmetrie informative che caratterizzano l'economia e la società odierne?

Il problema dell'assenza di comunicazione è il segreto delle crisi capitalistiche: il problema non è la governance ma la reificazione capitalistica in sé che scambia le relazioni personali in relazioni economiche e accentra le decisioni impedendo il realizzarsi dell'autopoiesi sociale che, solo essa, potrebbe evitare l'emergere di crisi disastrose come quelle che stiamo oggi vivendo.

Imperversa la crisi finanziaria e all'inizio del nuovo millennio il capitalismo finanziarizzato si sta formando anche nei paesi comunisti asiatici, nelle società tribali del Golfo, negli stati ierocratici come l'Iran, nella Russia modernizzatrice di Putin. Essi vogliono aprirsi al mercato che spesso ideologicamente negano. In effetti essi sono di già paesi capitalistici, ma a capitalismo monopolistico di stato, a direzione burocratico-assolutista ripercorrono con grande rapidità il percorso secolare del capitalismo originario. Ciò che fa notizia e induce a pensare è che dopo vent'anni di peana al liberismo dispiegato, la globalizzazione si arricchisca di nuovi imprevisti protagonisti: le potenze statali, le potenze nazionali. Tutto il contrario del mercato. Con esse il capitalismo di mercato deve ora confrontarsi in una lotta che si intreccia con i conflitti per gli alimenti, per il ferro e l'acciaio, per il petrolio e per il gas, per l' acqua e… per il potere. I fondi sovrani sono il nuovo volto della lotta per il potere mondiale.

Ma il problema del potere è problema di interdipendenza geostrategica e quindi economica. Il problema che si pone in questa nostra crescente interdipendenza economica che non è, oggi, solo di e tra imprese e di e tra associazioni economiche, ma anche di e tra stati, per lo più dittatoriali, è quello dell'eterogeneità dei percorsi storici verso il capitalismo di mercato dispiegato e le regole che lo sovradeterminano. Ora lo stato nazione non contiene più queste regole, come nel periodo del nascente capitalismo ottocentesco e novecentesco, fosse esso liberistico oppure protezionistico: la nazione era sempre prevalente sull'economia nel contesto delle gerarchie dei mercati mondiali. Oggi l'economia prevale sulla nazione, su segmenti importantissimi delle popolazioni che operano sui mercati per via dell'unica globalizzazione mondiale che si è pienamente dispiegata: quella finanziaria. Di lì, non a caso, le imperfezioni dei mercati dilagano per ogni dove. Tutto ciò oggi, lo sappiamo, si chiama globalizzazione *tout court*. Ma essa è dimezzata per la sua struttura produttiva e riproduttiva solo continentale, di mercati regionali (UE, NAFTA, MERCOSUR, ASEAN) e non mondializzati. Ma, in ogni caso, in qualsivoglia latitudine e longitudine, vale la regola per cui il mercato, *in primis* quello finanziario mondializzato, è retto da forze invisibili, che sono, come ci insegnava Veblen, le vere istituzioni dell'economia: le culture, gli orientamenti all'azione, le volizioni, i desideri. I mercati, da questo punto di vista, possono essere quasi perfetti solo se a fianco della caduta delle barriere all'entrata e alla diminuzione delle asimmetrie informative, agiscono le culture dell'affidabilità dei contraenti il contratto e una morale di sostegno che l'un con l'altro li lega: la *fairness*. All'inizio della formazione del capitalismo, che paradossalmente produceva su scala nazionale e non conosceva la disintermediazione della produzione e della riproduzione sociale, l'interdipendenza del commercio mondiale, invece, dilagava e queste regole avevano una natura spiccatamente internazionale e fino alla prima guerra mondiale, nel '900, tali regole assicurarono un grado d'interdipendenza economica addirittura superiore all'attuale, sotto il dominio incontrastato del Regno Unito, che dominava i mari e dopo aver dominato, con la Germania, lo sviluppo tecnologico, si avventurò anche alla conquista del mondo asiatico. La fine della prima guerra mondiale del '900 ebbe due effetti. Il primo fu quello per cui si sprofondò il mondo e la sua economia in una congerie di nazionalismi economici fortissimi, tra cui dobbiamo inserire anche tutte le forme di comunismo che apparvero con il crollo degli imperi, quello zarista *in primis*. Il secondo fu impedire il pieno dispiegarsi su scala mondiale del dominio nord americano che si candidava, con una potenza militare infinitamente superiore a quella del Regno Unito, a essere il suo continuatore sui mari e nei cieli, propugnando i principi del libero mercato. La guerra mondiale e poi la guerra fredda impedirono a questo dominio di espandersi in forma pacifica. Venne infine il crollo dell'URSS, causato da un complesso di forze disgreganti sia militari sia economiche.

Iniziò allora nuovamente ad agire l'interdipendenza economica. Ecco apparire la globalizzazione come la stiamo vivendo oggi.

Oggi a tutti può apparire evidente che il mercato è un costrutto artificiale: è il frutto di un complesso di regole che l'uomo e il suo associarsi possono costruire. La spada del sovrano sospendeva la guerra nelle fiere già nel Medioevo: senza di essa nessun mercato e nessun mercante. Le istituzioni di regolazione dei mercati oggi svolgono lo stesso ruolo: allontanano la guerra dal mercato diminuendone i fallimenti ed erigendo barriere all'entrata più o meno alte, rendendo più o meno complesso l'accesso di nuovi membri alla fiera che è oggi eminentemente finanziaria, non esistendo più nel mondo, neppure a Chicago, per secoli borsa merci per eccellenza, scambi fisici di beni, essendo tutto dematerializzato con costi di transazione tendenti allo zero grazie all'uso dell'ITC.

Naturalmente i rischi di fallimento dell'*accountability* sono sempre in agguato, come dimostrano molti casi recenti, da Societé Generale a Lehman Brothers. Anzi, l'uso massiccio dall'ITC governata da competenze idiosincratiche e quindi scarsamente riproducibili e decrittabili possono favorire comportamenti opportunistici altamente professionalizzati, aumentando il rischio delle frodi, diminuendo la pervasività dei controlli. È un tema questo, destinato a divenire dominante in futuro e che occorre sorvegliare con somma attenzione.

Sarebbe sbagliato – e questo è il messaggio della mia riflessione – rispondere ai fallimenti dei mercati invocando un nuovo statalismo o nuovi protezionismi. La crescita si arresterebbe molto di più di quanto oggi non accada. Si entrerebbe in una recessione profonda o in una stagnazione simile a quella del Giappone degli anni '90, a quella tedesca di pochi anni dopo.

Occorre riscoprire i principi della sussidiarizzazione dei mercati, come io amo dire in un linguaggio troppo spesso esoterico che uso molto, purtroppo. Ossia l'unica via di uscita non è la costruzione di pesanti sistemi di controllo statocratrici, ma la frugale e leggera opera di trasformazione culturale che conduce gli attori dei mercati all'autoregolazione. La sussidiarietà deve trovare – anche nell'esserci nel mercato, per fare il verso al "Grande Inquietante" del '900 – il suo ruolo di autoregolazione e di bussola di orientamento. *Fairness*, regole semplici e *compliance* non stataliste ma affidate agli attori. E soprattutto comunicazione personale e trasparenza che superi il feticismo delle merci: il capitalismo è un insieme di rapporti personali. Tali non ci appaiono, ma invece rapporti tra merci perché è il potere delle classi finanziarie e proprietarie che stravolge il senso del processo economico e lo riduce alla massimizzazione del profitto capitalistico bloccando ogni libera comunicazione non gerarchica tra gli attori.

La soluzione a tutto ciò è rilanciare su larga scala la filosofia e la pratica dei *common goods.*

I common goods

Prima di iniziare il ragionamento che voglio esporre qui di seguito vorrei poter ricordare questo detto di Goethe: "Deve venire dal cuore ciò che colpisce il cuore". Quello che mi ha colpito iniziando a riflettere sul tema che mi è stato indicato come oggetto di questo saggio è la sofferenza di Goethe. Goethe è l'archetipo dell'educazione classica che riconosce con sofferenza che il suo mondo sta morendo, e quindi vuole vivere, ciò nonostante, nella morte di questo mondo. Se invece leggiamo Nietzsche sentiamo dietro di lui il pensiero negativo di Adorno e la critica all'industria culturale; sentiamo un grande filone che ha animato tutti gli studi importantissimi che ci sono stati in questi ultimi cinquant'anni sul rapporto tra critica al capitalismo e cultura classicamente intesa. Nietzsche, da parte sua, non è il principio di realtà ma è il principio negato della realizzazione dell'umano, è un Nietzsche che è diventato famoso, importante quanto Schiller, che è il suo opposto. Quello che mi ha colpito è che queste tre voci – Goethe, Nietzsche, Schiller – questi grandi artefici della cultura mondiale, vivono in noi inconsapevolmente e convivono nelle aziende. Molte di queste pulsioni intellettuali sono diventate senso comune.

La sofferenza di Goethe è il principio della serializzazione, del managerialismo della parzializzazione: è il principio della reificazione delle imprese, l'illusione antimetafisica di coloro che credono che il fine dell'impresa sia fare profitti. Chiunque lavori in un'impresa sa, invece, che il fine di un'impresa è fare buoni prodotti, dare dei buoni servizi, soddisfare i propri consumatori. Il profitto è l'elemento regolatore, è la consustanzialità dell'impresa, che senza profitto non ha senso. Questo universo reificato è quello che apparentemente sembra che abbia vinto, ma coloro che vivono nell'impresa e la ascoltano, sentono che dall'impresa sale una musica atonale. Chi ascolta l'impresa sente l'imperativo etico di diminuire i frequenti gradi di sofferenza, e le imprese non riescono mai a utilizzare fino in fondo l'energia creativa, la scintilla divina che c'è nelle persone che in esse lavorano. Ed ecco apparire l'ideale della bellezza di Schiller, che vince il nichilismo di Nietzsche.

Mi son venute a mente queste grandissime figure della modernità perché passo molto tempo, in questo ciclo della mia vita, con le sfingi della casta manageriale. Esse sono le propagandiste di quella cosiddetta «economia della conoscenza» che, se segnerà sì le magnifiche e progressive sorti dell'umanità si traduce, tuttavia, nell'immediato, nel nostro presente, in una compressione del tempo (non c'è più tempo per pensare) e in una inversamente proporzionale dilatazione dello spazio (è sempre più difficile socializzare: col mio vicino d'ufficio comunico via e-mail). Ma il fattore oggettivo più importante è il cambiamento delle «logiche della transazione». Una «transazione», uno scambio tra esseri umani, può essere di due tipi. Lo scambio di mercato, basato su una logica calcolativa (soldi in cambio di merce o viceversa), e scambio non di mercato. Quest'ultimo è di due tipi: può essere basato sulla superiorità/inferiorità (scambio gerarchico) o sulla solidarietà: ti dono qualcosa disinteressatamente e tu poi, probabilmente, mi regalerai qualcosa, fosse anche solo la riconoscenza.

Prima degli anni '80, la logica di mercato era tenuta fuori dalle aziende: l'esistenza del "padrone" in carne e ossa garantiva uno scambio basato sulla gerarchia e, spesso, sulla solidarietà. Dopo gli anni '80, per effetto della cosiddetta "globalizzazione", la logica dello scambio di mercato entra prepotentemente nelle organizzazioni. E questo non lo aveva previsto anche chi come me è stato ed è un fautore di una globalizzazione ben temperata. Le aziende oggi sono come federazioni di tante piccole aziende, a volte anche in competizione fra di loro; si fanno complesse transazioni interne; si deve rendere conto non a un «padrone» ma all'impersonalità dell'azionariato i cui boiari sono mercenari assatanati sul risultato a breve.

Per farla breve, il clima di fiducia e di fedeltà reciproca tra le persone e tra le persone e le aziende è venuto meno, annegato in un profluvio di retorica manageriale fatto di "People first!" e "Human Resources". Il tutto si traduce in perdita dell'identità e – soprattutto – in infedeltà. L'introduzione di *bonus*, stipendi variabili legati ai risultati ecc., è proprio dovuto al fatto che le aziende credono di poter compensare la perdita di identità con gli incentivi materiali: "Ti chiedo di lavorare bene e come un forsennato, ma non ho nessun 'senso' da dare al tuo lavoro, per cui cerco di colmare questo 'niente' con soldi, *status* e privilegi". Ma si possono comprare la "passione", l'entusiasmo, la dedizione? No. E gli effetti si vedono. Sono in aumento nelle aziende le patologie relazionali, i disturbi dell'umore, le frustrazioni e la paura degli altri.

Oggi il problema è quindi la perdita di senso: quando manca un'identità dell'impresa, è difficile che i suoi membri riescano ad averne una. Propongo una definizione di «identità» di impresa.

L'identità di un'impresa si fonda sull'attribuzione di senso, ossia sul raggiungimento del significato nel lavoro e quindi nella vita nell'impresa. Esso si ha allorquando tutta l'organizzazione di essa è rivolta a rendere significativa (a dare un significato, un senso) l'attività di tutti coloro che hanno con essa relazioni di ruolo.

L'attribuzione di senso sarà tanto più forte quanto più darà ai membri dell'organizzazione la possibilità: 1) di capire cosa stanno facendo, 2) di comunicare tra di loro e all'esterno il significato del loro comportamento.

Essa si basa sulla capacità dei suoi leader di rendere significativa (cioè di dare un significato, un senso) l'attività di tutti coloro che hanno con essa relazioni di ruolo.

Se questa definizione è accettabile, comprendiamo perché oggi la situazione è quella di una profonda disgregazione sociale e di diffusa anomia: il nichilismo si diffonde.

Altri elementi di cambiamento negativo, che si integrano e confondono con quello riguardante le logiche della transazione: sono l'eccesso di specializzazione e la cultura delle risposte («c'è una spiegazione manageriale a tutto»). La nostra cultura di europei, il nostro DNA intellettuale, deriva dalla cultura greca, che è sintetica. La cultura manageriale è invece figlia della cultura analitica di importazione statunitense. Che va benissimo, per carità, ma non va più bene se si traduce in un insieme in cui confusamente *tout se tient* all'insegna di cognitivismo e comportamentismo, ossessione del controllo e dell'analisi costi-benefici, mito della misurabilità di tutto, convinzione che tutti i problemi siano solo organizzativi e che quindi la «psicologia» degli esseri umani non esista.

Tutto questo oggi fa segnare una battuta di arresto, alle aziende e alle persone. Le organizzazioni sono costruite oggi non sui comportamenti relazionali e le risposte di processo, ma sulle risposte di ruolo. Ma se si irrigidisce il ruolo, si finisce con il ragionare per funzioni e non per processi, e i risultati di business ne risentono. Questo accade perché siamo passati dalla "Comunità" all'"Associazione". La "comunità olivettiana" non era retorica, presupponeva appartenenza emotiva, interdipendenza di "persone". L'Associazione presuppone legami di interesse tra "individui".

Che fare? Di certo il modello olivettiano non è riproponibile. Ma si potrebbe cominciare col riconoscere per prima cosa i limiti delle persone e delle organizzazioni e rendersi poi conto che alcuni dei valori del modello olivettiano sono ancora più che attuali. Si potrebbe, forse, lavorare su tre parole chiave che il managerialismo ha sottoposto a *damnatio memoriae*: "Equità" (che vorrebbe dire anche un po' di sobrietà, ma questa oggi è senz'altro utopia); "Solidarietà" (meno individui e più "persone") e "Diversità" (per combattere l'appiattimento sul ruolo facendo continuamente eccezioni).

Per concludere, ritorno all'"identità". L'identità di una impresa si basa sulla capacità dei suoi leader di dare un "senso" all'attività della gente. È per questo che oggi si parla tanto di "crisi della leadership". Ma se parlo di "senso" e di identità, sono convinto che si tratti di una cosa tutt'altro che intellettualistica e che riguarda invece la competitività, il business.

La comunità poggia su una visione solidaristica e personalista che è la negazione di questa "società delle reti" individualista e polverizzata. La comunità poggia sulla forza dell'idealizzazione. Sarà ingenuo, oggi? Forse. Ma non abbandoniamo la forza propositiva di sogni e illusioni.

Oggi ci sarebbe bisogno di più uomini e di meno manager, di più *bildung* e di meno training.

Nelle aziende ci stancheremo sempre, lavoreremo sempre malvolentieri e non raggiungeremo mai la felicità. Ma – come disse Freud a quella signora che chiedeva quali benefici avrebbe tratto dall'analisi – "Avremo ottenuto un bel guadagno se riusciremo a trasformare la sua disgrazia in ordinaria infelicità".

È sorprendente come, nonostante i rilevanti presupposti storici e lo sviluppo avuto nella società tutta, la concezione di una possibile alternativa a questo stato di cose sia oggi ancora così poco chiara.

Eppure altre organizzazioni delle popolazioni economiche attive nei mercati imperfetti esistono, eccome, ne esiste più di una. Ricorderò, per esempio, il settore del *not for profit*, che spesso nasconde, attorno a sé, una costellazione di organizzazioni economiche non capitalistiche di rilevante importanza nella struttura sociale di ogni nazione. Si parla indifferentemente di *not for profit*, terzo settore e volontariato come se fossero la stessa cosa e in questa confusione generale ciò che si intende con questi tre termini finisce con l'identificare una realtà marginale e senza rilevanza economica in quanto non può disporre di patrimonio e reddito.

Innanzi tutto il *not for profit* è oggi confuso con il volontariato; in realtà il volontariato è solo una di queste forme, insieme alla quale esistono tutta una serie di "imprese" senza fini di lucro che presentano una struttura imprenditoriale e che operano in prevalenza con patrimonio e reddito allo scopo di rispondere ai bisogni di interesse collettivo delle persone (istruzione, sanità, scuola, cultura).

Se non è poi accettabile alcun appiattimento del *not for profit* sul volontariato, non è neppure condivisibile una sua identificazione col cosiddetto "terzo settore". Il *not for profit*, secondo tale prospettiva, viene inteso come *tertium* tra Stato e mercato; l'espressione è da ritenersi equivoca poiché accredita l'idea di residualità e di supplenza: dove non può arrivare lo Stato e dove non ha convenienza a operare l'impresa privata, lì si crea lo spazio per il *not for profit*.

Si configurerebbe come una sorta di terzo incomodo chiamato a intervenire e a prestare i suoi servizi solo laddove gli altri non arrivano o hanno fallito.

Il problema sta proprio nel fatto che non si è ancora predisposti a una concezione "positiva" del fenomeno *not for profit* e spesso lo si associa alle due definizioni sopra citate, impedendo così di comprendere la sua specificità e le sue peculiarità.

Secondo il *System of National Account*, una sorta di carta degli statistici nazionali, le organizzazioni *not for profit* si qualificano come enti "creati allo scopo di produrre beni o servizi il cui status non permette loro di essere fonte di reddito, profitto o altro guadagno finanziario per le unità che li costituiscono, controllano o finanziano". Dunque sono realtà senza scopo di lucro che erogano servizi anche vendibili. Possono avere patrimonio e utili, l'unico vincolo è che questi vengano reinvestiti nella struttura. Per ciò che concerne lo scopo possono essere di tipo mutualistico oppure di pubblica utilità, rivolte alle persone o alla collettività. Le strutture mutualistiche, per la loro stessa natura, sono costituite da famiglie e imprese, e forniscono servizi destinati ai propri soci. Le *not for profit* di pubblica utilità erogano servizi alle persone o alla collettività; a questa seconda categoria appartengono le organizzazioni, prevalentemente emanazione di istituzioni pubbliche, che operano in settori come quelli dei servizi ambientali, della difesa e sicurezza, della previdenza sociale obbligatoria. Invece le *not for profit* di pubblica utilità che erogano servizi destinati alle persone possono essere costituite da soggetti di natura pubblica o privata; il loro campo d'azione riguarda settori della vita sociale quali la sanità, l'istruzione, l'assistenza, la cultura, i servizi al lavoro.

Contrariamente a quanti molti ritengono, questo insieme di "economie morali" – così mi piace identificarle – non è un fenomeno di recente formazione. In tutto il mondo ha una tradizione plurisecolare, che affonda le sue radici nelle grandi istituzioni caritative sorte già in epoca medievale e che continua oggi con le società a ragione sociale cooperativa, che confinano con il *not for profit* ma sono da esso profondamente distinte pur discendendo anch'esse dalla grande tradizione dell'economia morale. La ricchezza di opere sociali di cui è intessuta la storia civile è espressione della creatività dei popoli e della loro capacità di "mettersi insieme" per inventare risposte nuove ai diversi bisogni. Tale tradizione trova la sua origine in larghissima parte nel cattolicesimo. La Chiesa ha sempre riconosciuto il primato della persona, delle formazioni sociali, quindi della società rispetto allo Stato; ha infatti individuato nel principio di sussidiarietà uno dei cardini della sua dottrina sociale. Questo principio sancisce il ruolo dei corpi intermedi, cominciando dalla famiglia fino ai gruppi economici, sociali, politici e culturali, liberamente costituite dai cittadini, la cui esistenza e azione devono essere non solo rispettate dal potere, ma da esso favorite e sollecitate. Il primo problema è la definizione delle economie morali. Esse sono tutte le attività che scaturiscono dall'associare persone e cose in vista di determinati fini e che non devono dar vita solo all'appropriazione di profitti da parte di coloro che di questa associazione detengono – in quello che è il tempo presente – il controllo e/o la proprietà. Si pensi all'impresa cooperativa, il cui profitto è intergenerazionale e socialmente distribuito attraverso la partecipazione meritocratica. L'associazione di persone e mezzi in vista di un fine è consunstanziale alla produzione di un sovrappiù, perché se così non fosse quell'associazione, che per ora non chiamiamo impresa, ma comunità per non confonderla con la vulgata capitalistica, non potrebbe autoriprodursi. Infatti, se non si è assistiti dall'ossessivo statalismo, l'autoriproduzione sociale si determina solamente destinando parte del profitto alla continuità associativa, secondo le regole civilistiche e manageriali che conosciamo. Sennonché, per esempio nella cooperazione, tale profitto è ripartito, una volta conseguita l'autoriproduzione, secondo una logica di proprietà di gruppo e secondo finalità intergenerazionali e collettive.

Nel volontariato, d'altro canto, una volta perseguite le finalità dell'autoriproduzione, non rimane più nulla perché tutti coloro che assicurano controllo e gestione dell'associazione non percepiscono stipendi, salari ecc. (in questo caso, in effetti, l'autoriproduzione si realizza non calcolando le ricompense per amministratori e gestori... o, almeno, così dovrebbe essere, ma poi si scopre che il volontariato nella sua pura forma non esiste più...).

Nel *not for profit* i controllori-gestori ricevono, invece, una ricompensa-salario, stipendio, *una tantum*, a seconda delle regole che ci si auto-assegna, e tale ricompensa determina la necessità – con altre necessità teleologiche – di assicurare la governance.

Anche nelle economie morali, quindi, esiste un'allocazione dei diritti di proprietà. Essa può essere la più varia: una fondazione e quindi un patrimonio che non ha nulla a che vedere con la proprietà privata; un'allocazione privata o di piccoli gruppi, che posseggono i mezzi, le tecniche, gli immobili e che li destinano non alla ripartizione del plus-valore o del sovrappiù o del profitto che dir si voglia: le cooperative. La realtà economica, dunque, è multifattoriale: è dominata dalla diversità. Si articola a partire dal sistema simbolico, a partire dalle credenze espresse e non espresse e dalle pratiche rituali della vita quotidiana. Si articola nelle organizzazioni sociali e nelle istituzioni che rendono possibili quelle pratiche e ne assicurano tanto i cambiamenti quanto la riproducibilità. Si articola nelle personalità, sui *frame* cognitivi, sui comportamenti. Questo è visibile non solo studiando le imprese nella loro diversità, ma anche le pratiche di consumo degli aggregati umani. L'interdipendenza economica e la mondializzazione sociale che deriva dalla mondializzazione crescente delle nazioni, per via dell'abbassamento dei costi di transazione riferite alle dinamiche della temporalità economica e spaziale fa sì che i consumi, per esempio, siano sempre più vissuti – ecco l'importanza dell'etnoconsumerismo e poi dell'interpretazione antropologica – come pratiche culturali inserite in un flusso globale. Una definizione essenziale per comprendere il nuovo scenario globale di mercato e di consumo che il marketing antropologico può interpretare è quella di *cultural brandscapes*. Essi sono, infatti, la creazione simbolica che promana dall'ambiente materiale e simbolico costruito non più da una macchina esterna di persuasori occulti quanto, invece, dallo stesso consumatore. I prodotti collocati dal mercato non sono disgiungibili dalle immagini e dai messaggi dei flussi prima ricordati, interpretati, tuttavia, attraverso le culture locali e i sistemi di apprendimento e i modelli significativi dei gruppi a cui il consumatore appartiene. Il significato totemico di tali *brandscapes* è in larga misura il frutto interattivo dell'adattamento che il consumatore realizza nel mondo. E questo perché la creazione e la riproduzione di un significato, di un senso alle *commodities* è essenziale per la dinamica delle società dell'iperindustrializzazione e delle loro agenzie di diffusione dei prodotti di consumo. E questo sarà tanto più vero quanto più il flusso di merci investirà le società in transizione dalla preindustria all'industria e ai servizi nel nostro planetario sistema economico e culturale.

Essenziale è interpretare le relazioni con le merci e con il lavoro salariato come relazioni culturali, anche prima che gli oggetti che le costituiscono diventino tali. Tutti noi, del resto, costruiamo con le cose delle relazioni che ci aiutano a dar senso alle ere di transizione tipiche della vita individuale delle società moderne come di quelle antiche. Questa nuova concezione dell'economia mondiale, di cui quell'impresa morale che è la cooperativa è tanta parte, inizia laddove inizia la riattualizzazione della tradizione: la società diviene comunità anche nel mondo delle merci. E questo ci rende meno soggiogati, più liberi.

Per questo il conferimento del Premio Nobel per l'economia a Elinor Ostrom è un avvenimento che si inserisce con significatività nel dibattito sui diritti di proprietà che è in corso soprattutto in Australia e Nuova Zelanda e in Sud America e che solo la recente enciclica *Caritas in Veritate* ha promosso anche in Europa. Oggigiorno quel dibattito sempre più comprende in sé anche quello sui "diritti naturali alla proprietà": ossia sul diritto non scritto che si incarna nella storia attraverso l'esperienza di vita delle comunità che un tempo si definivano "primitive". Esse sono state via via circondate, più che integrate, dal mercato capitalistico e da società come quelle in cui viviamo. In quelle società, che pure convivono nel generale modo di produzione capitalistico, si son date vita, da secoli e secoli, a forme comunitarie di possesso della terra o di beni essenziali, come i bacini di pesca, le acque correnti, senza alcun diritto scritto. E si sono conservate anch'esse per millenni grazie a tale diritto non scritto. Il diritto scritto è tipico – oggi, beninteso – solo delle società nate dal diritto dei mercanti prima, e dal diritto dei parlamenti o dei giudici poi. Comunità andine, comunità aborigene, comunità del mondo slavo, comunità dei senza terra brasiliani, comunità di villaggio cinesi e asiatiche ecc. sono, invece, divenute odierni elementi di contraddizione nell'espansione dell'area del diritto privato. In larghe parti del mondo esso taceva e consentiva la riproducibilità degli ordinamenti giuridici di fatto tipici di questo possesso collettivo. È una tematica che sfiora quella dei *common goods*, ossia dei beni che si definiscono "pubblici" non per la forma proprietaria statuale, ma perché tale forma non diretta al profitto individuale dei medesimi è essenzialmente cooperativa, proprietà di piccoli o grandi gruppi sociali e ne consente la riproducibilità e l'uso per tutti coloro che vogliano accedervi, seguendo regole che ne assicurano, allora, l'infinita riproducibilità. E le comunità di proprietà non scritta a cui ho fatto cenno hanno consentito la riproducibilità millenaria di forme di sostentamento umano e di sostenibilità ambientali che altrimenti sarebbero state distrutte. Tali beni e tali forme di cooperazione sono oggi, appunto, ascese alla ribalta grazie a Elinor Ostrom, strappando da un lungo silenzio una riflessione teorica di enorme importanza. Società altamente civilizzate che hanno convissuto e convivono per secoli con le società prima ricordate si sono caratterizzate fortunatamente, fornendo un esempio importante per tutti, per episodi statuali o meta-statuali di riconoscimento dei diritti pre-capitalistici collettivi e di legalizzazione dei medesimi, in una sorta di riconoscimento postumo, come per gli aborigeni australiani, o di trasformazione in diritti di proprietà collettiva attraverso il diritto scritto e non attraverso la consuetudine dell'ordinamento giuridico di fatto. Ciò è avvenuto in alcuni casi in Sud America ma, a differenza che in Australia e Nuova Zelanda, lì tutto si è svolto in forme più politicizzate e contrastate, come in Brasile sotto le presidenze di Ferdinando Cardoso e di Lula Da Silva. Si apre, grazie alla Ostrom, un grande campo di riflessione e di studio che assume un'attualità inaspettata anche per la nostra economia capitalistica, allorché ci si pone la domanda se non occorra considerare *common goods* anche beni non ancora mercificati o da sottrarre alla stessa mercificazione già avvenuta, come accade con l'acqua e le aree protette dell'ambiente – pensiamo alle spiagge dove nidificano e si riproducono le tartarughe marine, alle risorse amazzoniche ecc. Anche nel mondo della società civile in cui oggi viviamo, immerso nella crisi economica, sorge inaspettatamente il bisogno di una riflessione sulle diverse forme di proprietà possibili e sulle diverse modalità di gestione delle stesse. Infatti dobbiamo porci la domanda: fino a quando un mercato fondato sui beni privati consentirà la riproduzione di beni essenziali per la vita associata, come la purezza dell'aria, la riformulazione delle stesse norme di lavoro, una proprietà fondiaria che garantisca beni essenziali, come l'abitazione, per tutte le persone della terra? Il mercato finanziario ha distrutto: la comunità può ricostruire.

La questione dei *common goods* tuttavia, per essere pienamente compresa nella sua straordinaria importanza, deve essere inserita nella discussione che si è svolta – e ch'io son certo che ora riprenderà – sulle forme di allocazione dei diritti di proprietà. Il punto più alto di questo dibattito può forse essere individuato nella discussione animata e spietatamente realistica che c'è stata nel 1997 presso la Columbia School of Law. Essa aveva preso vita con una spregiudicatezza già preannunciata dal provocante titolo del seminario a cui erano stati invitati i grandi protagonisti della *corporate law* nord americana: *Are Corporate Governing Sistems Converging?* La figura dominante non poteva che essere quella di Robert Charles Clark, per il prestigio delle sue ricerche e per il suo carisma che non può non colpire chiunque l'incontri. Del resto le sue seminali opere *The Four Stage of Capitalism. Riflessions on Investment Management Treatrises* e *The Interdisciplinary Studies of Legal Evolution* [1], erano entrambe apparse nel primo inizio del fatidico decennio '80 del '900 (quello della dispiegata globalizzazione finanziaria neo-liberista) e avevano costituito un costante punto di riferimento. Per questo, oggi che la grande depressione planetaria pone in discussione esattamente i temi della *corporate governance* e i principi dell'allocazione degli assetti di proprietà delle popolazioni organizzative attive nei mercati e nei "quasi mercati" mondiali, è importante ritornare a quello straordinario dibattito. Ricordando quell'occasione, Henry Hansmann e Reinier Kraakmann presentarono, a una conferenza in onore di Clark che si svolse nel 2005 presso il College of Law della Iowa University, un *paper* che passò purtroppo inosservato ai più. Un saggio che, a parer mio, si rivela oggi, invece, decisivo per le conseguenze scientifiche e politiche che può assumere [2]. E pensare che Hansmann è stato ed è l'unico economista di fama mondiale ad aver riaperto, dopo un silenzio durato circa un secolo (dopo i Pantaleoni, i Rabbeno, i Gobbi – tutti italiani – e dopo Marshall), il dibattito sulla teoria cooperativa, ridonando legittimità scientifica all'esistenza e allo sviluppo delle imprese cooperative [3] superando le aporie dei neo-classici giustamente fustigati da Bruno Jossa [4]. Il riferimento del saggio, è ovvio, era alle teorie di Francis Fukuyama [5], per il quale, con il crollo dell'URSS, la storia diveniva un'autostrada neo-liberi-sta e neo-liberale priva di ogni attrito, con un capitalismo che si sa-rebbe dispiegato senza conflitti sociali e senza contrasti in una serie astrologica di pianeti rotanti senza attriti grazie ai fulgidi mercati perfetti. Fine della storia come lotta e infelicità dilaniante, fine della filosofia negativa e dialettica, trionfo del nulla celestiale, apoteosi dell'impresa capitalistica e del "valore per l'azionista". Sarebbe troppo facile dileggiare queste tesi. La realtà è sufficiente. Ma ciò che conta era il contesto in cui nella metà degli anni '90 del '900 si dava per scontato il superamento prossimo di quelle che la patria della *common law* considerava le tre grandi forme di governance e di proprietà delle imprese, ossia:

1. *a state-oriented model*;
2. *a labor (or, more broadly) a stakeholder-oriented model* (che comprendeva la forma cooperativa comunemente intesa);
3. *a manager-oriented model* [6, p. 746].

Si sarebbe trattato del superamento verso la convergenza trasformativa di ciascheduno di questi modelli che sarebbero stati trascesi da ciò che Hansmann definiva: "The standard shareholder-oriented model of the business corporation [...] the most actractive *social ideal* for the organization of the large-scale enterprise" [6]. Lo stesso Hansmann, del resto, aveva di già, in alcuni suoi saggi manifestato, lui teorico principe della cooperazione, un forte timore rispetto alla possibilità della cooperazione, unitamente al *no profit*, di reggere l'urto della globalizzazione. Quest'ultima, a suo dire, comportava la drastica scomparsa di quei livelli di monopolio nell'offerta idiosincratica di beni e servizi che favorivano – secondo le sue teorie – la scelta proprietaria dei soci-consumatori-cooperatori come quella più efficiente ed efficace, grazie all'abbassamento dei costi di controllo e di coordinamento che la forma cooperativa degli utenti comportava rispetto a quella capitalistica classica[1]. Certo anche Hansmann subì l'influsso delle teorie che hanno fondato teoricamente l'egemonia culturale – di qui la convergenza che si pensava inevitabile – del modello unico dello *shareholders capitalism*[2]. Si trattava, infatti, di una vera e propria *social ideal*, di una forma di modello macro-societario e non solo micro-imprenditoriale. Questo va ricordato e sottolineato.

Il modello manageriale separa la proprietà dal controllo e consente, quindi, la governance e la limitazione e l'emersione dei conflitti d'interesse nel superamento delle inefficienze sociali delle parti correlate – e ha creato, nei due secoli che ci hanno preceduto, la gigantesca ricchezza delle società di cui siamo figli. Il capitalismo che vuol fondarsi, invece, sul "valore per l'azionista" come stella polare, unifica, a rovescio, proprietà e controllo e impedisce, quindi, ogni reale forma di governance che non sia retorica. Quella stella polare e quell'unificazione non stanno insieme meccanicisticamente: potrebbero presentarsi separatamente. Ma ciò che conta è che storicamente esse si siano presentate unite in questi ultimi vent'anni. L'unificazione avviene, appunto, attraverso l'inveramento totalitario dell'*ownwership capitalism* [9], quando – come è avvenuto in questi anni – si trasformano i manager in capitalisti e si fonda, in tal modo, il conflitto d'interesse come elemento inestirpabile del moderno capitalismo globalizzato. Per questo fatto, e non solo per un motivo di ordine morale, le *stock options* sono la quintessenza di tale totalitarismo, perché fondano la trasformazione citata e diventano un modello antropologico dell'esistere. Nel modello del capitalismo manageriale, dove ai *manager* era affidato lo sviluppo dell'impresa e ai capitalisti il beneficio che poteva derivare dalla proprietà con la possibilità di licenziare i controllori stessi dell'impresa se tale beneficio fosse venuto meno, questa commistione del *management* con la proprietà capitalistica, era ed è considerata un vizio. Grazie alla "teoria dell'agenzia" per cui

---

[1] Mi riferisco in primo luogo a [7].

[2] Il più esemplare modello di questa superfetazione teoretica destinata a divenire senso comune con conseguenze simili alle armi di distruzione di massa (cognitive e comportamentali) è presente in [8].

i manager, considerati portatori di una natura immediatamente opportunistica, sono orientati solo dall'interesse materiale (se fossi un manager mi vergognerei e mi indignerei di essere considerato in tal modo, anche se fantasticamente retribuito), questo vizio si trasforma, invece, in virtù. Sennonché quella virtù non considera che le asimmetrie informative così forti tra manager divenuti capitalisti e capitalisti rimasti capitalisti (essendo il controllo della *corporation* idiosincratico *pour excellence*) doveva definitivamente relegare i capitalisti medesimi, ossia i celebrati *shareholders*, i decantati azionisti, in vittime dell'asimmetria informativa e quindi in soggetti succubi dei manager divenuti capitalisti: essi ne sanno sempre più degli azionisti per quel che concerne il governo dell'impresa e a tempo pieno stringono accordi tra i protagonisti degli oligopoli finanziari (soprattutto banche d'investimento e società di *rating* nel cui *board* siedono esponenti delle stesse banche e delle grandi istituzioni finanziarie, istituzionalizzando così la collusione e la corruzione) per incrementare il valore delle azioni a loro vantaggio più che a vantaggio degli azionisti, come le vicende della crisi hanno definitivamente dimostrato. Non c'è bisogno, dunque, di spendere parole per argomentare questa mia tesi. Basta pensare a quanto è accaduto e accade dinanzi ai nostri occhi l'altro ieri e oggi con la grande depressione mondiale ancora in corso e dove, mentre gli azionisti sono stati ridotti a protagonisti di una strage di massa degli innocenti, i manager-capitalisti, salvo gli sporadici casi di coloro che hanno violato la legge e sono stati individuati, sono ancora ben saldi al comando delle imprese i cui dividendi hanno ridotto in briciole. E nessuno sente vergogna per tutto ciò [10]. Se doveva esservi convergenza tra modelli, essa è stata veramente devastante. Ma la convergenza, qui sta il punto, non si è totalmente inverata. Qualche specie pregiata è sfuggita al safari dei sostenitori del totalitarismo della teoria e della pratica del "valore per l'azionista". Ciò che sono rimaste ben salde, erette, sono quelle società che per loro natura si sottraggono alla legge bronzea dello *shareholders capitalism*, in primo luogo nella governance e nella forma di allocazione dei diritti di proprietà. Ossia dove i manager delle imprese sono o prescelti in base alla consanguineità temperata da un giudizio meritocratico, come nelle imprese famigliari, oppure eletti da assemblee di soci in un contesto caratterizzato dalla proprietà di piccoli gruppi, come Max Weber definiva le cooperative [11, pp. 127-128]. Soci i quali eleggono i manager sfuggendo a ogni servitù proprietaria e limitando, con la discussione assembleare e la relazione personale, le asimmetrie informative. Mi si consenta di citare, a questo proposito, questo splendido passo di un semisconosciuto intervento di Hansmann ch'egli pronunciò al Congresso Nazionale della Cooperazione Finlandese nel 1998 e che rimane esemplare:

> It is natural to ask what is responsible for this strong difference in governance between cooperatives and business corporations. It is tempting to respond that cooperatives are so responsive to their members because they can be. In many cooperatives, transactions between a typical member and the cooperative represent a substantial fraction of the member's income. This means that it is quite worthwhile for the member to invest heavily in becoming informed about the cooperative's affairs, which in turn permits the member to participate thoughtfully in elections to the board and other matters of cooperative governance. This is not the case, and the other hand, with all but the largest shareholders in a substantial-size business corporation[3].

Imprese famigliari e imprese cooperative, dunque, resistono alla distruzione, a disdoro di chi vedeva nella convergenza un vantaggio sociale e l'inveramento della legge bronzea di una storia finita. Anche lo stato non si comporta come un soggetto proprietario e decisionale destinato a morire quando è tecnocratico, tanto che lo si riscopre come attore in ultima istanza per salvare il salvabile (è prestatore in ultima istanza o nazionalizzatore, in ultima istanza… ma senza convergenza, allora). Insomma, Hansmann avrebbe dovuto avere più fiducia in se

---

[3] H. Hansmann, *Cooperative Firms in Theory and Practice*, in "Finnish Journal of Business Economy", n. 1, 1999, p. 397.

stesso e dire chiaro e forte, come fece in Finlandia dinanzi ai cooperatori, che la storia non era e non è finita. Affatto: è appena iniziata.

Infatti il dibattito qui evocato e il riconoscimento donato alla Ostrom sono di già una vittoria contro la crisi economica, per la libertà di pensiero e di azione economica e civile. Una vittoria per affermare una via d'uscita dalla crisi fondata prima di tutto sulla "bio-diversità" in economia: "bio-diversità" che inizia dall'impresa perché inizia dalla molteplicità dell'essere, dalla libertà del "sociale" e della società civile prima che dallo stato e che, per questo, è l'essenza di ciò ch'io chiamo la "poligamia delle forme dello scambio"[4], ossia la compresenza di diverse forme proprietarie delle imprese, contro ogni forma di "pensiero unico" e qualsivoglia "convergenza". Solo in questo modo i mercati sono meno imperfetti di quanto tendano sempre a essere: per la concorrenza generata dalla multipla presenza, contemporanea e contestuale, di diverse forme d'impresa.

E questo perché la "convergenza" preconizzata non è stata, nei vent'anni dell'involuzione e della regressione civile neo-liberista totalitaria, solo un progetto intellettuale, solo una riflessione accademica. È stata, invece, una trasformazione della cuspide del sistema economico mondiale attraverso il tentativo di ridurre a un'unità indistinta, sotto l'emblema del "valore per l'azionista", tutta la flora del giardino mondiale dell'economia. È stata una gigantesca lotta per l'egemonia culturale.

Per questo occorre non confondere l'ordine dei fattori.

Non è stata e non è la crisi economica ad aver fatto fallire questo progetto, istituzionale e politico, prima che economico. Il meccanicismo organicistico non lavora nel tessuto sociale. È un errore pensare che questo accada. È il frutto ideologico della subalternità alla reificazione di un mercato senza valori e senza persone. Ma tale mercato esiste, fortunatamente, solo nelle teste dei neoclassici e nelle volontà di potenza dei dominatori delle gerarchie dei mercati costruiti istituzionalmente attraverso l'esclusione sociale, gli *inner circles* delle *busi-*

---

[4] G. Sapelli, *Introduzione*, ad A. Salsano, "Il dono nel mondo dell'utile", Bollati Boringhieri, Torino, 2008, pp. 6-17 e [12, pp. 207-226].

ness schools e della *bad governance*. Questa volontà di potenza, che dispone di mezzi intellettuali raffinatissimi e di mezzi economici illimitati, annichilisce certo, troppo spesso, le coscienze e le menti e condiziona sino a plasmarle le istituzioni non solo dei mercati. Ma si può sfuggire a questa paralisi morale e intellettuale che è la radice del nichilismo moderno attraverso la soggettività comunitaria, la riattualizzazione dell'umanesimo cristiano. Un esempio di ciò è stata la resistenza alla convergenza, all'omologazione, al pensiero unico che è stata resa manifesta dal mondo cooperativo internazionale e dal credito cooperativo *in primis*. E ciò è un fatto che fuoriesce dai confini nazionali. È un evento straordinario, come questi scritti documentano e come io voglio fortemente sottolineare. Non si è trattato di una battaglia di retroguardia, di un "fatto nazionale".

Ritorniamo ancora alla Ostrom. La sua opera può riassumersi nella confutazione di uno dei paradigmi dell'"omologazione convergente", reso manifesto anni or sono, con tristezza, si potrebbe dire, ma con determinazione distruttrice da Garret Hardin, l'inventore della teoretica della *tragedy of commons* [13]. La tragedia per la quale l'altruismo è impossibile e la fraternità è un'illusione e, dunque, lo *shortermism*, lo *stockoptionism*, il modello incentivante pavloviano fanno tutti parte di un paradigma antropologico universalistico[5]. Se esiste un bene che non appartiene né ai privati né allo stato, pensiamo agli usi civici, ma anche ai beni ambientali oggi molto di moda teoricamente, se vi è un tale bene, la corsa inevitabile è ad appropriarsene individualisticamente e a sovra-sfruttarlo generando diseconomie esterne crescenti, beneficiando del possesso ma sostenendone solo una piccola parte del costo (che si socializza inevitabilmente), dando in tal modo vita al saccheggio di tali beni: ecco l'inevitabile tragedia. L'antropologia ci ha dato tanto innumerevoli conferme quanto innumerevoli smentite di tale tesi [15]. La Olstrom ha fatto di più. Nella sua magistrale opera seminale [16], Elinor dimostra come siano innumerevoli le realizzazioni sociali grazie alle

---

[5] Un bel profilo preveggente delle ipostatizzazioni della filosofia "convergente" in [14].

quali si può non solo evitare la degenerazione delle *common proper-ties*, ma come esse siano sostenibili nel tempo e come via via possa migliorare la loro gestione comunitaria, la loro efficacia, sino a farle divenire veri e propri "beni pubblici" generativi di istituzioni atte a garantire tale sostenibilità attraverso comportamenti cooperativi che si concretano in una terza via tra stato e mercato: la via della partecipazione democratica alla gestione incentivata accortamente attraverso l'elaborazione di regole condivise continuamente perfezionate e protette dai *free riders* e dagli opportunismi più sottili[6]. In un *Forthcoming Paper* dell'Università di Kent, Merk Van Vugt, ha ben sintetizzato la questione:

> The tragedy of commons has generated much research activity in the behavioural sciences, from psychology to political sciences and from economics to biology. But despite its compelling logic, it has been criticized for two main reasons. First, scientists studying real-word environmental problems have found many instances of successful community resource management projects around the world, such as maintenance of common agricultural land, irrigation systems, and lake and shore fisheries. Rather than a "free for all", these commons are strictly regulated in term of access and intensity of use. A second more fundamental criticism concerns the validity of the assumption that commons users are driven exclusively by narrow (economic) self-interests. Although this is clearly an important motive, recent theoretical and empirical developments in social psychology, evolutionary biology, anthropology, and experimental economics suggest that individuals are not indifferent to the welfare of others, their group, or the natural environment... researchers have discovered myriad of motives beyond self-interest that influences decision making in commons dilemmas[7].

---

[6] Fondamentale a questo proposito, [17]. E, ancora, [18].
[7] M. Van Vugt, *Adverting the Tragedy on Commons*, "Forthcoming Paper University of Kent", p. 5.

I *common goods*, dunque, sono uno dei pilastri dell'umana vita associata in vaste aree del pianeta. Senza di essi il mercato come la società non possono esistere e solo la loro moltiplicazione può impedire il collasso sociale di cui le crisi economiche altro non sono se non una delle manifestazioni profonde. Non vi è bene pubblico più prezioso della fiducia. Non vi è serenità più realizzatrice che la semplicità dell'essere in comunità. Una serenità che supera le anomie nichilistiche, che afferma le sue idee in un confronto con la politica che aiuta a far divenire la politica stessa virtù civile fondata sulla logica dell'argomentazione e sulla creazione di spazi pubblici di confronto in cui si possa difendere il molteplice dell'essere e garantire, nella libertà, lo sviluppo sociale.

Essenziale oggi, per l'incivilimento, è il principio virtuoso di sussidiarietà e la riforma della centralità sovranazionale.

In questa luce va ripensata la questione della società del benessere o del *welfare*.

Uso questi termini perché dovremmo esercitarci a pensare allo stato e al suo intervento come *ultima ratio* solo allorquando società civile e società politica non possono raggiungere gli scopi che in questo settore dell'umano possono e debbono prefiggersi. La rete del mutualismo può dare un contributo a questo superamento: può infatti porsi come rete di riferimento dei poteri di regolazione dei mercati dei beni pubblici a fronte delle strutture economiche e istituzionali europee e non più nazionali. In tal modo può operare con sempre più determinazione e consapevolezza per la istituzionalizzazione competitiva delle rappresentanze delle diverse vite economico-sociali locali: se il '900 è stato il secolo della mondializzazione dell'economia, quello che viene sarà il secolo della mondializzazione delle società e delle sue strutture benevolenti di sostegno per l'inveramento della giustizia distributiva.

L'equilibrio delle rappresentanze deve essere sostituito dalla loro competizione regolata e trasparente: deve essere il frutto di un grande progetto istituzionale diretto a costruire una democrazia dei mercati prestatuale e promanante dalla società civile, anziché dalla prussiana protervia dello stato, ordinatore verticistico degli interessi. E tra le rappresentanze devono essere incluse quelle della società del benessere a struttura mutualistica e quindi anche cooperativa. I passi compiuti in questo senso sono stati ancora troppo brevi. Ma, come ho già detto, la società non è ancora sufficientemente competitiva: al contrario è ancora troppo collusiva. E la collusività è determinata anche da un basso grado di istituzionalizzazione delle rappresentanze degli interessi e, insieme, da un basso grado di liberazione competitiva delle stesse: debbono essere le associazioni a scegliere chi deve rappresentarle nei nuovi delicatissimi organismi che dobbiamo creare al crocevia tra stato, mercato e nuove forme della poliarchia.

E questo perché i problemi delle moderne società sono innanzitutto quelli dettati dalla necessità di definire in forma realistica e, insieme, teoricamente produttiva, il volto della "nuova statualità" che si profila all'orizzonte dell'intersezione tra economia e politica. Tale "nuova statualità" ha al suo centro la formazione di una costituzione materiale che vede nell'associazionismo e nell'associazione un nuovo soggetto istituzionale: essa spezza il rapporto individualistico tra cittadino e stato e affida alla rappresentanza funzionale un ruolo diverso da quello puramente lobbistico, di predefinizione e di riformulazione del processo politico decisorio della rappresentanza territoriale.

La compresenza di tali forme complementari di rappresentanza e il ruolo di una potente rete di associazioni a finalità benevolente alla ricerca di legittimazione e di consenso, pongono nuovi problemi per una teoria della "sovranità popolare" che non può più essere iscritta nel solo orizzonte costituzionale "classico". La prospettiva neocorporativistica e quella pluralistica sono entrambe in crisi: da una parte la necessità della fedeltà dei rappresentanti nei confronti dei rappresentati, dall'altra l'inderogabilità di far tacere il conflitto tra i gruppi al cospetto di un consensualmente definito "bene comune".

Per non perdere i valori della "sovranità popolare" ma riformulandoli in un diverso orizzonte e superando i fallimenti del mercato e della politica appare praticabile una sola ipotesi: quella di un nuovo "istituzionalismo", che affidi allo stato funzioni di regolazione generale, che fondi una nuova integrazione sociale sull'autoriflessività degli attori autodisciplinatisi.

La concezione dell'associazione benevolente come organizzazione economica e solidale insieme a natura mutualistica e finanche cooperativa strategicamente attiva diviene il volto di un'irrinunciabile socializzazione che consente la stessa esistenza del mercato che si rivela per ciò che è: non forza primigenia, presociale. Mercato che si rivela in tal modo un fattore non soltanto assai meno onnipotente di quanto ieri e oggi si presupponga: si rivela *costitutivamente* diverso da un meccanismo impersonale esistente *sempre* prima e al di là della volontà degli attori, singola o associata che essa sia: ed è questa una precisazione non secondaria. Qui sta la sostanza del problema a cui volevo giungere.

Il mercato è costruito da popolazioni di organizzazioni, ché senza di esse tale mercato, morfogeneticamente e funzionalmente, non può realisticamente pensarsi. Ma il termine "mercato" è una reificazione di una serie di relazioni comportamentali che esistono tra i partecipanti: un mercato non è una cosa ma una relazione comportamentale. L'analisi del contesto storico diviene in tal modo un potente mezzo per la riformulazione del concetto di mercato. Essenziale, a questo proposito, è concepire l'impresa e l'associazione benevolente: entrambi non come attori isolati, quanto, invece, come momenti e segmenti di una popolazione di attori contestualmente e contemporaneamente attivi nelle definizione di se stessi e di un mercato che è mercato *di* e *fra* organizzazioni. Appare quindi più opportuno usare il termine "competizione": di derivazione sì simelliana, ma nel significato ricco di tutta la mediazione storiografica, sociologica ed economica pertinente alla tematica del confronto tra organizzazioni "immerse" in un sistema sociale che contribuiscono a definire.

La "competizione" si configura come un più realistico e comprensivo orizzonte concettuale, più determinato di quello generalissimo di scambio. La competizione, infatti, da un lato, sfugge all'irrealistica ipostatizzazione della "mano invisibile" ma, dall'altro, richiama al superamento definitivo della reciprocità immediata nello scambio: sottolinea infatti la funzionalità economica dei processi di trasformazione, di cooperazione, di conflitto che si svolgono tra imprese e che coinvolgono istituzioni, consumatori e lavoratori in un modo in cui l'equivalente monetario domina irreversibilmente le relazioni sociali, pur senza annichilire ed esautorare le personalità e le discrezionalità soggettive, come ho già ricordato.

L'emergere della competizione è un processo, del resto, che può essere analizzato oggi anche in altri paesi, assai lontani da quelli centroeuropei e da quelli dell'ex Unione Sovietica. Si pensi a quelli del sud-est asiatico. Lo sviluppo del capitalismo avviene in quella parte del mondo in condizioni tanto particolari da far dire a un osservatore attento che in quelle nazioni ciò che sta delineandosi è una nuova qualità: è un surrogato di capitalismo.

La spiccata allocazione "terziaria" degli investimenti, la debolezza delle imprese nazionali sul mercato delle esportazioni, la centralità del capitalismo *comprador* dipendente dalle tecnologie straniere, la prevalenza della comunità cinese in gran parte dei reticoli economici, il dominio dei *rentiers*: ecco un "mercato" e un "capitalismo" ben lontani da quelli che la tradizione della storiografia sull'occidente europeo e americano hanno consegnato alla nostra.

Oggi appare ai più la manifestazione storica dell'impossibilità di concepire lo sviluppo del cosiddetto mercato e del capitalismo, "prima" o "al di là" del contesto socio-politico che determina e configura quello stesso "mercato" e quello stesso capitalismo. Ma se si assume il punto di vista dell'impresa e dell'associazione come soggetto storico è precipuamente quel "contesto socio-politico" a dover mutare molte delle sue troppo indistinte caratteristiche. Tale mutamento deriva dal fatto che la "soggettività" dell'associazione moderna è intrinseca al suo ruolo di grande e fondamentale istituzione del mondo contemporaneo, di cellula, sociale e politica delle moderne poliarchie: l'*associazione come istituzione*.

Come si giunge a questo assunto e quali conseguenze teoriche esso abbia sarà evidente proponendo, più che una sintetica definizione, un percorso logico tanto breve quanto essenziale. L'impresa e l'associazione come istituzione emergono dalla concreta storia del capitalismo, prima che dai modelli teorici.

E si debbono, quando pensiamo alla società del benessere, pensare l'impresa e l'associazione come concetti fungibili sia nella teoria sia nella pratica.

Decisivo, a questo punto, è il delinearsi dell'orizzonte della "responsabilità dell'impresa verso la società": orizzonte che costituisce il prodromo sia della sua necessità di legittimazione, sia del superamento di una concezione della stessa riduzionisticamente economica, scambiando finalità funzionale con caratteri costitutivi.

Il diritto è stato il settore di studi e di attività in cui quell'orizzonte per primo è apparso. La disciplina del contratto, così come emerge in particolare dalla vicenda nordamericana, ha registrato come un sensibilissimo sismografo questa grande trasformazione. La tesi ottocentesca della responsabilità civile fondata soltanto sulla colpa e la teoria della *consideration*, – ossia la teoria generale del contratto – sono ormai tramontate: Grant Gilmore ha interpretato questo declino come un processo che si è svolto di pari passo con la caduta del *lasseiz-faire*, e lo considerava come un vago riflesso della transizione dall'individualismo ottocentesco al *welfare state*.

Il dibattito che da decenni percorre la comunità scientifica internazionale dei giuristi e dei teorici del diritto è quanto mai più ampio. E avvicinarvisi, sia pure come può fare un dilettante come me, è veramente riempirsi i polmoni di una chiara e fresca aria che allontana i miasmi di troppa banalità. Non mi riferisco tanto all'orientamento prevalente nella scienza giuridica americana, in cui si enfatizza la responsabilità dell'imprenditore come corrispettivo dell'obbligo fiduciario esistente rispetto a gruppi sociali non assimilabili con gli azionisti dell'impresa. Per il punto di vista da me qui esplicato, è importante l'indirizzo consolidatosi nella disciplina giuridica tedesca. Il mutamento avvenuto nella giurisprudenza tedesca – con il passaggio dal diritto della società a quello dell'impresa, in cui questa è appunto intesa come coalizione di diversi gruppi sociali a cui deve offrirsi un riferimento giuridico orientativo in occasione dell'insorgere di conflitti

– offre la possibilità di superare visioni dell'impresa ormai obsolete: sia quella che intende l'impresa come attore dotato di responsabilità legali gravato di obblighi da far osservare grazie al contenzioso; sia quella che la vede come attore sociale in cui le rappresentanze dei gruppi in essa presenti garantiscono volta a volta del rispetto degli obblighi verso la società tutta.

L'"approccio funzionale", infatti, rende possibile l'analisi e il confronto tra le diverse soluzioni normative perché presuppone un principio giuridico sufficientemente ampio, che tenga in considerazione i vari obblighi fiduciari.

Si tratta, insomma, di uno sforzo teorico diretto a superare la pura e semplice constatazione del pluralismo irreversibilmente vigente nelle imprese: si tenta così di rispondere alla crisi che questo assetto della moderna nostra società rivela allorché deve essere realizzato un nesso non occasionale tra interessi particolari e interessi generali.

Alla base di questa elaborazione sta l'ipotesi che l'attività di riflessione dell'impresa, possa essere stimolata dall'esterno: si possono cioè mobilitare risorse interne di autocontrollo, che superino la falsa alternativa tra rigido ricorso alla legge e predicatorio riferimento a principi morali elitistici e indefiniti.

Si è dinanzi, infatti, a un sistema magmatico di ridefinizione dei corpi intermedi dell'assetto statuale e delle pratiche delle decisioni pubbliche di cui le imprese e le associazioni sono sempre più parte determinante. Non debbono più esserlo surrettiziamente. Di qui l'esigenza di tale ridefinizione, che pone all'ordine del giorno – sia detto qui per inciso – una concezione della sovranità e quindi dello stato profondamente diversa da quelle prevalenti nella cultura più "accreditata" della comunità scientifica.

Il ragionamento qui proposto chiude ora il suo perfetto cerchio. Dalla riflessione sul ruolo della storicità sul piano metodologico, per quel che concerne la teoria delle imprese, si è passati alla riformulazione dei concetti di mercato e di sovranità e alla proposizione di un concetto di impresa come soggetto storico e come istituzione. La cultura di una società industriale democratica non può evitare di confrontarsi con i problemi dello stato e della sovranità prima evocati. E l'associazione per la società del benessere, associazione prestatuale e volontaria, non può che essere il cardine di questa nuova sovranità.

Approfondirli qui sarebbe fuori luogo e mancherei all'impegno assunto di delineare sinteticamente un percorso intellettuale e un nucleo di problemi. Non posso non lasciare inespressa l'indicazione di un possibile modello di riferimento. Esso è da ricercarsi, a parer mio, inscrivendolo nell'orizzonte neoistituzionalista: questo infatti mira a una integrazione della società grazie a meccanismi di autonomia sociale che trovano il loro disciplinamento e la loro istituzionalizzazione nel diritto statuale. Il diritto non diviene, in tal modo, soltanto sistema di regole e di procedure, ma insieme di norme sostanziali. Queste sono dirette sia a realizzare un'equa distribuzione del potere di regolazione tra i gruppi e gli attori portatori del "potere situazionale di fatto", sia a formare il coordinamento tra il processo sociale di confronto e di concentrazione, nella ricerca del raggiungimento di un interesse generale volta a volta definito. Qui risiede la possibile via per il superamento della crisi del pluralismo e del corporativismo surrettizio che sovrappone, con la legge contratta sulla pura base di rapporti di forza, concentrazione sociale e processi legislativi parlamentari.

Una via che ha al suo centro l'ampliamento degli spazi del diritto prodotto dall'autonomia sociale.

Superando ogni individualismo metodologico, il riconoscimento dell'associazione a finalità benevolente – e tanto più del gruppi d'impresa – come attore istituzionale prestatale, è la strada maestra, a me pare, per affrontare in modo positivo il dilemma della giustizia distributiva e commutativa.

Non solo l'impresa capitalistica: polifonia

Rivoluzione culturale e morale. Se non si supera la prova si muore. Ma deve esistere anche la roccia che non si muove nel torrente impetuoso. Ossia il mercato deve subire il confronto e la competizione anche da parte di popolazioni organizzative che non sono pervasivamente regolate interamente da esso. E non parlo solo al *not for profit*, non a caso in sviluppo tumultuoso proprio per reazione alla pervasività assoluta del mercato e alla statolatria: la società si difende, sempre, perché il soggetto non si lascia sempre annichilire…

Ecco il trionfo, nel mercato, non contro il mercato, del principio di sussidiarietà.

In fondo così era un tempo anche per l'impresa capitalistica, che si ergeva contro e non per il mercato, agendo in esso, ma nascendo per rispondere ai suoi fallimenti inverando la direzione secondo il principio di gerarchia e di fabbricazione interna dei fattori di produzione, piuttosto che di acquisto dall'esterno…

Oggi l'enfasi posta sulla managerialità behaviorista si accompagna invece alla centralità della "transazione", ossia dello scambio contrattuale di mercato anche nell'impresa.

La teoria accademica prevalente ipotizza che la grande impresa capitalistica dia vita alla forma dello scambio di mercato e unicamente a essa. Io ritengo, invece, necessario sottolineare l'esistenza di due tipologie di scambio interne all'impresa: quella di mercato e di non mercato.

La dottrina prevalente ipotizzava che forma di scambio di mercato fosse esterna all'impresa: la considerava piuttosto propria del mercato con cui essa si confrontava e che contribuiva a configurare. Tale forma di scambio di mercato caratterizza, invece, fortemente tanto le *performances* quanto la stessa morfologia dell'impresa capitalistica.

La seconda forma di scambio è quella di non mercato e caratterizza l'impresa cooperativa, società di persone e non di capitali. Essa è in primo luogo personale, *face to face*. È affettiva e contiene in sé tanto l'elemento dell'obbligazione quanto quello della pulsione desiderante. L'elemento temporale è costitutivo di questa forma di scambio: dal punto di vista analitico esso rappresenta forse il fattore di maggiore differenziazione rispetto a quella dello scambio di mercato. Meno significativa è infatti la diversità tra relazione impersonale e relazione personale: anche se nello scambio di non mercato, naturalmente, i nessi tra le persone spesso si sovrappongono e si ibridano vicendevolmente. Fino al punto che questa forma di scambio assume una fisionomia che è assai lontana da quella dello scambio sociale: si avvicina, al contrario, ad assumere quella dell'appartenenza e dell'identità, che per sua costitutività è una relazione sociale non comprensibile attraverso il modello dello scambio. Del resto, questo è reso evidente dal fatto che, nelle relazioni sociali personali, l'elemento temporale è fortemente distintivo e pervasivo: incorpora e costituisce, insieme, tanto l'obbligazione e la fedeltà, quanto la fiducia e la reciprocità, obbligando reciprocamente gli attori nel tempo. Essi divengono elementi essenziali della costituzione del *self* e del mondo di vita dei soggetti. L'impresa cooperativa è l'incarnazione storico-generale di questo modello d'impresa che compete sui mercati, ma che non interiorizza il principio di mercato come elemento centrale del suo funzionamento interno. È società di persone proprio per questo.

L'elemento della fiducia è costitutivo di entrambe le forme di governo interno dell'impresa.

In quello di mercato essa può essere l'elemento che ne favorisce il dispiegamento e la diffusività, garantendo l'affidabilità dei contratti, senza la coercizione e i costi che ne derivano. Ma in questo caso si tratta spesso di una fiducia eminentemente calcolativa e istituzionale, che costituisce l'elemento che abbassa gli "attriti" sociali del mercato e ne favorisce l'avvento e la continuità. Nel caso dello scambio non di mercato, la fiducia è *in primis* personale, ossia articolata e definita dalle relazioni tra attori desideranti e quindi permeati, più che da una logica calcolativa, da una logica affettiva. E questo è fondamentale, per esempio, nel lavoro bancario e spiega l'enorme diffusione della banca cooperativa, che incarna l'essenza stessa della diffusività della fiducia nel lavoro bancario.

Gli attori, nel loro relazionarsi, costituiscono mondi vitali comunicativi fortemente permeati nel tempo dall'elemento distintivo della riformulazione identitaria del *self*.

L'esistenza di imprese come quelle cooperative che per il solo loro porsi nell'universo della competizione donano al mondo un modello di relazione sociale umana nell'impresa, nella grande e piccola impresa, nella banca piccola e grande, è un grande antidoto al mercato dispiegato inteso come unico strumento di allocazione dei fattori, non solo economici, ma (boria spaventosa degli economisti!) anche sociali: è altresì un antidoto ai suoi fallimenti attraverso la sua governance di società retta dal voto per capita e dall'elezione meritocratica dei dirigenti, senza subalternità al principio proprietario. Utopia? Realtà mondiale, internazionale, invece, che con la globalizzazione, quale che sia la sua forma, non decade, ma vieppiù si sviluppa.

E insegna a tutti noi che solo un pensiero multiplo può comprendere la diversità della realtà.

Anche e soprattutto nell'economia globalizzata, polifonica per eccellenza.

I nodi vengono al pettine

I nodi vengono al pettine. Mi pare questo lo spirito con cui dobbiamo guardare a ciò che accade oggi nell'economia mondiale, con più o meno intense ripercussioni nelle distinte nazioni. Ho insistito spesso sul fatto che negli anni a noi recenti, circa dall'inizio del primo decennio di questo secolo, la rendita stava nuovamente caratterizzando la fisionomia del meccanismo di circolazione delle merci e dei capitali. E parlo di rendita di ogni tipo – speculativa con l'irrazionale bolla borsistica a cui abbiamo assistito spesso inconsapevoli delle sue conseguenze nefaste nel lungo periodo, fondiaria e quindi terriera e immobiliare, di posizione e quindi di tipo monopolistico e finanche quella che deriva dal ritorno di pratiche protezioniste più o meno occulte, a cui stiamo assistendo sempre più, come nel caso dei trattati bilaterali anziché multilaterali nel commercio mondiale. Questo a discapito degli investimenti industriali, che continuavano e continuano a stagnare. Questo fenomeno non ha una spiegazione puramente monetaria. Si è calcolato, infatti, che la media mondiale dei tassi di interesse in termini reali, e quindi tenuto conto dell'inflazione e prendendo in considerazione i principali paesi, tende allo zero. D'altro canto, è vero: l'inflazione ha ripreso, dopo un paio di decenni, a camminare grazie alla politica monetaria della banca centrale nordamericana, alle tendenze protezioniste e, naturalmente – di questo tutti parlano – all'aumento del prezzo delle materie prime, delle cosiddette *commodities*, dal petrolio, al rame, sino al grano duro e al riso e alla soia. E qui dovremmo enumerare i danni del fondamentalismo ambientalista unito al neo-protezionismo dei sussidi alle produzioni delle materie prime grezze alternative ai prodotti fossili, da cui si estraggono gli idrocarburi, con un aumento tanto della rendita quanto dei prezzi dei beni derivanti da colture che sono storiche per l'alimentazione mondiale e ora non più prodotte come un tempo (oggi che in tutto il mondo si mangia, si beve, si viaggia di più!). Si intravedono di già, penso ai moti di protesta nelle Filippine e in Indonesia e nel Pakistan, paesi a lunga tradizione politica e a forte identità nazionale, ampi movimenti collettivi di protesta. È assente, oggi, significativamente, quella che fu una caratteristica dell'inflazione degli anni '70: l'aumento dei salari e degli stipendi, che invece diminuiscono tanto proporzionalmente quanto in termini assoluti, sia per gli operai sia per le classi medio-basse, in un gigantesco spostamento di reddito dal lavoro al capitale e alla rendita. Una delle cause di questo spostamento è la carenza di investimenti industriali, a causa sia dei bassi prezzi delle *commodities* sia della tendenza ai profitti a breve realizzati speculando finanziariamente, che non incentivavano investimenti di sorta. E questo in tutti i settori le cui merci oggi vengono a gran voce richieste dai nuovi paesi emergenti, *in primis* India e Cina, ma anche Indonesia, Brasile e Russia e i paesi del Golfo, dove sta nascendo un nuovo modello di capitalismo. Alcuni di questi stati, basti pensare al Brasile e alla Russia, hanno potenti industrie nazionali e sono ricchi di materie prime, ma necessitano di convergenze tecnologiche che vengano dall'Europa e dagli USA e, con le tecnologie, abbisognano di capitali che si configurino come investimenti esteri diretti. Eppure ciò non accade nella misura necessaria. Se si esaminano gli andamenti dei prezzi registrati al London Metal Exchange, si noterà che quelli di quasi tutti i metalli aumentano inesorabilmente a partire dall'inizio di questo secolo. Ma la causa non risiede nella scarsità dei medesimi. È impossibile sostenere questa tesi, tanto più ora che la guerra svoltasi attorno ai grandi laghi nell'Africa Centrale, ha ridefinito i confini dell'antico Congo, lasciando il campo alla possibilità di colossali investimenti nel cuore, non solo dell'Africa, ma del mondo intero. La ragione dell'aumento dei prezzi, dal petrolio, al grano e al riso e ai metalli, sta nell'assenza di produzione, frutto di una carenza di investimenti che non consente di far fronte alla domanda che cresce inesorabilmente dai paesi emergenti e da tutte quelle nazioni in cui il livello di vita sta crescendo. Qui sta un'altra prova del fatto che la globalizzazione aumenta sì le povertà relative e le disuguaglianze, ma diminuisce la povertà assoluta. Il mondo industrializzato e i suoi gruppi dominanti paiono incapaci di reggere questa sfida. Occorre, invece, vincerla, dirigendo tutte le risorse materiali e intellettuali e finanziarie, da qualsivoglia parte provengono, verso questo nuovo obbiettivo: la rinascita dell'industria su scala mondiale per dare un futuro ai popoli del mondo.

Ma questa necessità si deve confrontare con un imperativo che non è solo economico. È etico, nel senso che la ricostruzione industriale potrà essere possibile solo dando una nuova dignità al lavoro attraverso un'attribuzione di senso al lavoro medesimo. Se così non si farà l'industrializzazione non arrecherà altro che nuove sofferenze a un'umanità dolente. Pensiamo a quanto è successo circa un anno or sono in Francia, in France Telecom: la catena dei suicidi a France Telecom. Dobbiamo essere in grado di superare sia il dolore sia l'indignazione ideologica per aprire una riflessione di fondo sul perché in una grande impresa, in un grande nazione, in una grande democrazia, possano accadere simili tragedie. È importante, a questo punto, porsi le domande giuste. Poi troveremo le risposte e saranno quelle dell'analisi scientifica. Infatti, come affermava il grande Émile Durkheim – fondatore della moderna sociologia che dal suo studiolo parigino illuminò il sapere moderno tra '800 e '900 – nel suo capolavoro dedicato al suicidio, la causa di questo evento non è mai una sola. Esiste sempre una multifattorialità di cause e, sempre, le vere ragioni sono ben lontane da quelle immediatamente visibili. Per comprendere le ragioni del suicidio, occorre scavare a fondo tanto nella storia personale del soggetto e nella costruzione della sua spiritualità più profonda, quanto nel contesto sociale, ambientale, in cui sempre il soggetto medesimo compie le esperienze fondamentali della sua vita sociale. Per questo occorrerebbe intraprendere tanto in France Telecom, quanto, a parer mio, in tutte le grandi aziende, anche quelle non colpite da questo disastro, una serie di grandi inchieste scientifiche (non consulenziali e propagandistiche come si fa oggi), sulle condizioni di lavoro e di vita dei dipendenti e dei dirigenti. Infatti, in tutto il mondo, tutte le grandi imprese sono state investite in questi ultimi anni da una colossale ristrutturazione che ha trasformato integralmente la natura stessa della grande corporation. Si è trattato di una grande differenziazione sociale e professionale di tipo nuovo che ha sostituito molto del lavoro manuale di un tempo con un lavoro simbolico, attraverso le tecnologie dell'informazione e delle telecomunicazioni, diminuendo in modo drastico l'addensamento sociale delle imprese, ossia i momenti di socializzazione e di dispersione delle tensioni costituite un tempo dall'intreccio tra generazioni ch'era possibile far vivere nel lavoro e per il lavoro, tanto negli stabilimenti quanto negli uffici. Tutto era più informale, spontaneo, genuino: era vivente, meno proceduralizzato, meno frutto delle tecniche mercenarie dei consulenti e ben più della sapienza pratica che le vecchie generazioni accumulavano nel lavoro e trasmettevano alle giovani generazioni sempre nel lavoro, con serenità e con autorevolezza personale. Oggi queste ultime generazioni sono intossicate da corsi e corsetti, lauree e laureette e non hanno più l'umiltà di attendere il sedimentare del tempo sulle pratiche di lavoro e di decisione direzionale. Le generazioni intermedie sono viste e vissute come inutili. Se poi sono cacciate via dal lavoro diventano non il focolare della vita d'impresa come erano un tempo, ma il focolaio del disagio mentale e morale dell'impresa malata. Oggi la maggioranza delle imprese grandi e medie sono malate, molto malate. E spesso, sfortunatamente, a dirigerle non ci sono medici, ma portatori di malattie, come la grande crisi ha reso evidente dinanzi agli occhi di tutti. Ma c'è di peggio: l'impresa non è più il porto sicuro rispetto alle asperità e ai disagi della vita. Pensate allo choc dei lavoratori nord americani ora che la grande *corporation* non dispensa più loro né la mutua, né la pensione, né la sicurezza del lavoro. Dilaga una tensione emotiva distruttiva quale mai abbiamo sentito vibrare prima nelle nostre società. Il suicidio è il sismografo di tensioni latenti che sono come delle falde che si muovono e che possono dar vita a terremoti e tsunami terribili e non previsti, non visibili. In società di massa la solitudine è un fenomeno di massa. Se si salda con l'insicurezza e la paura del futuro le conseguenze sulla coesione sociale e la salute mentale di massa possono generare rischi per tutto l'essere sociale, nel lavoro e fuori dal lavoro: rischi di massa.

Bibliografia

1. Clark R.C., *The Four Stage of Capitalism. Riflessions on Investment Management Treatrises*, in "Harvard Law Review", n. 94, 561, 1981; Id., *The Interdisciplinary Studies of Legal Evolution*, in "Yale Law Journal", n. 90, 1981
2. Hansmann H., Kraakman R., *The End of History of Corporate Law*, in "Georgetown Law Journal", n. 89, 2001; Gordon J., Roe M. (eds.), *Convergence and Persistence in Corporate Governance*, Cambridge University Press, New York, 2004
3. Hansmann H., *The Ownership of the Enterprise*, Harvard University Press, Cambridge (Mass.), 1996
4. Jossa B., *La teoria economica delle cooperative di produzione e la possibile fine del capitalismo*, Giappichelli, Torino, 2005
5. Fukuyama F., *La fine della storia e l'ultimo uomo*, BUR, Milano, 2003
6. Hansmann H., *How Close is the End of History?*, in "Journal of Corporation Law", n. 31, 2006
7. Hansmann H., *Response to Review Essay of "The Ownership of Enterprise". Non profit Organization in Perspective*, in "Non profit and Voluntary Sector Quarterly, n. 1, March 2000
8. Jensen M., Meckling W., *Theory of the Firm: Managerial Behavior, Agency Cost and Ownership Structure*, in "Journal of Financial Economics", n. 3, 1976
9. Garruccio R., *Managerialismo e antimanagerialismo. Trasformazioni culturali tra novecento e anni duemila*, in "Itinerari d'impresa", n. 11, 2007
10. Sapelli G., *La crisi economica mondiale. Dieci considerazioni*, Bollati Boringhieri, Torino, 2008
11. Weber M., *Economia e società*,vol. I, Edizioni di Comunità, Milano, 1982
12. Sapelli G., *A dadiva na grande impresa capitalistica:trasformacao e reactualizacao*, in J.V. Serrao, M. de Avelar Pinheiro, M. de Fatima Sa e M. Ferreira, "Desenvolvimento Economico e Midanca Social.Portugal nos ultimos dois séculos. Homenagem a Miriam Halperin Pereira", Imprensa de Ciencias Sociais, Lisboa, 2009
13. Hardin G., *The Tragedy of the Commons*, in "Science", December 13, 1968
14. Hollis M., *Models of Man. Philosophical Thoughts on Social Actions*, Cambridge University Press, Cambridge, 1977

15. Sapelli G., *Alternatives to marginalization: new forms of social action in Mediterranean towns*, in "Journal of Southern Europe and Balkans", vol. 2, n. 2, November 2000
16. Ostrom E., *Governing the Commons. The Evolution of Institutions for Collective Action*, Cambridge University Press, Cambridge, 1990
17. Ostrom E., Walker J. (eds.), *Trust and Reciprocity: Interdisciplinary Lessons from Experimental Research*, Russel Sage Foundation, New York, 2003
18. Weber M., Kopelman S., Messing D.M., *A Conceptual Review of Social Dilemmas: Applying a Logic of Appropriateness*, in "Personality and Social Psychology Review", n. 8, 2004

4. Le informazioni e l'equilibrio dinamico dell'ecosistema

di Fiorello Cortiana

Mentre a Durban, Sud Africa, si svolgeva la conferenza sul clima delle Nazioni Unite i comuni della Grande Milano e l'Amministrazione Provinciale non sono riuscite a produrre una strategia per limitare le emissioni del traffico per l'inverno 2011. Il consiglio convocato con tutti i comuni della provincia per decidere cosa fare contro lo smog non ha prodotto nulla di concreto, dopo quasi 20 giorni di superamento dei limiti di inquinamento dell'aria. Il blocco del traffico a Milano, l'unica misura in grado di proteggere la salute dei cittadini, annunciato da alcune settimane, è stato annullato poche ore prima della sua entrata in vigore.

Il nostro Paese ospiterà l'Expo sul tema "Nutrire il Pianeta, Energia per la Vita", ma ogni giorno consumiamo la terra, senza manutenzione e non rispettando i vincoli naturali. Ogni giorno tonnellate di eccedenze alimentari dei supermercati diventano rifiuti, mentre la povera gente, superando ogni pudore, rovista nel cestino dei rifiuti.

Queste ipocrisie contraddittorie costituiscono un ostacolo e una distrazione dalla possibilità di affrontare i nodi dello sviluppo quantitativo illimitato, venuti al pettine in questo inizio di millennio.

L'80% dei cittadini europei abita in città: occorre una nuova consapevolezza per costruire i cambiamenti necessari.

Anche in Europa le élite hanno creato una sorta di cittadinanza europea che prescinde da quella degli stati nazionali. I burocrati dell'Unione Europea ragionano davvero in termini di Europa piuttosto che di singoli stati nazionali, proprio per questo a livello individuale/collettivo non hanno creato un sentimento di duplice appartenenza. Possiamo affermare cioè che l'emergenza vera di una mentalità europea è forse nata a scapito dell'identità comune. Questo è ancora più forte quando parliamo delle singole città: anche qui succede molte volte che l'èlite pensi al locale a scapito del globale. Tante volte la cultura ecologista ha confuso locale con piccolo, attribuendo a piccolo un connotato riduttivo se non addirittura regressivo, altre volte ha confuso invece locale con passato. Occorre allora vedere il parallelo tra la centralizzazione, come per gli ipermercati, esempi di gigantismo, con la dimensione delle megalopoli laddove, al contrario, la possibilità di comunicazione attraverso supporti nuovi, come quello telematico, sembra favorire, preludere, la possibilità di ricreazione, anche fisica, di un rapporto tra persone e territorio nel quale si vive, come sistema aperto nel quale ognuno porta la sua storia e le sue differenze. C'è un concetto di cittadinanza in una comunità aperta, che va ripensato, perché la possibilità di ricostituzione della città e dell'idea di cittadinanza devono passare anche per una ricostituzione fisicamente vissuta ed esperita del concetto di territorialità, non come dimensione chiusa e organica bensì come dimensione aperta, per questo consapevole e responsabile. Questo aspetto è molto delicato perché specialmente per le democrazie occidentali, ma forse per tutto il pianeta, ci sono una serie di assunti dello scorso secolo, come appunto il concetto di cittadinanza, che non possiamo più dare per scontati, anzi, il fatto di darli per scontati rischia soltanto di farli poggiare sul monopolio della forza, cioè su polizia, eserciti e giustizia. Invece devono tornare a essere enfatizzati gli aspetti di cittadinanza come processo vissuto e partecipato fisicamente, per potersi quindi riconoscere in un rapporto territoriale, di relazione con le persone, anche fuori da logiche di organicità. Il locale più che essere legato all'idea di piccolo e di passato, deve essere legato all'idea di singolare, di individuale, di specifico, di particolare, di peculiare e di creativo, proprio nel senso che ogni locale è frutto di un'innovazione particolare legata a uno spazio, a un tempo e a delle persone particolari. La megalopoli diventa un insieme di borghi, anche nel senso negativo dei collassi identitari, ma noi la ripensiamo progettualmente: cioè il borgo, il villaggio hanno un carattere innovativo proprio perché è una differenza locale che si esprime in un tessuto collettivo condiviso. La megalopoli e il villaggio stanno insieme in senso regressivo quando l'incapacità di un'identità collettiva provoca il collasso identitario sul locale inteso come piccolo e passato, o in chiave positiva, quando avviene la riscoperta del villaggio come elemento di una rete collettiva. Si rende necessario l'incontro e il confronto tra i diversi interessi che hanno a che fare con i Beni Comuni, con la loro gestione, la loro conservazione, la loro distribuzione, il loro accesso. Siano interessi imprenditoriali, degli utenti/consumatori, dei regolatori, dei garanti. Non ci sono piani separati o logiche sequenziali, ma un unico e convulso processo, che ci chiede di adeguare i nostri strumenti interpretativi per fare i conti con questioni inedite, per la loro dimensione o per la loro natura. In questo inizio di millennio la libertà significa una partecipazione informata a questo processo, perché di fronte a tali questioni sono in gioco indubbiamente interessi particolari a esse legati, ma le verità precostituite che hanno accompagnato i conflitti dello scorso secolo sono palesemente senza efficacia se non esse stesse parte dei problemi da affrontare. Qui l'affermazione di Hannah Arendt sulla "gioia di essere con l'altro" ci offre una chiave per rivolgerci all'"altro da sé" non verso un'alterità assoluta, ma verso una reciprocità possibile. Così da guardare agli straordinari cambiamenti prodotti dall'innovazione nel mondo non come a una minaccia da neutralizzare o da ridurre, bensì come a un'opportunità da cogliere. Per questo Beni Comuni come la legalità e la partecipazione, l'informazione, l'energia e l'acqua vanno riconosciuti e garantiti agli attuali e ai futuri cittadini con una cultura dei diritti e dei doveri adeguata, indisponibili a essere relativizzati. La loro funzione, la loro disponibilità è cruciale se vogliamo vivere la drammaticità dei nodi ambientali e sociali non come catastrofe ma come occasione per il cambiamento. I Beni Comuni sono al crocevia delle grandi questioni che interessano il mondo e ne costituiscono l'orizzonte da svelare, per questo devono essere presenti nell'agenda pubblica: solo la presenza e lo sviluppo di un'opinione pubblica avvertita può consentire di non derubricarli a questioni accademiche collaterali.

Abbiamo bisogno di una cultura e di una capacità di iniziativa "glocal" per attivare coerentemente le autonomie locali, per consentire politiche di sostenibilità ambientale e sociale e per far sì che diventino quelli della conferenza delle Nazioni Unite RIO+20.

La rete di diaspore migranti nella globalizzazione ha un rapporto con il resto dell'ambiente nel quale agisce che non è di natura compensativa, in quanto già il proprio denominatore comune religioso o etnico è in sé una compensazione alle domande di senso che pongono queste persone. In questo c'è anche qualcosa di regressivo rispetto alla comunità urbana: troviamo qui una risposta all'atomizzazione da parte della comunità che è sì organica, ma anche diasporizzata.

Poiché queste diaspore sono connotate da un'identità forte, nel momento in cui si trovano in una situazione di cittadinanza debole per la crisi degli stati, c'è una scelta di appartenenza alla comunità diasporica che porta in secondo piano l'essere cittadino, che quindi come tale rimane debole. Prendiamo le collettività professionali o gli esperti tecnocratici: anche loro rischiano di trovare questa risposta al problema della cittadinanza; è come se dicessero: "Noi non ci prendiamo carico delle situazioni di crisi del nostro stato nazionale, della nostra città, perché comunque troviamo la nostra appartenenza di identità in un élite internazionale", che caso per caso può essere basata sulla scienza o sul privilegio economico o sulla tecnocrazia.

Una volta le mura erano il segno di un confine globale nel senso che all'interno si definiva la città come qualcosa di totalizzante che si contrapponeva al contado, ma adesso quello che viene meno è la rottura delle mura globali per la creazione invece di differenze locali.

La stessa cosa si pone per il concetto di cittadinanza. Per anni si è ritenuto che l'idea di cittadinanza politica democratica era incompatibile con l'essere di una particolare religione, con il parlare una particolare lingua. Oggi il problema è andare al di là di un federalismo dalle basi semplicemente territoriali. Cosa significa un'idea di cittadinanza multipla in cui non ci sono solo basi territoriali? Cosa significa uno stato in cui le minoranze cessano di essere minoranze per diventare invece comunità e si danno le leggi da loro stesse interagendo con altre comunità? È uno scenario reale.

Abbiamo di fronte il problema della "rimedioevalizzazione" dell'ordinamento politico, ovvero di quali forme di rappresentazione e di democrazia si debbano e si possano avere.

La democrazia rappresentativa non è esaustiva dell'agire sociale e dell'esercizio delle identità di cittadinanza plurima. Il rischio del gigantismo, della globalizzazione è rischio di uniformità e di standardizzazione: lo si supera con la valorizzazione delle peculiarità e delle differenze e con la globalizzazione intesa come rete di comunicazione. Da un lato ci saranno forme di meticciato e di nomadismo di identità, ovvero persone che definiranno la propria identità non necessariamente ascrivendola a un luogo. Dall'altro lato vi è la possibilità che il concetto di diaspora sostanzialmente deterritorializzi identità molto definite e anche integraliste. In luogo delle comunità organiche prendono corpo comunità "aperte", in cui è molto più facile essere cittadino del mondo che essere cittadino del posto in cui vive.

Sanzionare politicamente l'Unione Europea perché ha l'idea dell'identità multipla iscritta nei geni, è sbagliato perché è improponibile l'abolizione delle cittadinanze nazionali, oggi. Gli stati nazionali si sono basati su processi storici di riduzione dell'identità. Questo genera reazioni localiste contro gli Stati nazionali interna agli stati nazionali stessi, esse non possono che assumere forme nazionaliste, proprio perché non sono fatte in nome dell'apertura della propria identità in funzione multipla, ma prendono invece la via dello spostamento di questa identità assoluta su un luogo simbolico.

Abbiamo bisogno di un modo diverso di vedere le cose e un altro punto di vista è possibile. C'è un intelligente co-evoluzione della sfera biologico-vivente, nell'ambiente della Terra come nell'ambiente del nostro corpo, è un risultato ancora in equilibrio, quali che siano i fattori che lo stimolano e lo disturbano. Occorre ricordare che biologicamente l'uomo non viene considerato comunque presente nell'equilibrio che pur si determina con le azioni che pone in atto a seguito di un modello quantitativo di sviluppo ad alta intensità energetica e di sprechi. Il legame del locale va verso la direzione del corpo, perché il corpo e anche la mente sono quanto di più individuale esista, perché la vita è proprio basata su questo predominare progressivo dell'individualizzazione (gli elettroni non sono individualizzati, i cristalli lo sono molto poco, mentre tutti gli animali superiori lo sono molto di più). Siamo in grado di trovare un equilibrio con il nostro corpo e la nostra mente come risultato delle nostre decisioni, delle nostre scelte, delle nostre azioni, dei costumi che adottiamo, dei consumi che pratichiamo e della cultura che esprimiamo.

Sentire il nostro corpo, leggere i suoi segnali, capire il nostro comportamento relazionale, apprezzare la bellezza dell'esperienza di vivere senza scorciatoie di compensazione, ci aiuta a sviluppare un equilibrio dinamico tra noi, le nostre stagioni di vita e quant'altro con cui siamo in relazione. Vivere sulla Terra come parte di una comunità che è in grado di disporre del proprio destino attraverso la partecipazione consapevole alla vita pubblica: così potremo sicuramente apprezzare la bellezza della natura e la bellezza della produzione dell'azione umana in armonia con essa.

La sfida ecologica, se è da un lato ineluttabile, dall'altro è una metafora importante per leggere insieme tanti problemi del pianeta; l'ecologia non deve essere tanto un punto di vista complessivo, quanto il tentativo di riannodare insieme molti punti di vista. Oggi in un mondo dove sono venute meno le teorie onnicomprensive, rimane importante l'attitudine, anzi l'arte, di montare insieme i problemi in modo che ogni controversia si illumini di un nuovo punto di vista non appena entra a far parte, di un insieme più ampio. È l'eccezione dell'ecologia delle idee. Nella sfida ecologica dei giorni nostri, ci sono due rischi: uno è il catastrofismo puro e semplice, che ha certo le sue buone ragioni, e le trova nell'idea che stia covando qualcosa di irreparabile nella biosfera e nei mercati qualcosa che suscita allarme in chi alla sfida ecologica ed economica deve rispondere. Il secondo è il pensiero che dice: la condizione umana è da sempre in uno stato di crisi, quindi non dobbiamo preoccuparci più di tanto, perché la nostra condizione è stata vissuta da ogni generazione; quindi si tratta di tornare sui nostri passi, senza bisogno di innovare dei modelli di pensiero. Questi due atteggiamenti a volte sono prevalenti, altre si accordano l'uno con l'altro. Dobbiamo partire da un altro punto di vista, se vogliamo capire la specificità dell'odierna sfida ecologica. Benché la condizione umana sia sempre stata caratterizzata da una crisi permanente, gli aspetti della crisi ogni volta vengono declinati in maniera differente; per esempio oggi è chiaro che dal punto di vista dell'abitazione della specie umana sul pianeta, i luoghi sono decisamente cambiati. Bastano alcuni dati: fino a un secolo fa si nasceva, si viveva e si moriva in un intorno molto piccolo, di non più di 50 chilometri di raggio. Era rarissimo, nonostante il peso delle migrazioni nel corso della storia dell'umanità, che gli individui venissero spostati in numero elevato. Oggi noi sappiamo che non è più vero: ogni individuo nella sua vita interagisce con qualcosa di ben più grande del mondo in cui vive.

L'altro aspetto è che all'inizio del secolo gran parte dell'umanità, sostanzialmente contadini, viveva in campagna. Oggi la gran parte dell'umanità, e toccherà il 70% in questo secolo, vive inurbata, con un doppio esito/rapporto: di desertificazione di buona parte della superficie terrestre e di cementificazione di quei luoghi che erano le città. L'idea di città, come noi la conosciamo, palesa un'enorme trasformazione, proprio quella città finora era stata un'esperienza sostanzialmente di sintesi e di minoranza nella storia del mondo. La città era la capitale, il luogo deputato alla cultura. In paesi, ancora in gran parte contadini, la città doveva assecondare tutta la varietà delle esperienze, intensificandole, quindi si presentava come la sintesi di esperienze molto più vaste sul territorio. Era proprio la sua condizione di minoranza a farne un luogo di innovazione e suggestione: la città, infatti, non può essere concepita che in rapporto con un contado, con una campagna, quindi ha una sua ecologia, perché una sua fine è dominabile. Parliamo di città come quelle europee: fino a un secolo fa la città era definita dalla campagna, ora è definita da un'intensificazione dei ritmi. Invece nel Terzo Mondo la città si è trasformata prima in megalopoli e poi in qualcosa d'altro, che non riusciamo a definire, perché 20 milioni o 25 milioni di abitanti sono tutto fuorché la nostra idea di città. In Europa la città è priva ormai del suo aspetto di sintesi del territorio, di luogo portante dell'innovazione, evidentemente la città si è diffusa, si è territorializzata. Mentre la gran parte dei cittadini del mondo vive in città, dall'altro il ruolo che ha avuto la città nel corso dell'età moderna viene meno, perché essa non è più il luogo d'avanguardia dell'innovazione. Occorre chiedersi se oggi le forme di innovazione che noi abbiamo indicato come cittadine, cioè caratterizzate da un legame stretto e intensificato con le varietà culturali, non possano diventare diffuse sul territorio. Il mondo da un certo punto di vista non ha più degli sviluppi solo urbani, ma anche legati alle reti, agli sviluppi dell'informatica; per cui noi possiamo avere una qualità della vita cittadina in ogni parte del mondo, e dall'altra invece la città non può essere identificata come un luogo d'esperienza sia pure di sintesi di quello che avviene nel mondo. Qui, ovviamente le cose si diversificano. Mentre in Europa abbiamo il problema di città che in parte si sono autolimitate, nel Terzo Mondo vediamo megalopoli che continuano a inghiottire tutto e che quindi non sono più la sintesi di niente, ma sono sede di un'esperienza complessiva e totalizzante.

La questione ecologica, dunque, va declinata in maniera diversa a seconda delle varie aree del pianeta. In Nord America, in Scandinavia ci sono dei luoghi in cui la possibilità di un ecosistema ristabilito sta diventando possibile. Vi sono altri luoghi in cui gli ecosistemi hanno più resistito, e altri ancora che invece stanno vivendo in modo accelerato tutti i problemi dell'urbanizzazione dell'età moderna. Abbiamo il problema europeo di qualificare l'esperienza urbana rispetto a degli spazi e dei tempi limitati. Abbiamo poi il problema del Terzo Mondo che chiede di muoversi invece su livelli e su scala molto più ampia: quindi il destino della città è un po' una metafora del destino dei popoli del mondo che quanto più hanno opportunità di interazione l'uno con l'altro, tanto meno questa interazione ha un significato portatore di qualità.

Per questo parliamo dei luoghi della cittadinanza planetaria, per arrivare poi a dare corpo, concretizzare i due riferimenti classici dell'ambientalismo: il concetto di locale e globale.

Non esiste più un pensare globale e un agire locale, ma si penserà e si agirà su tutti e due i piani incrociati. Questo aspetto introduce quello di comunità, perché il passaggio della crisi della città come luogo dell'innovazione e della contaminazione tra culture e linguaggi è il laboratorio per eccellenza del cosmopolitismo. Invece oggi rischia di essere il luogo dell'atomizzazione, della crisi di identità, della crisi di ruoli e di funzioni: questo succede spesso in molte città, che si devono ripensare in termini di metropoli regionali, in scala non solo europea, ma nella dimensione planetaria. Devono quindi ripensare al proprio interno quali siano le condizioni che fanno ritornare la città luogo d'eccellenza delle contaminazioni, del laboratorio sociale, culturale, scientifico, quel luogo che offre a ognuno delle opportunità.

Tutto questo ci porta a delle riflessioni rispetto al gruppo, inteso come la specie umana. La specie umana nasce, infatti, come gruppo, al di là di quello che ci dicono gli etologi sulle scimmie antropomorfe. La storia di gruppo della collettività è una storia evolutiva o addirittura coestensiva all'umanità: dove non esiste l'atomizzazione, l'uomo nasce già come essere sociale, come un essere estremamente vincolato. Lo sviluppo dell'umanità è passato da un ecosistema originario, per esempio la savana, dove i gruppi avevano già una funzione importante perché si cacciava e si sopravviveva in gruppo, per arrivare ad abitare tutto quanto il pianeta e tutti quanti i climi. Il gruppo in genere era composto da unità non troppo grandi, e anche le migrazioni non sono mai attuate da parte di gruppi troppo grandi e nello stesso tempo questi sono abbastanza articolati da avere una propria società e quindi generare una massa critica e una cultura. Collettività e cultura sono nate sostanzialmente dopo i tempi più remoti, quelli in cui l'umanità viveva con un meccanismo di separazione che ha creato le barriere genetiche e linguistiche. Questo meccanismo ha prevalso fino a tempi assai recenti, non solo in zone come la Nuova Guinea, ma anche in zone di montagna: pensiamo ai paesi dove tutti hanno gli stessi cognomi, più o meno la stessa conformazione genetica. Anche qui non è che non ci siano degli scambi, però qui la natura del territorio prevale e rafforza la separazione. Questa è la prima fonte di collettività che ha il genere umano ed è una forma che si è diffusa anche nelle campagne: nasce il gruppo relativamente isolato, ma che mantiene anche un flusso genetico con le popolazioni vicine.

Il secondo modello è stato quello di legami di famiglie allargate e di clan. Si realizzò quando i gruppi, molti gruppi, sono entrati in azione creando una rete di alleanze che potevano avere un valore politico-economico, ma che non necessariamente erano concentrati in un punto solo, potendosi disperdere sul territorio in una forma, se vogliamo, a scacchi. In Africa è stata la forma prevalente fino a oggi: la famiglia allargata, la tribù, non è concentrabile in un punto, ma si può estendere anche su spazi molto ampi, perché è un gruppo generato dalla relazione di legami personali. La storia europea ha creato altre forme di gruppo, come il gruppo territoriale allargato, fino quello che è lo stato. Ha creato quindi l'idea che il gruppo fosse omogeneo territorialmente. Noi stiamo vivendo in contemporanea il mondo avendo per sfondo planetario tutte queste forme di gruppo, ma anche la crisi di tutte queste forme di gruppo, perché, per esempio, il gruppo isolato è ormai rimasto come una nostalgia di fondo di una forma di vita che senz'altro ha ancora qualcosa da insegnarci, ma è diventato assolutamente minoritario.

I legami di clan sono stati integrati e sono stati territorializzati, ma nello stesso tempo il territorio, l'omologazione del territorio, sta andando in crisi. È in crisi il modello del gruppo omogeneo, vario, diversificato come pure il modello dello stato, dove è in crisi si ha una regressione a livello di alleanze claniche. Dobbiamo accettare che mentre l'individuo fino a tempi assai recenti veniva definito da un confine tra il dentro e il fuori del gruppo, tra l'omogeneizzazione relativa all'interno del gruppo e la sua contrapposizione, non necessariamente bellica, con il di fuori del gruppo, oggi si definisce ed entra in crisi per l'appartenenza a gruppi differenti. Ora il problema è l'emergenza della figura dell'individuo, come vero fattore della convivenza sociale, perché non è in crisi la convivenza tra gruppi omogenei al loro interno, ma fra gruppi eterogenei l'uno con l'altro. Così la convivenza diventa problematica fra individui tutti quanti diversi l'uno con l'altro. Il rapporto maggioranza/minoranza non ci interessa più, se noi pensiamo alla minoranza come qualcosa che accetta una minima limitazione dei suoi diritti. Il problema è invece di vedere come ogni individuo, per molti aspetti, è una minoranza anche all'interno delle democrazie degli stati con i diritti più allargati. Il primo problema è l'emergenza di questo individuo rispetto al gruppo. D'altra parte l'individuo può mantenere la sua cittadinanza soltanto se accetta la conflittualità tra i diversi gruppi di cui fa parte, è qui che noi ridefiniamo il problema della città, perché la città si basava sul meccanismo di continuità relativa, cioè aveva, fino a tempi assai recenti, il modello del cantone svizzero, della polis, dell'assemblea di tutti i cittadini, almeno di tutti i cittadini maschi adulti che in qualche misura si conoscevano. Oggi è un modello che è stato superato dai fatti. Però i nostri meccanismi del comune si basano ancora sull'idea di cittadini contigui, che si interessano ovviamente alla stessa polis, mentre la democrazia rappresentativa nello Stato è data ex novo: la democrazia rappresentativa nelle città vuole essere idealmente una continuazione della democrazia diretta e questo può spiegare mille particolarità del governo locale. Stiamo oscillando in un mondo che è quello del passato, dove la contiguità era tutto ma anche un'utopia, e quello del presente nel quale la contiguità non è nulla e la rete informatica è tutto. Alla fine abbiamo dunque un'immagine di atomizzazione totale nel tessuto cittadino di individui, che magari hanno società e comunità virtuali collocate in Liechtenstein piuttosto che a New York.

Questi sono due paradossi, però all'ideale passato della polis si accompagna un'altra utopia legata al futuro: la completa deterritorializzazione dei gruppi e degli individui. Ogni volta che la città, italiana o europea, è in crisi, abbiamo la nostalgia di ricostituire una comunità su basi territoriali dimenticando che in realtà la comunità viene costituita oggi in fenomeni come quello della rete informatica civica e dei social network. Sono fenomeni in cui l'informatica e la contiguità informatica hanno un valore generale diverso e sostitutivo. Una cosa molto bella nella rete civica è l'unione di queste due forme di comunità: la "rete'" e "civica". La rete civica è un insieme, una sovrapposizione tra internet (quindi la rete del localizzato globale) e il civico della maniera tradizionale: e proprio per questo è un'esperienza operatrice di qualcosa di nuovo. La rete civica può essere una metafora felice del futuro delle identità, perché in essa coesistono l'appartenenza al mondo e l'appartenenza invece a una comunità contigua. La teoria, che trova l'appartenenza al politico come livello locale, è una teoria che non è legata solo al luogo del politico, ma anche al luogo del lavoro. Dall'ufficio si passa al tele-lavoro e sempre meno l'individuo ha un rapporto fisso con un luogo deputato. Ciò avviene non solo per il libero professionista, ma anche per l'attività produttiva di un artigiano che ha a che fare con reti di compratori che si rafforzano e si moltiplicano a vicenda, fino ad arrivare a vendere, ovviamente via internet. Tutto questo vale sia per la produzione, sia per tutti i lavori organizzativi.

Anche la cultura ha una forma di deterritorializzazione: l'università è sempre meno un luogo in cui le persone interagiscono e sempre più un luogo di transito. Persino i laboratori stanno diventando un luogo più virtuale e molte simulazioni sono fatte al computer. Salvo certi ambiti di sperimentazione, ormai rari, la deterritorializzazione cresce e può volere un passaggio verso un virtuale che in un modo o nell'altro mette in crisi il corpo. L'uomo ha nella memoria delle radici biologiche e una storia evolutiva, e ogni discontinuità non può essere che una calamità; diciamo questo riferendoci al polo estremo del futuro, quello senza identità, quello dell'identità senza il futuro: oggi ha più resistenza non il territorio, ma il clan e il branco. Anche per questo la città ha un'illustrazione molto chiara dei nostri futuri possibili, perché nella città la nostalgia per un passato recente o remoto non si può più manifestare nella realizzazione di forme elitarie di democrazia diretta della polis, e quindi si manifesta nella regressione al clan, al branco. Le forme di guerriglia urbana, le bande metropolitane di Los Angeles o gli ultras delle squadre di calcio sono esattamente l'omologo urbano di quello che è avvenuto e avviene in Algeria e in Somalia: una risposta molto moderna e postmoderna alla questione della deterritorializzazione, anche se priva dell'elitarismo sofisticato che troviamo nella regressione a livello clanico, come quella dei cyber-punk.

La città, una città dell'occidente come Los Angeles o Milano, in queste due forme di risposta (cyber-punk e banda armata) ha le due forme più immediate e non riflesse di crisi all'idea dell'identità per contiguità, dell'idea di cittadinanza tradizionale. Una sceglie una nuova cittadinanza fondata sul virtuale l'altra invece quella a livello clanico. Tutto questo è nello spettro delle identità rigide e ben definite, cioè quelle legate al modello tradizionale per riaffermare un modello dello stesso tipo. Un'altra scelta è quella di accettare che l'identità multipla sia un'identità che crea sì problemi, ma che diventa l'orizzonte della cittadinanza e della politica. Oggi l'individuo ha un problema di ecologia dei luoghi, nel senso che l'individuo nella sua esperienza comunicativa, culturale e lavorativa, da cittadino non è più localizzato per contiguità, non è più nemmeno immerso in uno spazio virtuale, ma piuttosto è immerso in tanti spazi virtuali e reali a un tempo, che poi si autoformano a vicenda. Non è che internet o la rete civica abbiano sostituito il libro, né mai di fatto lo sostituiranno: c'è, invece, il problema cognitivo dell'individuo che sappia percorrere in un itinerario pieno di significato tutti gli spazi a sua disposizione. Questo avviene anche a livello dell'esperienza civica: non ha nessun senso parlare di creare un contiguità territoriale se questa contiguità è vissuta come alternativa alla planetarizzazione. Ha senso creare contiguità territoriale e comunità territoriali nel momento in cui noi accettiamo che i soggetti di queste comunità siano i cittadini con tutta l'esperienza delle reti del mondo. Le antiche comunità erano vissute o in opposizione al resto del mondo (finisce la città e ci sono le mura; quindi al di fuori ci sono i contadini, il contado, gli uomini liberi, ci sono i barbari, quelli che parlano una lingua diversa dalla nostra) oppure come in una sorta di oblio dal mondo.

Quando noi parliamo di modello territoriale, di modello centro-periferico, in realtà abbiamo in mente un mondo ben preciso, che è un mondo di circa un secolo fa, che ha definito tutte le sue ipoteche sul mondo di oggi e lo vediamo nel suo sgretolamento. Il mondo di oggi ha una triplice strada: della regressione, della fuga in avanti nel cyber-spazio oppure nell'accettazione completa di questa sfida, che è la crisi dello sgretolamento di questo mondo. Il momento topico dovremmo definirlo come preparato fin dal 1492; ovviamente nello scorso secolo prende forme di crisi, ma anche di intensificazione con l'età delle guerre mondiali, del totalitarismo. Quello che è importante capire è che la fuga in avanti o la regressione sono praticamente inevitabili, se noi non accettiamo la scoperta dell'identità multipla e della personalità multipla, che sono dei linguaggi basilari per l'ecologia della politica. Il discorso dell'identità multipla è più importante ma meno radicale, perché riconosce i diritti delle minoranze, ma anche il fatto di non essere "tollerati", ma di essere degli individui di frontiera, degli italiani che parlano tedesco, dei romeni che parlano inglese.

L'"individuo multiplo" non è l'individuo che fa parte contemporaneamente di più comunità territoriali e comunque localizzate; non è nemmeno il cinese che sta a Singapore, che è già diverso, perché fa parte da un lato di una comunità territoriale che è quella dello stato, dall'altro di reti già deterritorializzate che hanno un loro legame. Il problema è che oggi tutti stiamo vivendo la sovrapposizione di essere cinesi di Singapore, perché tutti abbiamo una definizione della nostra identità rispetto a legami deterritorializzati; certo per molti questi legami non superano ancora gli stati nazionali, ma gran parte delle comunità professionali oggi sono già al di là. L'esplosione della comunicazione di massa oggi è diventato un fatto non soltanto presente alla massa, ma anche formativo. I linguaggi di socializzazione infantili, musica e sport, non sono solo fenomeni adulti, economici, globali per cui il loro potenziale deterritorializzante viene intensificato, ma sono in gran parte, insieme al computer, dei fenomeni di prima socializzazione dei codici di base. L'individuo non ha più una socializzazione territoriale per arrivare ad arricchire la sua personalità, cosa che poteva ancora essere vera 20, 30, 40 anni fa: oggi l'individuo nasce nella sua socializzazione multipla e la accetta molto bene, perché è molto in accordo con quanto sappiamo della biologia.

Come si viene a definire il concetto di cittadinanza, anche in quanto portatore di diritti e doveri all'interno di un contesto definito e condiviso di regole? Come si libera la potenzialità che c'è in termini di sussidiarietà rispetto ai luoghi di esercizio della cittadinanza e ai luoghi della rappresentanza? C'è un altro aspetto da sviluppare: quello della scommessa di provare a rifiutare l'esito atomizzante, quello che cerca di ricomporre la relazione tra corpo-mente-natura. Riguarda in qualche modo una questione di valori, di etiche che devono consentire di condividere queste differenze tra individuo e individuo e di cercare soluzioni alternative a liturgie ormai stanche. Non è un caso se gli esempi più interessanti, anche spirituali, arrivano dal Dalai Lama o dal Cardinal Martini e hanno l'effetto di annullare le liturgie; per esempio il pensiero del Dalai Lama è così forte che va al di là del fatto che si conoscano o meno le liturgie buddiste, mentre in una realtà molto regolata come quella della chiesa cattolica, una personalità molto forte come il Cardinale è andata oltre ogni liturgia con la "Cattedra dei non credenti". C'è quindi una relazione corpo-mente-natura dove mente diventa luogo anche dello spirito. L'altra questione molto importante sta sia nel termine più ampio di comunità, sia riguardo l'individuo in sé: è il concetto del tempo. Perché questa relazione con spazi, virtuali e reali, ha a che fare con le possibilità di definire un proprio piano, una propria programmazione del tempo invece di subirla.

L'età moderna ha prodotto un'omogeneizzazione e una stratificazione dello spazio gerarchizzando il centro-periferia; questo modello ha funzionato sia a livello del rapporto tra la città e il territorio, sia della capitale con lo stato, in Europa e nel mondo. Vediamo spazi gerarchizzati che al loro interno sono più omogenei: lo spazio della capitale è uno spazio relativamente omogeneo rispetto a quello della provincia, così fra centro e la periferia si può anche parlare di città policentriche nella modernità. Gerarchizzazione e omogeneizzazione: questa metafora è stata talmente forte da investire anche il tempo e cioè tutti i nostri concetti: ore di punta, tempo notturno, tempo di lavoro, tempo libero. Tutti sul modello gerarchico omogeneizzato.

Pensiamo all'idea del tempo libero. Nel tempo libero avvengono migliaia di funzioni totalmente diverse, da fare lo sport, fare l'amore, divertirsi, mangiare e mille altre cose, che hanno dei tempi estremamente diversi. Inventare una cosa come il tempo libero è stata un'enorme confusione sociale, che era funzionale a un modello del tempo di lavoro e quindi del confine tra il tempo libero e il tempo di lavoro. Oggi venendo meno la gerarchizzazione e l'omogeneizzazione della realtà, viene meno anche questa metafora spaziale, con aspetti estremamente creativi, ma anche estremamente conflittuali, perché liberare il tempo da certi confini spaziali significa anche liberare le potenzialità del tempo.

Oggi vivere in una creazione multimediale è una cosa molto diversa che creare all'interno di uno solo modello. La crisi del modello gerarchizzato ci dice che probabilmente per le nostre città il modello più moderno è oggi il modello del mondo medievale, nel quale coesistevano in uno stesso isolato mondi differenti, anche se in quel momento erano mondi che facevano parte della medesima città. La città moderna ha separato questi mondi e oggi nelle metropoli più avanzate questi mondi tornano a combaciare portando dentro e con sé tutto il pianeta. Nel centro di New York o di Londra o di Berlino c'è gente dei 5 continenti, di 5 culture e più, questa è una visualizzazione importante.

Il dilemma di fronte a noi è questo: o il post-umano (quindi aspettiamoci le peggiori manipolazioni genetiche, quindi le peggiori manipolazioni mentali), oppure l'ecologia, non nel senso della cultura ecologista come cultura dominante di salvezza, ma il problema ecologico come la presa d'atto responsabile di tutta la storia dell'umanità con le sue crisi evolutive, le sue discontinuità e quindi la comprensione della necessità di una reinvenzione umana e tecnologica, che non sia come nel post-umano, staccata dalle sue radici e che tenga attentamente conto della significatività di tutta la storia, di tutta l'esperienza umana. Un'ecologia della politica deve montare insieme le storie di tutto lo spazio e di tutto il tempo della specie umana, perché tutte assumano un significato di vita, se vogliamo creare la prospettiva di una civiltà planetaria. Non ha senso una civiltà planetaria nell'omogeneizzazione, ma non ha senso nemmeno una civiltà planetaria come minimo comune denominatore. Piuttosto a noi spetta di montare insieme, di delucidare, il significato di tutte le forme di abitazione, dei luoghi del pianeta, vale a dire confrontarci con la relazione tra ontogenesi e filogenesi.

L'articolazione di comunità e differenza è la relazione intorno alla quale si giocano le condizioni di libertà per il pianeta. Questi due termini possono trovare una specificazione in modalità apparentemente più distanti: quando parliamo di differenza possiamo vederle dal punto di vista etnico-culturale, come dal punto di vista genetico. Quando parliamo di comunità possiamo vederla sia dal punto di vista della ricostruzione di relazione anche fisica, oppure anche di comunità nel senso di identità comune, condivisa, locale e planetaria, ma tutte e due segnano alcune forme inedite della comunicazione.

Sono due discorsi in parallelo: locale e globale. Prendiamo come esempio l'ipermercato, esso ha una funzione simbolica, non è soltanto un fatto banalmente commerciale o il segno del predominio della grande distribuzione. L'ipermercato è un simbolo e una concretizzazione di una certa idea di planetarizzazione. Annulla le stagioni, e annulla le distanze perché mette a disposizione del consumatore qualcunque frutta o verdura da qualunque parte del mondo in qualunque stagione, come se fosse un catalogo complessivo della planetarizzazione, che ci dà tutte le possibilità insieme. Questo fatto è vincolato a un prezzo da pagare: la standardizzazione. Nello stesso tempo l'ipermercato è simbolo anche del fatto che certe carenze sociali vengano iperdeterminate, sovradeterminate, a una struttura che dovrebbe essere semplicemente economica e di consumo: si va all'ipermercato per dei bisogni di socialità, che certamente non sarebbero sorti in altri luoghi. Vengono in mente i luoghi di Berlino est, in cui si è presentato l'ipermercato come prima cosa: benché non esistessero i negozi, hanno messo prima gli ipermercati e la medesima cosa avviene anche in qualche città americana. Ecco come il problema della comunità e della differenza lo si può leggere attraverso i luoghi. In questo senso l'ipermercato è il luogo che accetta fino in fondo tutta la varietà del discorso planetario accettando contemporaneamente la sua lettura standardizzata. La risposta all'ipermercato non deve essere di regressione, la risposta possibile all'omogeneizzazione non può essere il localismo. L'altra risposta possibile è invece la bottega non più come espressione di uno spazio e di un tempo locale, ma la bottega come spazio selettivo per esempio di specialità particolari; e anche qui viene in mente Berlino dove si sono anche aperte tante piccole botteghe. Berlino è un caso interessante da questo punto di vista, perché non essendoci nessuna struttura di consumo emergono più naturalmente delle tendenze. Una è l'ipermercato e l'altra tendenza contrastante è la bottega nel senso di una scelta selettiva: per esempio un algerino che ha aperto una bottega piccola, specialità mediterranee in cui ha messo le olive di Grecia, il cappuccino, molte cose italiane, alcune libanesi, ha fatto sua la planetarizzazione, ma in un ambiente singolare, determinato. La contrapposizione non è più tra un locale legato da spazi e tempi limitati e un globale per forza omogeneizzante, ma il globale rende possibile un locale reinventato; in altre parole la differenza viene moltiplicata in base allo spirito di impresa dei singoli individui. Se la cultura ecologista dice di non dare un peso prevalente all'ipermercato non è soltanto per la salvezza di strutture tradizionali, dove è giusto mantenere la memoria dei luoghi, ma per creare questa nuova rete di diversità del consumo, in modo da scomporre la ricchezza dell'ipermercato partendo anche da un altro valore importante nella città, che è lo spirito che spinge allo spostamento. Insomma una persona fa più esperienza se gira 10 botteghe, invece di concentrarsi nell'ipermercato. Anche qui viene in mente un altro discorso: il telelavoro è un modello valido, se aumenta le possibilità e le opportunità di spostamento nel tempo e nello spazio e non se le diminuisce.

La relazione tra ipermercato e questa idea di bottega selettiva può essere una relazione come quella tra la televisione e internet. C'è uno schema molto utile che distingue le tecnologie tra i livelli. Il primo è quello "uno a uno", come la posta o il telefono, con un rapporto locale-privato, le antiche forme di consenso erano di questo genere. Poi c'è la tecnologia "uno a molti" come la televisione, che mette in gioco delle grandi quantità di persone, ma soltanto come ricettori passivi. Poi internet, le reti possono essere delle tecnologie da "molti a molti", non solo c'è un accento sulla capacità interattiva delle reti ma anche la possibilità di agire sul globale non per omogeneizzare la propria cultura, ma per scegliersi selettivamente i propri percorsi. Al contrario di chi vede in internet un enorme processo di omologazione della cultura, in realtà c'è una diversificazione di codici e di tipi di comportamento molto ampia: il problema non sta tanto nella tecnologia, quanto nella capacità dell'individuo di entrare in questo ambito di opportunità in questo sistema cognitivo.

Il nostro secolo è un secolo che ha preso gradualmente, coinvolgendola in processi globali, la massa delle persone, la vera rottura avviene nel momento in cui entra in gioco la figura della rete, dei molti e dell'interazione. Ripensiamo agli ipermercati: non sono il nuovo che avanza, inarrestabile, ma sono una tecnologia e una forma di consumo di transizione che è stata preparata nel nostro secolo dall'apertura economica dei mercati mondiali.

È utile pensare al consumo con un occhio a internet ed è utile pensare a internet con un occhio al consumo, cioè creare questa figura del consumatore selettivo non nel senso che seleziona il suo mondo una volta per tutte, ma nel senso che si sa spostare fra reti differenti, come ha ben spiegato Chris Anderson in *The long tail*.

Il parallelo tra consumo e internet propone l'aspetto di qualità del consumo anche per internet. In una società della comunicazione ognuno è sottoposto a una miriade di opportunità e anche laddove non fosse sottoposto a un bombardamento, avrebbe comunque a disposizione così tante opportunità da subire una sorta di paralisi contemplativa: rischia di non vivere, perché non riesce a scegliere tra le opportunità potenziali che ha di fronte.

L'attuale modo di vita mette in discussione le forme di trasmissione del sapere, il paradigma fondamentale della trasmissione del sapere era quello della completezza. L'esperto è sempre stato la figura, la persona, che conosceva il fondamentale dei suoi campi, poi dopo la seconda guerra mondiale, negli ultimi decenni, c'è stata un'esplosione per qualunque campo specialistico per cui l'esperto per essere tale ha ristretto enormemente il suo campo, oggi è difficile essere esperti in questo senso, anche di un campo limitatissimo.

Il capovolgimento che sta avvenendo è della figura dell'esperto come colui che ha un rapporto con il sapere di tipo creativo e selettivo, che sceglie dei percorsi non necessariamente contigui nell'itinerario del sapere. Chi conosce la sua limitatezza nel tempo, è anche consapevole della limitatezza delle sue reti di relazione, sa che non sono infinite e quindi sviluppa delle strategie di qualità nella scelta. Internet per lo scienziato è una manna proprio perché può portarlo anche a pescare delle informazioni non necessariamente contigue al suo sapere.

È il passaggio dall'essere al divenire. L'esperto non è colui che ha e tiene, ma è colui che produce e mette in relazione, connette; non è colui che difende il suo sapere dall'esterno, ma è colui che invece si espone ai saperi multipli. Internet come condizione serendipica per micro e macro *exaptation*, come condizione per i pre-adattamenti che hanno poi favorito l'accesso alle risorse della conoscenza le quali hanno poi costituito la condizione per specifiche applicazioni proprietarie. Una produttiva eterogenesi dei fini.

L'esperto è colui che si mette nella rete come biblioteca delle biblioteche, senza sapere già cosa cercare, ma costruendo un percorso di ricerca che è basato sull'impostazione di un problema.

Il conflitto epocale oggi passa per tre aspetti: le tecnologie, il consumo, la struttura dei luoghi. Sono conflitti paradigmatici, interni a questi campi, che si rafforzano a vicenda. Una presa di coscienza del carattere di qualità e di singolarità, come internet, può essere uno strumento formativo enorme per capire delle realtà del sapere scientifico. Viceversa chi capisce meglio, per l'esperienza sua formativa o in qualità di esperto, l'aspetto del sapere scientifico, è molto più probabile che faccia un uso operativo delle nuove tecnologie. La città e internet possono interagire in modo particolarmente interessante perché è molto probabile che un uso intelligente delle tecnologie (come le piattaforme civiche) aiuti la percezione della città quale un insieme di relazioni, chi, invece, vive la città già in questo modo, è stimolato a utilizzare certe leggi di relazione. Nel momento della critica alle ideologie, anche quelle globali e onnicomprensive, sembrava che la cultura ecologista contrapponesse una certa dose di fondamentalismo e mantenesse una base ideologica, mentre questi conflitti tra forme diverse dell'abitazione della terra entrano all'interno della relazione con ogni luogo e con ogni oggetto. L'uso della bicicletta e non del mezzo pubblico, dell'auto, della città, dell'ipermercato, di internet ha un senso completamente diverso a seconda delle ecologie delle idee in cui ci si immette, ne consegue che il discorso ecologista, oggi, non può che essere un discorso che punta a un'ecologia delle idee.

Un fatto assolutamente essenziale di questo nuovo secolo è la contiguità spaziale che non ha più quel valore unico di fondamento comunitario, questo vale a livello locale come a livello globale. Nella città infatti è assolutamente banale rendersi conto che la comunità non ha niente di locale, ma questo avviene sempre di più al livello del mondo, nel momento in cui le forme più moderne di comunità oggi sono le diaspore. Le comunità che per storia, come gli ebrei o i cinesi, hanno avuto un'esperienza di diaspora, in questo momento sono le comunità più moderne dal punto di vista economico e influenzano fortemente gli aspetti politici, c'è una regressione dell'idea comunitaria dello stato di fronte a questa idea della rete. È un processo dovuto a tanti fattori, ma certo è che l'impatto delle nuove tecnologie lo aumenta enormemente, perché può rendere possibili in ogni momento la creazione di collettività diasporiche basate su tutto il pianeta. Anche in questo caso non è che le nuove tecnologie portino novità, piuttosto questo è un lungo processo di deterritorializzazione, che ha funzionato in tutti i secoli e che oggi trova nuove declinazioni. La natura del senso comune dell'azione collettiva è il problema che emerge all'inizio del terzo millennio. Il mondo è diventato più piccolo, la rete digitale di internet ci permette una rete di comunicazione disintermediata, ma vogliamo continuare a fare soldi da soldi? Noi pensiamo che il clima e la sua evoluzione possano essere assoggettati ai tempi e alle necessità dei modelli di competitività finanziaria? Pensiamo che la reazione clanica e tribale alla globalizzazione, con le bande fondamentaliste religiose ed etniche nel mondo e le mandrie di bullismo nelle città di urbanizzazione seriale, costituiscano una modalità inevitabile di convivenza? Da un lato, la sfida ecologica è inevitabile, dall'altro è una metafora per leggere insieme molti problemi importanti del pianeta. L'ecologia non dovrebbe essere tanto un intero e organico punto di vista generale, piuttosto potrebbe essere un tentativo di ristabilire il contatto con molti punti di vista.

Un'ecologia informazionale ci aiuta a riconnettere.

Dobbiamo cominciare da un altro punto di vista per comprendere le specificità delle sfide ecologiche di oggi.

Abbiamo bisogno di un nuovo punto di vista epistemologico, spirituale ed esistenziale, adatto a vedere e riconoscere i Beni Comuni. Abbiamo bisogno di accedere alle informazioni sulla vita e l'altro, ma abbiamo bisogno di una interpretazione efficace: una lettura delle informazioni che cerchiamo, sia quelle informazioni che ci circondano, sia quelle che ci attraversano. Viviamo nella società assorbita e definita dai media, dove l'informazione organizzata è una risorsa più preziosa del petrolio. Qui la trasformazione della vita e delle sue emozioni in prodotto multimediale segue le regole precise per interessare, poi coinvolgere, quindi divertire e persino sconcertare, lo spettatore. Catturare il pubblico, la sua "fedeltà", sono gli imperativi dei produttori / distributori / inserzionisti e professionisti che attendono con ansia il risultato della percentuale di spettatori che hanno visto le loro produzioni. Se gli ingredienti, i colori, la forma di un prodotto, hanno successo perché non li si fondono di nuovo? Forse attraverso i sequel, Rocky 1, 2, 3, 4… o come la saga di Star Trek, fino ai serial come Dallas e Dynasty. Ma perché non andare oltre e costruire sceneggiature che tengano conto delle conclusioni sociologiche e psicologiche, perché non trasformare la vita quotidiana in un serial? Perché non creare le condizioni per le quali siano rispettate le regole che rendono una storia avvincente con i suoi personaggi? Qui siamo al reality, quindi, ma quanta differenza effettivamente c'è con la morbosità con la quale il presentatore televisivo e i suoi ospiti discutono attorno modello della casa teatro di tragedie familiari? Che differenza c'è con il talk show dove i politici non sono invitati sulla base della competenza sul tema della serata ma sulla base di una personalità, che viene espressa in modo simulato o reale, con lo scontro, gli insulti e forse un accenno di venire alle mani? Il problema allora non è quello di determinare quanta verità ci sia nelle relazioni degli abitanti dell'"Isola dei famosi" o nel "Grande Fratello" o, come nel resto dei palinsesti dei programmi multimediali. Il problema è quello di avere uno sguardo e gli strumenti culturali utili per fare considerazioni su ciò che accade sul palco. Utile per noi, per la verità delle nostre speranze e delle nostre paure, per la nostra capacità di avere una buona armonia tra mente e corpo, tra la dieta e le attività quotidiane, tra il desiderio e lo sforzo della sua attuazione. Un'autenticità fuori da scorciatoie chimiche e scorciatoie violente con un transfert attraverso i personaggi dello schermo. Quella autenticità che ha portato il protagonista del film *Truman Show* avere un desiderio irrefrenabile di conoscere il mondo al di fuori del suo habitat artificiale. Un desiderio che è incompatibile con il progetto televisivo, ma Truman sfugge alla routine delle telecamere per trovare la via d'uscita dalla cupola del mondo "reale-immaginario" dove lo spettacolo ha avuto luogo. Questo film ci aiuta a essere in grado di riconoscere la verità e ci dice di praticarla. La differenza, oggi, è il contesto relazionale che colpisce la specie umana e il rapporto tra l'uomo e tutta la vita. Abbiamo bisogno di un uso responsabile di una società fortemente informazionale, attraverso il riferimento alla vita. La vita che è complessa e irriducibile e non può essere regolata attraverso una scomposizione dei dati della realtà: c'è una differenza irriducibile tra il calcolo e la comprensione, anche quando il calcolo avviene attraverso un algoritmo semantico. L'accesso alle informazioni, in una società in cui la conoscenza è l'elemento centrale, non può essere solo un atto e una produzione individuale, questo è un presupposto per l'utilizzo consapevole di una partecipazione informata. La disponibilità di informazioni, per accedere alla complessità delle questioni che ci riguardano, coinvolge il compito di produrre una coscienza pubblica nazionale sulla scienza e la sua possibile relazione con la vita. Questa richiesta di consapevolezza è una questione di democrazia. Dovrebbe essere un'espressione di consapevolezza che ci permette una dichiarazione di emergenza globale, per farci carico, in modalità cooperativa, della ricerca di una coerenza informativa tra uomo e biosfera. Una consapevolezza che passa attraverso il ristabilimento dell'unità tra coscienza e materia, tra mente e corpo, attraverso una visione complessa "costruita insieme", per un nuovo senso comune. Possiamo smontare e rimontare un motore e un orologio, ma non un organismo vivente, che vive nel suo ambiente relazionale. Ogni elemento di un organismo, preso singolarmente, non è lo stesso elemento. Ogni elemento riceve informazioni da tutti gli altri e comunica con loro all'interno di un dominio di coerenza.

Come proposto da Gregory Bateson: "l'informazione è la differenza che fa la differenza".

Nell'era digitale, l'innovazione tecnologica riguarda il prodotto come il processo: la dimensione cognitiva del lavoro e i processi informazionali diventano così centrali per la produzione di valore nei processi di innovazione che interessano anche i settori maturi. Il lavoro cognitivo mette in discussione i parametri quantitativi come quelli legati allo sforzo fisico e/o al tempo: la dimensione soggettiva entra in gioco e quindi la centralità delle persone, qui, nel marketing commerciale odierno, il consumatore è direttamente coinvolto nella definizione del prodotto. Dalle variazioni di soluzioni progettuali ai contenuti audiovisivi, da gruppi di acquisto solidale di prodotti alimentari ai vicini che decidono di installare pannelli solari. Insieme con la concorrenza è aumentata la produzione creativa e collettiva di lavoro della conoscenza, con processi reticolari di relazione assolutamente diversi da quelli lineari.

La conoscenza e la sua condivisione sono condizioni costitutive per la produzione di valore cognitivo e relazionale, richiedono una modalità di apertura, di fronte a un'evoluzione imprevedibile dei codici espressivi: sono quindi necessarie scelte tecnologiche e normative tali da non precludere il futuro, dobbiamo imparare ad avere una cultura dell'inaspettato. Dobbiamo riconoscere la conoscenza, l'accesso e la partecipazione a reti e a processi informativi e deliberativi, come Bene Comune. Le criticità venute all'ordine del giorno, all'inizio del terzo millennio sono in gran parte figlie della separazione tra sapere e sapienza, tra conoscenza e saggezza, cioè tra la dimensione del lavoro calcolato e della conoscenza codificata e quella legata a pratiche e delle esperienze umane la cui efficacia è stata verificata nella vita quotidiana delle comunità.

La rete digitale consente di condividere informazioni relative a pratiche e a prodotti a esse associate. La rete virale e la sua presunta virtualità, porta la storia delle riflessioni e delle pratiche, a cui si riferisce, ad annullare qualsiasi distacco. La rete digitale produce così il frutto della condivisione di pratiche e di una ricomposizione del rapporto fecondo tra scienza e sapienza. È la società della conoscenza, digitale, interattiva, disintermediata, convergente e pervasiva, che consente questa estensione del sistema di relazioni sociali. Un ecosistema in cui il carattere cognitivo virale, i paradigmi, le modalità di produzione e lo scambio di contenuti fanno parte della stessa natura informazionale.

Il riconoscimento dei Beni Comuni può succedere se siamo in grado di leggere e di cogliere la struttura coerente dei processi all'interno della comunità umana che vive in questa piccola Terra in questo millennio. Qui, oggi, nella realtà informazionale, la "mappa" è diventata "il territorio" del nostro punto di vista. Qui il "medium" non è il "messaggio", ma il messaggio è la natura della relazione in rete.

Ciò non significa condividere una definizione, quindi, ma un punto di vista con la testa e con il cuore.

Solo questo riconoscimento può essere il comun denominatore di una relazione tra le diversità politiche, economiche, culturali, etniche e religiose, perché non sia una somma zero per la specie umana. Perché il futuro è oggi, sono le azioni e le scelte che decidiamo di fare alla luce della conoscenza che abbiamo, della sua qualità e della sua coerenza con la vita. La Terra ci è stata data in prestito dai nostri figli.

Per questo, invece di una riduzione fondamentalista e integralista, dobbiamo sviluppare un'etica della responsabilità. È chiaro che il nostro mondo, sulla/nella Terra, non può essere salvato da una presa di coscienza a seguito di una catastrofe ambientale ancora più grande della precedente, ma solo in virtù di una scelta di valore.

5. L'informazione e le reti sociali complesse

di Luca Poma

> Se la bellezza della terra dovesse venir distrutta dall'aumento illimitato della ricchezza, allora io spero sinceramente per amore dei posteri che essa sarà contenta di rimanere stazionaria, molto tempo prima di esservi costretta dalla necessità.

Chi ha scritto questa frase? Un moderno imprenditore illuminato? La domanda non è retorica:

John Stuart Mill, *Principi di economia politica*, siamo a metà '800, una Cassandra inascoltata dagli esperti di Wall Street, direi... La lasciamo lì come monito, mentre sviluppo il mio ragionamento.

Comunque, inizia così, con questa frase di Mill, l'ultimo provocatorio saggio di **Serge Latouche**, *Breve trattato sulla decrescita serena*. Ovvio che il pianeta non potrà mai "decrescere", forse il lavoro di Latouche ha un approccio troppo utopistico, ma ciò che è sicuramente vero è che è arrivato il momento di interrogarci su come crescere con maggiore equilibrio e questa priorità non è più rinviabile. Comunque, inascoltato Latouche, e inascoltati nel nostro piccolo anche noi, tanto che siamo tutti impegnati proprio in questi mesi – nessuna nazione esclusa – a raccogliere i cocci di anni disastrosi dal punto di vista economico-finanziario.

Il punto è che fino a poco prima di questa grande crisi internazionale chi lanciava l'allarme finiva inascoltato, come se predicasse dei principi astratti: ora invece si sta facendo largo a tutti i livelli la consapevolezza che il paradigma dell'ottimizzazione massima del guadagno a breve termine era un principio buono e profittevole solo per coloro che ne godevano tutti i vantaggi. Noi, che nutrivamo dei dubbi, passando ancora per ignoranti e non *à la page*, inadeguati a cogliere i frutti del bengodi borsistico, siamo infine rimasti con il cerino in mano.

Cosa ci racconta il professore di scienze economiche dell'Università di Paris-Sud? Che siamo tutti a bordo di un bolide senza pilota, lanciato in corsa, e i cui freni sono stati disattivati da noi stessi, che sta andando dritto dritto a fracassarsi contro i limiti del pianeta, e anche che siamo perfettamente al corrente della situazione, ma la sottovalutiamo per convenienza, perché ammettere questo tipo di consapevolezza turberebbe assai i nostri sonni di occidentali opulenti.

Sembrava impossibile ignorare le raccomandazioni del Club di Roma, che già negli anni '70 scriveva che il proseguimento indefinito della crescita è incompatibile con i "fondamentali" del pianeta. Ma noi – finché siamo sicuri del nostro pasto di stasera – facciamo orecchie da mercante…

Dire che una crescita dopata e infinita del sistema Terra è del tutto incompatibile con l'esistenza di un mondo "finito" nei suoi confini e nella sua capacità di produrre risorse, è cosa talmente ovvia da non poter che raccogliere consensi. Meno accettabile dai più, è tirarsi su maniche, connettere i cervelli, e incominciare a discutere di "cosa tagliare", iniziando magari da un ridimensionamento del nostro stile di vita.

Siamo tutti parte – aziende e individui – di una **rete neurale complessa**, che è la nostra società, e con essa volente o nolente interagiamo quotidianamente: da questa rinnovata consapevolezza deve nascere l'impulso a un differente paradigma di crescita del pianeta.

Facendo la media ponderata delle affermazioni, intenzioni, progettualità e proclami di tutti, e distillando il meglio da ognuno, è certamente possibile stabilire un'"agenda" collettiva, e prima ancora personale, per tentare di invertire la rotta.

Che ruolo hanno la comunicazione e l'informazione in tutto ciò? Più che di comunicazione e informazione mi piace però parlare di "condivisione di informazioni", di "veicolazione di saperi", di "co-management", che poi vuol dire costruire conoscenza assieme.

Sviluppiamo questi concetti apparentemente "astratti" con qualche esempio:

Alessandro Pizzoccaro, imprenditore di successo nel settore farmaceutico, alla guida di un'azienda nata in un magazzino e ora presente in 30 paesi del mondo – primo al mondo – decide di rinunciare ai suoi brevetti e al copyright sulle ricerche scientifiche e sulle produzioni editoriali, mettendo le conoscenze dei propri laboratori di ricerca a disposizione della collettività, è certamente un segnale[1].

Una seconda case history che ritengo pertinente quando parliamo di rapporto tra informazione nel III millennio e reti sociali, è quella dei **politici italiani**. La politica è l'Agorà con la A maiuscola, dovrebbe essere la massima espressione "social" di un paese, dal momento che determina e condiziona non solo lo stato di salute dell'ambiente nel quale viviamo, ma anche le modalità stesse con le quali ci interconnettiamo l'uno con l'altro, e un gruppo con un altro gruppo, e una zona geografica con l'altra, e determina anche il "clima" con il quale ci relazioniamo (di paura, diffidenza, timore per il futuro: o al contrario di speranza, di voglia di costruire nuovo futuro: guardate che differenza c'è tra gli anni '60 e i primi 10 anni del 2000). Ebbene, **la politica**, o meglio, la classe politica: che rapporto c'è tra questo gruppo sociale e il mondo dell'informazione, segnatamente quella digitale?

In controtendenza rispetto agli esecutivi di tutto il resto del mondo tranne i paesi a regime totalitarista come la l'Iran, Cina, la Corea e la Birmania, il 66° Governo della Repubblica Italiana dichiarò di avere in programma una nuova stretta su Internet: tra emendamenti inseriti nel pacchetto sicurezza, articoli del Disegno di Legge sulle intercettazioni telefoniche e clausole restrittive contro il Wi-Fi e il livestreaming, sono stati ben sette i tentativi di quel Governo – per fortuna non andati a buon fine – di censurare o bloccare la Rete.

---

[1] Cfr. Cap. 6.

Tradizionalmente, si cerca di controllare ossessivamente ciò che non si conosce, e quello che vi sto raccontando ne è l'esatta conferma. Quando Berlusconi venne aggredito in piazza Duomo la notizia volò sui social network, anche con apprezzamenti di pessimo gusto per l'aggressore (figli del livello di sopportazione ormai ai minimi termini per l'ex premier, ma comunque ingiustificabili). Ecco però alcune chicche, dichiarazioni rilasciate dai nostri politici:

- "Facebook è più pericoloso dei gruppi eversivi degli anni '70" (Renato Schifani, Presidente del Senato).
- "Facebook andrebbe chiuso, è un luogo di paranoia e violenza" (Emilio Fede, iscritto all'Ordine dei Giornalisti e portavoce informale del Governo).
- "L'aggressore del Presidente Berlusconi è vicino ad ambienti del social network" (Bruno Vespa, iscritto all'Ordine dei Giornalisti, collaboratore RAI e intrattenitore televisivo).
- "Ormai i social network sono armi in mano a pochi delinquenti che sfruttando l'anonimato incitano alla violenza, all'odio sociale e alla sovversione" (Gabriella Carlucci, ex show-girl televisiva delle reti Mediaset e oggi parlamentare del Popolo della Libertà).
- "Internet è un'ambaradan, un luogo di confusione e di disordine" (Pierluigi Bersani, segretario del Partito Democratico, come vedete l'idiozia è bipartisan e ce n'è per tutti).

Penso che queste affermazioni non meritino commenti.

La libertà comporta sempre dei rischi: permettere ai cittadini di circolare liberamente di notte senza controllo darà modo a qualche fanatico squilibrato di scrivere a caratteri cubitali sui muri frasi pedo-pornografiche, offensive, diffamanti e volgari. Ma **si arresta il maniaco o si abbattono tutti i muri della città?**

La "**guerra al contenitore**" è un vecchio vizio sia fascista sia comunista: rassicura la coscienza del borghese medio sapere che la gente malintenzionata non ha più – apparentemente – un luogo dove ritrovarsi a tramare. Peccato che oscurare tutti i siti Internet sospetti in Italia nulla impedirà a chi lo desidera di attivare un dominio all'estero per il proprio "blog sovversivo", e – premesso che i filtri automatici sul web sono inefficaci su larga scala e hanno dimostrato tutti i propri limiti – lo scenario cinese, che prevede oltre 40.000 esperti impegnati giorno e notte a setacciare il web è semplicemente folle, nonché economicamente insostenibile.

E mai possibile che l'Italia sia uno dei pochi paesi del mondo occidentale nel quale stentano moltissimo a decollare autostrade superveloci per la Rete, nel quale il Wi-fi è raro e quando esiste è a pagamento, contrariamente a quanto accade ovunque nel mondo occidentale, nel quale non esiste un piano nazionale per la banda larga, e dove la tensione ideale della classe politica in tema di libertà d'informazione è indirizzata verso il "fermare" invece che verso il "facilitare"?

Come per l'Iran e gli altri paesi citati, Internet forse fa paura, perché la verità rende liberi e Internet a differenza della televisione – con tutte le pecche che ha il web – è un luogo di libertà, dove la verità prima o poi emerge sempre.

Questo ci porta dritti alla terza case-history. L'australiano 39enne **Julian Assange** è fondatore del sito rivelatore di dossier segreti **Wikileaks**, arrestato con fumose accuse di stupro, poi ridimensionate in "rapporto sessuale non protetto". Stretto d'assedio dai governi di tutto il mondo, ma ancora on-line, come tutti sappiamo il sito aveva come missione quella di selezionare e diffondere dossier "top secret" piuttosto imbarazzanti per le cancellerie di mezzo mondo: 77.000 documenti segreti sulla guerra in Afghanistan, 400.000 documenti sull'Iraq – alcuni dei quali accusano militari USA di aver chiuso gli occhi di fronte a torture e abusi nei confronti di civili compiute da militari iracheni – e centinaia di migliaia di documenti secretati a firma delle più importanti diplomazie occidentali.

Al di là della cronaca, quello che è già stato definito "il dossier web del decennio" chiama a mio avviso in causa ognuno di noi su keyword quali "libertà di informazione", reti sociali, condivisione trasparente di conoscenza".

Diversi intellettuali noti in tutto il mondo, tra cui l'americano Noam Chomsky, hanno firmato una lettera aperta al premier australiano Julia Gillard, perché garantisca "un sostegno forte" ad Assange. Anche i Verdi italiani hanno lanciato una petizione per supportare il sito "libertario" per definizione.

Il fenomeno Wikileaks è solo la punta dell'iceberg di ciò che sta succedendo al mondo della comunicazione nell'era digitale. Migliaia di nuovi soggetti, associazioni, movimenti e singoli cittadini oggi trovano nella rete la possibilità di esprimersi in maniera diretta, democratica e senza filtri, accedendo direttamente a documenti e risorse in una maniera che non ha precedenti nella storia.

Assange ha saputo sollecitare – anche ruffianamente, se vogliamo – la "netiquette" più consolidata, la sensibilità del popolo del web con riguardo a valori come la trasparenza, la libertà di informazione, il diritto dell'utente a conoscere la verità, e con questa strategia di comunicazione non convenzionale Wikileaks è uscita vincente sul web ancora prima di iniziare la battaglia.

Tentiamo però un'analisi più "alta" di questi fenomeni.

La **teoria dei segnali** – che in parte è alla base della teoria dell'informazione – studia appunto le proprietà matematiche e statistiche dei segnali intesi come variazioni per un certo tempo dello stato fisico di un sistema o di una particolare grandezza fisica, come è per esempio una variazione dei parametri di campo elettromagnetico per i segnali radio. Tali variazioni consentono di rappresentare e trasmettere messaggi, in altre parole di trasferire informazione a distanza. In natura abbiamo diversi tipi di segnali, ma sono tutti accomunati dall'essere in larga misura "casuali", mentre la teoria dei segnali ne studia la rappresentazione al fine di poterli poi manipolare in modo artificiale, a uso e consumo dell'uomo, trattandoli anche matematicamente.

Dal momento che il sistema oggetto d'attenzione di questa teoria può essere il più disparato, inclusa per esempio una Rete Sociale, in un mio saggio del 2010 mi chiedevo perché non applicare questo tipo di teorie anche al campo della comunicazione convenzionale e non convenzionale e alle relazioni tra persone e tra gruppi. "Incertezza" e "informazione" sono due facce della stessa medaglia: senza incertezza non c'è informazione che valga qualcosa, perché quanta più incertezza c'è nel segnale, tanto più "**informativo**" è rivelare qual è la reale tendenza del segnale stesso.

Come noto, l'**entropia** è originariamente un concetto proprio della teoria termodinamica: il termine tedesco Entropie deriva dal greco "dentro", "cambiamento", "rivolgimento": indica quindi "dove va a finire" l'energia fornita a un certo sistema, con riguardo al legame tra movimento interno al corpo ed energia interna o calore.

Questo concetto, oltre che in ambito termodinamico, è stato applicato anche nella teoria dell'informazione, che misura la quantità di "incertezza" presente in un impulso o in un segnale, ed è esattamente l'accezione che voglio prendere in esame.

L'entropia così intesa può essere descritta come il "minimo livello di complessità" di una certa variabile o di uno scenario: in poche parole, potremmo dire che l'entropia è "la misura del caos" (banalizzando, più entropia è uguale a più caos).

Per meglio comprendere il concetto di entropia applicata alla teoria dell'informazione, consideriamo per semplificare un sistema fisico in date condizioni di temperatura, pressione e volume, e stabiliamone il valore dell'entropia, ovvero il grado di "disordine" relativo e quindi l'ammontare delle informazioni a noi disponibili. Supponiamo ora – lasciando invariati gli altri parametri fisici – di abbassare la temperatura del sistema: osserveremo che la sua entropia diminuisce, poiché con il diminuire della temperatura si rallenta il movimento delle molecole, e quindi – come diretta conseguenza – il grado di "ordine" del sistema aumenta.

Si tratta di un ordine statico, che corrisponde alla mancanza di movimento e di lavoro all'interno del sistema stesso: diminuendo l'entropia, diminuisce il caos, quindi aumenta l'ordine, e aumentando l'ordine invariabilmente aumenterà la quantità di informazioni disponibili sul sistema, perché esso risulterà "leggibile" con più facilità e ci trasmetterà maggiori certezze rispetto a un sistema con un'entropia superiore, ovvero con un livello di caos maggiore e quindi con un più alto numero di variabili ipotizzabili. Per proseguire con il nostro esempio, a una temperatura prossima allo zero assoluto, tutte le molecole saranno quasi ferme: l'entropia tenderà al minimo, l'ordine sarà il massimo possibile e con esso si avrà la massima certezza d'informazione.

Al contrario, alte temperature aumentano la "frenesia" all'interno del sistema, moltiplicano il numero di variabili possibili, e fanno quindi crescere esponenzialmente l'incertezza relativa dell'informazione, facendo tendere il sistema verso uno stato virtuale di "informazione zero". Possiamo dire che per un comunicatore un numero di variabili eccessive rende di difficile interpretazione uno scenario: troppe informazioni sono eguali a nessuna informazione.

In ogni caso, questo genere di riflessioni sono state già fatte proprie dalle scienze sociali, e guarda caso nell'ambito dell'economia applicata alla responsabilità sociale d'impresa: **Nicholas Georgescu-Roegen**, applicando il secondo principio della termodinamica all'economia, e in particolare all'economia della produzione, ha elaborato una teoria economica che mette in discussione i "fondamentali" della decrescita: ogni processo produttivo non diminuisce l'entropia del pianeta, ma o la incrementa irreversibilmente o perlomeno la lascia uguale, ovvero: tanta più energia si trasforma in uno stato "indisponibile", tanta più energia sarà sottratta alle generazioni future e quindi tanta più entropia (disordine proporzionale) sarà riversato sull'ambiente che ci circonda.

È interessante in definitiva notare come discipline totalmente differenti – come per esempio la termodinamica, l'informazione, la comunicazione, l'economia – abbiano molti più punti di contatto di quanto apparentemente si potrebbe sospettare…

L'ipotesi di ricerca che più mi stimola, per venire al dunque, è quella che prevede che – se è vero che siamo tutti, individui e aziende, parte di una rete sociale articolata, come ipotizzavo nel mio saggio *Reti Neurali complesse* – il livello di sanità mentale e di benessere di un gruppo umano non può prescindere dal grado di sanità mentale e di benessere del singolo, ed esso è a sua volta in strettissima correlazione con la sua capacità di immaginare scenari futuri.

Come ci ricorda **Anna Oliverio Ferraris**, ricercatrice di grande esperienza, docente alla Sapienza di Roma e autrice del manuale *Le età della mente*, ci sono moltissimi studi sugli aspetti negativi e patologici dell'umore – depressioni, disturbi bipolari, psicosi ecc. – mentre sono rarissimi quelli sugli stati "positivi": tutta la tradizionale ricerca psicobiologica ruota intorno all'infelicità umana, mentre il tema della felicità e dei meccanismi che la generano – sia essa la felicità di un singolo sia di un'intera comunità – sono da sempre sorprendentemente trascurati.

Emilia Costa, professore emerito di Psichiatria della Sapienza di Roma e ricercatrice di fama in Italia e nel mondo, nel suo saggio *Il cervello e la mente: dal neurone al comportamento*, conferma che il sistema nervoso esprime in termini somatici la nostra condizione psico-emotiva, garantendo un "controllo sulla risposta allo stimolo", mediante un feedback basato sul rilascio e sul metabolismo di ormoni, neurotrasmettitori, endorfine e altri mediatori chimici. Un ambiente ricco di stimolazioni positive fa, quindi, aumentare lo spessore corticale delle cellule, migliora l'attività modulatrice degli impulsi nervosi e conseguentemente le prestazioni comportamentali dell'individuo e la sua capacità di relazionarsi positivamente con gli altri.

In realtà, le più recenti ricerche paiono dimostrarci che la genetica, le dinamiche neurochimiche e cerebrali e l'ambiente sono variabili molto più strettamente interdipendenti di quanto fino a non troppo tempo fa si era ipotizzato. La psicobiologia ha dimostrato che alcune aree del sistema nervoso centrale esercitano un ruolo importante sugli stati umorali dell'individuo, che valuta la situazione in cui si trova, i messaggi provenienti dall'ambiente e le aspettative derivanti dai rapporti sociali e professionali, definendo poi ogni scenario in termini positivi o negativi, e reagendo con un differente grado di apprensione o di capacità di rispondere allo stress a seconda di una molteplicità di fattori, tra i quali spiccano certamente il temperamento, i fattori cognitivi e l'interpretazione della realtà.

Potremmo allora discutere della "suprema rete neurale", la rete complessa che a livello planetario pone in relazione ognuno di noi con l'altro, ogni istituzione con un'altra istituzione, ogni azienda con le altre aziende e tutti questi elementi organicamente tra loro.

Francois Michelin – l'uomo che portò la sua fabbrica di pneumatici a essere leader mondiale assoluta nel proprio settore – in una bella intervista rilasciata anni fa a un periodico italiano affermò convinto che "tagliare pietre" e "costruire cattedrali", ancorché atti fattualmente simili, sono invece azioni ben diverse. Per questo quando parlo di impegno etico delle persone, delle aziende e delle istituzioni, dico che non si tratta di diventare "ecologicamente sostenibili" per ragioni di marketing e di immagine, ma parlo di "Human Social Responsibility"[2]: si tratta di prendersi cura del tipo di pianeta che lasceremo ai nostri figli, mettendo l'UOMO al centro di ogni processo.

In definitiva, "sintonizzarci" meglio, più armonicamente, più efficacemente con questa rete neurale non potrà che migliorare il grado di benessere e sanità mentale nostro, del nostro gruppo, della comunità alla quale apparteniamo, e quindi – come pezzi di un grande puzzle – del pianeta intero.

Allora, facciamo un favore a noi stessi e al gruppo sociale al quali apparteniamo, quali che siano: apriamo la nostra mente, rimuoviamo barriere, condividiamo informazioni, veicoliamo conoscenza. Smettiamola di "FERMARE", "facciamo scorrere"…

Costruiamo futuro. Tutti assieme.

Bibliografia

1. Bonazzi R., Catena R., Collina S., Formica L., Munna A., Tesini D., *Telecomunicazioni per l'ingegneria gestionale. Codifica di sorgente. Mezzi di trasmissione e collegamenti*, Pitagora, Bologna, 2004
2. Chen X., Brent F., McKinnon B., Seker A., *A Theory of Uncheatable Program Plagiarism Detection and Its Practical Implementation* – 2002-05-05
3. Clausius R., *Abhandlungen über die mechanische Wärmetheorie*, 1864
4. Costa E., "La comunicazione efficace, ovvero il contrario del Brain Washing", CIC Edizioni Internazionali, Roma, 2001
5. Costa E., *Il cervello e la mente: dal neurone al comportamento*, in E. Costa, M. Di

---

[2] Un ringraziamento a Massimiliano "Max" Judica Cordiglia che per primo ha coniato questa espressione.

Giusto, "La Formazione in Psichiatria e Psicologia Clinica", CIC Edizioni Internazionali, Roma, 2004

6. Costa E. et al., *Dallo stress psicosociale alla malattia*, in "Psiche Donna", vol. 4, n. 3, CIC Edizioni Internazionali, Roma 2003

7. Cover T.M., Thomas J.A., *Elements of Information Theory*, Wiley, Chichester, 1991

8. Davidson R.J. et al., *Approach-withdrawall and Cerebral asymmetry: emotional expression and brain physiology*, in "Journal of Personality and Social Psychology" (1990), vol. 58, n. 2, pp. 330-341

9. De Beauregard O., *Irreversibilità, entropia, informazione: il secondo principio della scienza del tempo*, Di Renzo, Roma, 1994

10. Diener E., *Subjective well-being: the science of happiness and a proposal for a national Index*, in "American Psycologist" (2000), vol. 55, pp. 34-43

11. Fano R.M., *Transmission of information; a statistical theory of communications*, M.I.T. Press, Cambridge (Mass.), 1961

12. Malvestito M.G., Costa E., *Le politiche economico-aziendali di prevenzione e di contrasto*, in "Prevenire il Mobbing", Giappichelli, Torino 2005

13. Mecacci L., *Industria e psicologia: Adriano Olivetti*, in "Psicologia contemporanea" (novembre-dicembre 2010), n. 222

14. Michelin F., "La cattedrale di Michelin", intervista pubblicata sul periodico Avvenire in data 23/04/2008 pag. 31, e ripubblicata sulla newsletter del sito creatoridifuturo.it e lucapoma.info in data 23/02/09

15. Musatti C. et al., *Psicologi in fabbrica: la psicologia del lavoro negli stabilimenti Olivetti*, Einaudi, Torino, 1980

16. Oliverio Ferraris A., Le età della mente, BUR, Milano, 2004

17. Pizzoccaro A., *La felicità interna lorda: dai paradigmi del XX secolo alla vera misura del benessere*, in "Etica anticrisi", Centro Studi della Fondazione Banca Europa, 2009

18. Poma L., *La Teoria dei Giochi: dalla strategia militare alle relazioni pubbliche*, in "Ferpi News", 2008

19. Poma L., *Reti Neurali complesse: nuovi strumenti per la CSR*, in "Ferpi News", 27/01/09

20. Pugno M., Economia, autonomia e benessere personale, in "Psicologia contemporanea" (novembre-dicembre 2010), n. 222

21. Shannon E., *A Mathematical Theory of Communication*, in "Bell system Technical Journal" (luglio-ottobre 1948), vol. 27

22. Tribus M., McIrvine E.C., *Energy and* information, in "Scientific American" (settembre 1971), n. 224, 1971, pp. 178-184

23. Wikipedia, Entropia e teoria dell'informazione

24. Wise M., *Improved Detection Of Similarities in Computer Program And Other Texts*, 1996

6. Reti sociali e politiche concrete di responsabilità sociale di impresa

di Alessandro Pizzoccaro

Il paradigma economico di una media azienda come Guna, poco più di 50 milioni di fatturato, non può e non deve prescindere dalle logiche intrinseche del paradigma economico generale in cui opera, ossia dal sistema capitalistico occidentale.

Ne consegue che il perseguimento della ricerca del profitto è l'obiettivo basilare, anche e soprattutto per poter crescere, svilupparsi e allargare il campo di influenza, realizzare i propri obiettivi economici (il profitto) ma anche realizzare i propri meta-obiettivi, che nel caso di Guna sono la maggiore diffusione di una medicina – quella omeopatica, efficace e senza effetti collaterali – finora ghettizzata ma che può fare molto per migliorare lo stato di salute, non solo fisico, della popolazione.

Ma non possiamo neanche lavorare chini sulla nostra scrivania (o sul nostro pc) concentrati sul nostro piccolo mondo di mercato, di clienti, di fornitori e non renderci conto che a livello macroeconomico esiste una realtà impressionante relativa alla distribuzione della ricchezza a livello mondiale. Queste cifre relative al 2008 provengono dalla Banca Mondiale:

- 1% della popolazione detiene il 40% della ricchezza mondiale;
- 2 miliardi di persone vivono con meno di 2 dollari al giorno;
- 34.000 bambini muoiono al giorno per denutrizione;
- 5.000 bambini muoiono ogni giorno per carenza di acqua potabile.

È evidente che un sistema socio-economico che provochi queste terribili discriminazioni non è un sistema che si possa definire, non dico umanamente accettabile, ma nemmeno razionale.

A fronte di questa realtà, le azioni di responsabilità sociale delle aziende dovrebbero essere una sorta di standard operativo, una necessità etica, di obbligo morale per le imprese al fine di intervenire per alleggerire le ingiustizie nella distribuzione della ricchezza create proprio da quel sistema socio-economico in cui noi imprenditori operiamo e da cui traiamo benefici e privilegi.

Alcuni sostengono che solo le grandi imprese possono svolgere una vera e adeguata attività di responsabilità sociale. Sembrerebbe infatti che le grandi risorse economiche e le competenze umane che possono mettere a disposizione per attività di responsabilità sociale non solo consentono di impostare delle strutture finalizzate a tempo pieno a queste attività, ma – interagendo con una vasto universo di stakeholder – svolgono anche l'importante ruolo di condizionare e indurre numerosi altri partner ad adeguarsi ai parametri di buone prassi richieste, stimolare altre aziende a redigere un bilancio sociale, prestare particolare attenzione ai risvolti ambientali e al risparmio energetico o nei confronti di dipendenti ed eventualmente dei più sfortunati ecc.

Se è vero che le grandi aziende dispongono di risorse potenziali molto più significative di qualunque piccola e media azienda, è altrettanto vero che gli studi nel settore della responsabilità sociale e della comunicazione confermano che molte grandi aziende pur potendo agire per migliorare il benessere della comunità decidono di non agire comunque, o forse neppure si soffermano a pensare agli effetti del loro business sull'ambiente e sulla comunità.

Probabilmente molti consigli di amministrazione sono più attenti ai dividendi da garantire agli azionisti che non agli investimenti sociali.

In realtà esiste un minimo comun denominatore di una vera e incisiva attività di responsabilità sociale: è il sentirla come ineludibile esigenza etica. Ed è più probabile che tale esigenza etica sia più sentita in seno alle piccole e medie imprese, gestite in prima persona da imprenditori che spesso portano nella gestione quotidiana una forte componente di umanità, di attenzione al sociale.

Per far comprendere pragmaticamente cosa significhi in concreto attività di Responsabilità Sociale di Impresa farò riferimento alla piccola esperienza di Guna, come media azienda impegnata nel sociale, come è nata, come si è sviluppata e cosa ci ha insegnato.

Per anni le piccole iniziative filantropiche di sostegno a varie realtà non-profit erano effettuate in modo riservato (l'animo della mia origine biellese mi ricordava che "non sta bene esibire"). Poi, da alcuni anni, grazie anche ai suggerimenti del nostro esperto di comunicazione, ci siamo convinti che informare i nostri stakeholder, la nostra rete di riferimento con la quale siamo fortemente interconnessi, circa le nostre attività a sfondo sociale non solo non doveva metterci in imbarazzo, ma avrebbe avuto molti aspetti positivi:

- avrebbe soddisfatto i nostri interlocutori, soprattutto i consumatori finali, che culturalmente sono particolarmente attenti a queste iniziative e quindi felici di far parte di una comunità aziendale, attenta a valori condivisi;
- avrebbe avuto una ricaduta positiva nei confronti di altre aziende. L'informazione ricevuta nella rete, infatti, si influenza a vicenda e provoca un vero effetto moltiplicatore;
- sarebbe stata utile anche a noi per avere un feed-back sulla produttività e quindi il riscontro dell'efficienza dei nostri interventi così da poter eventualmente incrementare quelli più validi e eliminare quelli non utili per i beneficiari finali. Ovviamente, in tale contesto, la redazione di un Bilancio sociale diventa indispensabile;
- ci siamo poi accorti che tutto ciò "inevitabilmente" faceva bene all'immagine e alla visibilità dell'azienda. Questa è la dimostrazione che interconnettersi fortemente e positivamente con l'ambiente che circonda l'azienda si rivela essere anche un buon modello di business.

Due parole sulle linee guida che seguiamo in ambito di RSI:

- laddove possibile, preferibilmente cerchiamo di interagire direttamente con il beneficiario finale senza intermediazioni, neanche di Associazioni Onlus. E questo è possibile realizzarlo per interventi di prossimità quando è sufficiente la rete delle conoscenze e del passa parola. Ciò finisce per coinvolgere positivamente anche i dipendenti, che segnalano opportunità e poi magari partecipano pure alle iniziative approvate;

* spesso però pervengono alla nostra attenzione proposte di vario genere da parte di Associazioni per progetti che si svolgono sia in Paesi del Terzo Mondo dove GUNA non è presente direttamente, sia in Italia per progetti svolti da strutture già ben organizzate che hanno reali necessità di sostegno. In questi casi possiamo aderire soprattutto se si tratta di progetti affini al settore salute o al recupero di medicine di culture tradizionali a rischio sopravvivenza. Per permettere a chiunque di presentare progetti, senza rischio di favoritismi, abbiamo pubblicato sul nostro sito web le linee guida: un bando sempre aperto, delle keyword chiare, e chiunque può presentare un progetto.

Ma quali sono le politiche concrete di RSI di un'azienda come GUNA? Illustrerò alcune iniziative che mi stanno particolarmente a cuore anche perché hanno la caratteristica di non essere operazioni di pura filantropia ma hanno l'obiettivo di dare un futuro alle persone beneficiarie e non solo l'obiettivo di risolvere il problema contingente.

Olio di Neem

GUNA ha promosso un'azione di partnership con ACRA, la Onlus internazionale con sede a Milano e Dakar, che opera in molti paesi africani, per un progetto in Camerun estremamente innovativo finanziato dall'Unione Europea finalizzato – tra gli altri obiettivi – alla tutela della biodiversità: è stata così creata una joint-venture in Camerun per la produzione di estratti e essenze di NEEM.

Il NEEM ha delle potentissime proprietà riconosciute dalla comunità scientifica: purificante e disintossicante, antibatterico, è anche un anti-infiammatorio di provata efficacia, oltre che un potente stimolante del sistema immunitario, nonché – più banalmente, se vaporizzato sull'epidermide – un efficace insettifugo. La vera novità del progetto consiste nel fatto che l'estrazione avviene secondo uno dei metodi più moderni attualmente disponibili (estrazione in "CO_2 Supercritica"): si utilizza una corrente di CO_2 ad alta pressione, cosicché l'essenza della pianta viene estratta senza solventi né contaminanti, in alta concentrazione e quindi con un'alta resa di produzione. L'attrezzatura ora si trova nella sua sede definitiva in Camerun e sta per iniziare a essere operativa. Quindi a breve quella piccola realtà imprenditoriale inizierà a produrre e commercializzare estratto di Neem di alta qualità, non solo in Camerun ma, auspicabilmente, anche nel resto dell'Africa e in Europa.

Medicina interculturale in Paraguay

Questo progetto, realizzato in collaborazione con Coopi, un'altra Associazione non profit, consiste nella creazione di microimprese per la produzione di medicine tradizionali e l'istituzione di farmacie interculturali all'interno della comunità indigena nella regione di Chaco in Paraguay.

Le erbe medicinali in Paraguay rappresentano una realtà unica al mondo con circa 5000 specie differenti. La conoscenza dei segreti curativi delle erbe risale all'epoca precolombiana ma le migrazioni e il processo di disintegrazione delle comunità indigene hanno reso difficile la trasmissione delle conoscenze, mentre la deforestazione ostacola la riproduzione delle erbe.

Il progetto, si pone un triplice obiettivo: rivalutare le tradizioni locali, offrire impiego ai giovani indigeni emarginati, contribuire a migliorarne l'accesso alla sanità. La produzione e l'utilizzazione delle medicine di origine biologiche può essere il punto di partenza per la costruzione di un sistema sanitario pubblico che garantisca a tutti i suoi cittadini l' accesso a differenti sistemi di terapie disponibili, un progetto pilota di salute interculturale, nel Paese e nella regione.

Asilo Sogno di Bimbi

L'asilo nido "Sogno di bimbi", al cui funzionamento contribuisce da anni la Fondazione "aiutare i bambini", si trova a Milano e accoglie bambini dai 12 mesi ai 3 anni. Sono i figli di mamme sole con basso reddito, che hanno necessità di lavorare nelle ore diurne per mantenere se stesse e il proprio bambino. È un asilo coloratissimo perché i bambini sono davvero di tutte le etnie: russi, cinesi, arabi e sudafricani. In questo asilo le famiglie disagiate possono lasciare i propri bambini nella certezza di un accudimento all'altezza di livelli standard. Oltre a donare l'importo di alcune rette annue abbiamo proposto ai nostri dipendenti un'azione di volontariato: 15 dipendenti, dopo apposita formazione, trascorrono così mezza giornata al mese nell'asilo durante il loro orario di lavoro regolarmente retribuito. La loro è una presenza di affiancamento agli operatori professionali dell'asilo stesso.

No patent

L'ossessiva protezione orientata al monopolio di beni vitali e necessari quali per esempio i farmaci, le sementi per agricoltura e l'acqua sono sempre più frequentemente sotto accusa e hanno stimolato importanti campagne di sensibilizzazione nell'opinione pubblica. Ciò è vero in particolare nel settore farmaceutico, dove il brevetto resta il principale strumento per la protezione degli investimenti in ricerca, al punto che più volte gli interessi delle aziende hanno avuto la meglio sugli interessi diffusi della salute pubblica.

No patent è una scelta, perseguita da un'azienda come Guna, sul tema dei brevetti industriali – a favore della circolazione del sapere – che è stata sviluppata a partire da precedenti esperienze di brevettualità.

Nel corso degli anni ci si è accorti che l'ansia di brevettare proprie invenzioni o innovazioni aveva comportato una dispersione di risorse umane e finanziarie che avrebbero potuto essere meglio indirizzate verso altre attività aziendali.

In sostanza si è deciso sarebbe stato più utile, anche economicamente, concentrarsi *tout court* sull'innovazione piuttosto che impegnarsi per proteggere le conoscenze "del passato" senza preoccuparsi di proteggere i risultati delle ricerche. In effetti prima che la concorrenza possa copiare e avvantaggiarsi delle innovazioni messe in campo da un'altra azienda passerebbero comunque un certo numero di anni e in tale lasso di tempo l'azienda innovatrice avrebbe la possibilità di fare ulteriori passi in avanti.

Noi non pretendiamo che vengano proibiti i brevetti, la nostra è una scelta del tutto autonoma. Semplicemente abbiamo deciso che ogni innovazione tecnologica, di prodotto o di processo risultante dalle attività dei nostri laboratori, come pure di ogni altra unità locale di ricerca dell'azienda in Italia e all'estero, verrà immessa sul mercato senza protezione brevettuale, come pure sarà "copyleft" (circolazione gratuita e senza necessità di preventiva autorizzazione, purché con citazione della fonte) ogni nuova pubblicazione editoriale – scientifica o di divulgazione – edita dall'azienda, ivi inclusi i risultati degli studi clinici finanziati da Guna.

La logica brevettuale può anche essere vista come una pesante zavorra, che blocca il naturale impulso allo sviluppo delle nuove conoscenze. Oggi viviamo totalmente nell'epoca di Internet: la condivisione in tempo reale delle conoscenze sta diventando il modo di essere del tempo presente. I retaggi del passato stridono con le esigenze dell'oggi.

Il terzo millennio ci pone dinnanzi nuove ambiziose sfide: sarà possibile sperare di vincerle solo basando la propria attività su valori differenti, primo tra tutti la condivisione del sapere a tutti i livelli.

Guna ha fatto una scelta consapevole e meditata, secondo cui è un vantaggio per tutti, aziende e pazienti, indirizzare risorse ed energie verso una ricerca scientifica libera e condivisa, anziché alla protezione ossessiva di conoscenze e saperi.

Personalmente però ritengo che la più importante attività di responsabilità sociale per un'azienda che opera nel settore farmaceutico sia la produzione e diffusione di medicinali biologici, a bassi dosaggi e privi di effetti collaterali, in una parola eco-sostenibili. La coerenza tra la propria attività quotidiana e gli obiettivi personali, i meta-obiettivi che vanno al di là dell'aspetto meramente contabile o di marketing è un grande privilegio che vivo personalmente e che auguro venga condiviso da un numero sempre crescente di persone.

7. Sintomatologia della pubblicità del nuovo millennio, ovvero "The New Normal"

di Layla Pavone

Tutto ebbe inizio alla fine del 1994, in Italia, quando fecero capolino Mosaic e Netscape, i browser, più popolari a quel tempo, per la navigazione in Internet. I browser consentivano e consentono ancora oggi di interpretare l'HTML, il codice con il quale sono scritte la maggior parte delle pagine web, e di visualizzarlo in forma di ipertesto ovvero come un insieme di documenti messi in relazione tra loro per mezzo di collegamenti per parole chiave, cosiddetti "link". Gli ipertesti consentono una lettura e un'interazione non lineare bensì a forma di rete di qualsiasi documento, in base alla scelta del lettore di quale parola chiave usare come collegamento permettendo un'infinità di percorsi diversi di lettura. I primi sintomi di un cambiamento epocale nel mondo della comunicazione furono inizialmente chiari a un ristretto numero di persone, soprattutto per il fatto che vent'anni fa la connettività internet era difficoltosa e costosa, non per tutti, e i modem non consentivano una fruizione veloce e soddisfacente dal punto di vista della navigazione del World Wide Web.

I primi modem, costituiti da una scheda di rete interna o esterna che connessa al computer e alla linea telefonica consente di accedere a internet attraverso la linea telefonica base occupandola costantemente a bassa velocità di connessione (56 kbit/s), erano analogici, grandi come una scatola quadrata. Oggi i modem ADSL si trovano normalmente all'interno dei computer, avendo dimensioni molto ridotte e offrono elevate perfomance in termini di velocità di navigazione molto elevate (da 640 kbit/s a 100 Mbit/s). Nonostante le difficoltà iniziali, prevalentemente di carattere tecnologico, gli esperti di comunicazione cominciarono a comprendere la potenziale portata di questa rivoluzione, nell'ambito del modo di fare informazione e di erogare contenuti commerciali, anche di carattere pubblicitario.

Considerando che la fruizione dei contenuti sui mezzi classici era totalmente passiva, lineare e non personalizzabile, quindi destinata tendenzialmente a target di individui indifferenziati, alcuni visionari e pionieri del tempo iniziarono invece a pensare che grazie al World Wide Web, anche il modo di creare e pianificare le campagne pubblicitarie avrebbe potuto subire un cambiamento radicale. La logica degli ipertesti consentiva di pubblicare informazioni commerciali e pubblicitarie che avevano il vantaggio di poter essere approfondite attraverso vari percorsi di interesse e che permettevano agli utenti di scegliere se approfondire o meno un messaggio pubblicitario semplicemente facendo click su di esso.

Ma in che forma erano questi messaggi? Alla fine del 1994 comparvero i primi esperimenti pubblicitari online, i primi banner, ancora oggi una delle forme di comunicazione pubblicitarie più diffuse sul web che consiste nell'inserimento di uno spazio dedicato a un annuncio interattivo, ovvero cliccabile, all'interno di una pagina web che conseguentemente consente di approfondire le informazioni più nel dettaglio per comprenderne meglio le valenze. La storia narra che il primo banner venne pubblicato da Hotwired. L'inserzionista era At&T a cui fecero seguito nel tempo altri inserzionisti, sempre più numerosi che iniziarono a sperimentare il valore aggiunto della comunicazione interattiva. In Italia fu Video Online il primo Internet Service Provider che organizzò una proposta commerciale che prevedeva un banner delle dimensioni di 30 pixel per 60 al costo di 30 lire per impression (l'impression è l'unità di misura divenuta uno standard che significa in sostanza che un utente è stato esposto a un annuncio pubblicitario in una pagina web). Il banner è lo strumento pubblicitario online utilizzato per informare gli utenti dell'esistenza di un prodotto o di servizio e che attraverso un click sullo stesso può portare all'approfondimento delle informazioni su di esso in una pagina web dedicata.

Oggi esistono numerose possibilità per fare pubblicità attraverso i banner di vari formati, che sono, come dicevo prima, divenuti uno standard per gli investitori e le agenzie di pubblicità grazie all'attività dell'Interactive Avertising Bureau (www.iab.it associazione internazionale il cui scopo è proprio quello di creare nuovi modelli per la comunicazione online e di fare cultura e divulgazione presso il mercato degli investitori pubblicitari).

Ma questo è solo l'inizio della sintomatologia di un fenomeno, quello della pubblicità online, che nell'arco di poco meno di vent'anni ha totalmente stravolto le modalità di fare comunicazione e che, oggi, a ragion veduta, possiamo definire una reale rivoluzione ormai entrata nelle abitudini degli individui e dunque considerata una nuova normalità: "new normal".

Non entrerò in profondità di molti fenomeni che nel tempo si sono susseguiti e che hanno contribuito ad aumentare esponenzialmente le opportunità di contatto e di interazione tra le aziende e i loro potenziali consumatori, se non facendo notare che il fatto che più di ogni altra cosa fece illuminare ed entusiasmare molti appassionati visionari fu il poter immaginare il processo che dall'esposizione di un banner, attraverso un click, portava all'approfondimento della proposta commerciale che si chiudeva con una transazione online. Il tutto nel giro di pochi minuti e stando comodamente seduti davanti al proprio pc. Il circolo virtuoso che portava da un messaggio pubblicitario rilevante per il suo impatto (dato dall'attrattività del suo contenuto unitamente a una creatività accattivante) e la sua visibilità (data dalla possibilità di essere esposto in tempo reale e contemporaneamente su vari siti attraverso le tecniche di pianificazione sviluppate in pochissimo tempo) fino alla possibilità di effettuare un acquisto finalmente poteva diventare una realtà. Un processo semplice e veloce nella sua proposta e immediatezza che consentiva di creare nuovi modelli di business e nuove opportunità di vendita per le aziende. Tutto ciò con la possibilità di tracciare e misurare ogni fase del processo. Quello della misurabilità è infatti uno degli elementi fondamentali di questa rivoluzione della comunicazione pubblicita-

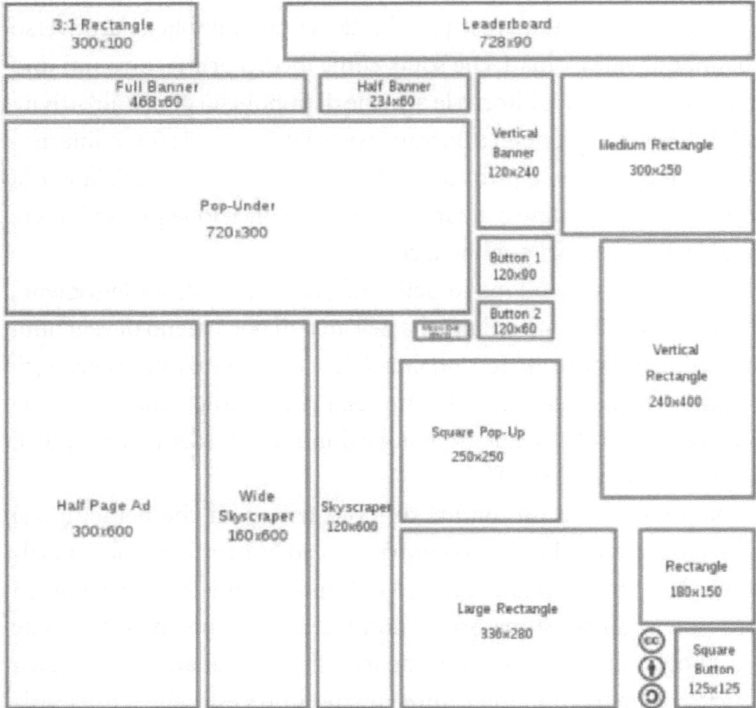

Fig. 7.1 Immagine dei vari formati pubblicitari approvati dallo IAB (Interactive Advertising Bureau) che rappresentano uno standard nell'industria della pubblicità internazionale

ria. Mai nella storia di 50 anni di pubblicità si era potuto pensare di misurare puntualmente e in maniera censuaria la reattività e l'interattività degli utenti a una proposta commerciale. Oggi peraltro siamo a un livello di sofisticazione tale per cui è possibile inviare messaggi pubblicitari agli utenti potendo tracciare le loro abitudini di navigazione, le loro preferenze, le loro interazioni, insomma i loro comportamenti online. Si tratta del cosiddetto *behavioral marketing* che costituisce la nuova frontiera della comunicazione pubblicitaria online basata su tecnologie che tengono conto dei comportamenti online per un dato arco di tempo e che consentono di proporre messaggi mirati e profilati in funzione delle modalità di navigazione dei consumatori. Sicuramente un capitolo a sé sarebbe da dedicare alle tecniche del SEM (Search Engine Marketing) che è stato senz'altro dal punto di vista dell'utilizzo delle tecnologie e degli algoritmi il propulsore di una modalità di fare marketing e advertising davvero unica nel suo genere e non paragonabile a nessun altro media o canale di comunicazione, come invece in parte è la pubblicità fatta utilizzando i banner detta in gergo *display advertising*. Ne faccio un doveroso accenno a beneficio della completezza dell'analisi sintomatologica.

Il search engine marketing consente agli investitori o alle aziende di effettuare alcune importanti attività come l'incremento della *brand awareness* attraverso il presidio dei risultati dei motori di ricerca, costruzione e implementazione di un database di informazioni per attività di Customer Relationship Management, generazione di contatti utili, qualificati e potenzialmente interessati all'acquisto a partire dai risultati dei motori, vendita diretta di prodotti e servizi.

Ma il fenomeno più importante, quello che sta veramente facendo la differenza in questo percorso teso a evidenziare la "nuova normalità" della comunicazione di marca del nuovo millennio, sul quale vale la pena soffermarsi e concentrarsi è da ricondursi all'avvento dei social network che hanno collocato gli individui, i consumatori, noi nella "stanza dei bottoni" dotandoli di un potere relazionale e decisionale che li pone al centro di ogni strategia di comunicazione non come attori passivi bensì come protagonisti indiscussi e assoluti del successo o dell'insuccesso di una marca, di un prodotto, di un servizio.

I social network rappresentano l'apoteosi del cambiamento epocale nell'ambito della comunicazione fra individui. Tecnicamente i social network si basano su una struttura informatica, più precisamente di una piattaforma software che gestisce le reti basate su rapporti virtuali tra persone.

Per entrare a far parte di una rete sociale online occorre costruire il proprio profilo personale, partendo da informazioni come il proprio indirizzo email fino ad arrivare agli interessi e alle passioni, alle esperienze di lavoro passate e relative referenze.

A questo punto è possibile invitare i propri amici a far parte della

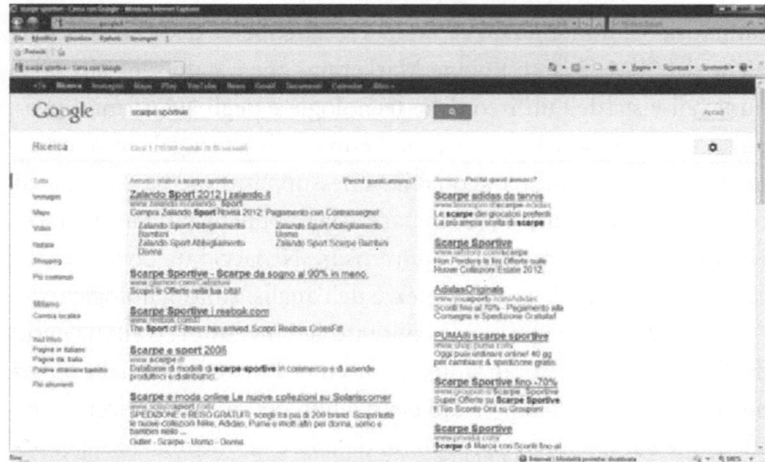

Fig. 7.2 Immagine esemplificativa della pagina dei risultati su Google in relazione a una ricerca di prodotto

propria rete, i quali a loro volta possono fare lo stesso, cosicché ci si trova ad allargare la cerchia di contatti con gli amici degli amici e così via, idealmente fino a comprendere tutta la popolazione del mondo, come prospettato nella teoria dei sei gradi di separazione del sociologo Stanley Milgram, la cui validità anche su Internet è stata recentemente avvalorata dai ricercatori della Columbia University. Diventa quindi possibile costituire delle comunità tematiche in base alle proprie passioni o aree di affari, aggregando a esse altri utenti e stringendo contatti di amicizia o di lavoro.

Il modello di business delle aziende che creano e gestiscono un social network si sostanzia nel trarre guadagno principalmente dalla fornitura a terzi delle informazioni degli utenti, che alimentano gratuitamente la base di conoscenza e dalla pubblicità mirata che le aziende indirizzano agli utenti in base ai siti visitati, link aperti, permanenza media, alle informazioni da loro stessi inserite. In terzo luogo, in particolare i siti di incontri e *dating* o siti di carattere professionale, dall'iscrizione degli utenti che desiderano utilizzare tutte le funzionalità del sito e dai contenuti professionali ad alto valore aggiunto normalmente a pagamento.

Così descritto il fenomeno dei social network però non lascia ben trasparire la potenza che questi ambienti esprimono in termini di completo stravolgimento dei paradigmi del marketing e della comunicazione pubblicitaria. Pensiamo allora a quanto possano diventare importanti i social network per le aziende nelle strategie aziendali nel momento in cui decidano di porsi in fase di ascolto delle conversazioni online. Esiste ormai una ampia casistica che dimostra quanto sia importante per le aziende ascoltare l'opinione delle persone che si esprimono nei blog, nei forum, nelle community in merito a marche, prodotti e servizi per poter ideare strategie di marketing se non addirittura per mettere in produzione prodotti e servizi pensati proprio in base alle esigenze del target di riferimento e conseguentemente quanto sia strategico porsi in relazione con essi aprendo un dialogo *peer-to-peer*.

Il caso Toyota è emblematico sotto questo aspetto: nel 2007, Toyota scoprì che in alcune *Camry* uscite dalla linea di produzione il cambio stava dando dei problemi ai clienti. Era impossibile verificare in quali automobili il difetto sarebbe comparso, perché tutti i modelli di quella catena di montaggio potevano in teoria avere lo stesso difetto. Il dilemma per Toyota fu quello di decidere se rimanere in attesa delle telefonate dei clienti danneggiati e arrabbiati, oppure andare incontro al problema cercando di minimizzare il danno. Alla fine Toyota scelse di assumere un *atteggiamento proattivo* e di aprire un forum dedicato al problema, in collaborazione con un sito americano di informazioni per automobilisti. Il forum fu aperto con un topic che spiegava il problema con un linguaggio semplice e comprensibile a tutti. Arrivarono moltissimi commenti. Il tono di lamentela era prevedibile, ma ciò che prevalse nel forum fu l'atteggiamento dei clienti che apprezzarono l'atteggiamento di trasparenza e disponibilità di Toyota e il modo in cui aveva deciso di affrontare il problema. I dirigenti risposero a tutte le domande offrendo non solo una singolare disponibilità all'ascolto, ma anche una serie di soluzioni pratiche che gli automobilisti avrebbero potuto usare sin da subito.

Ecco il commento di un utente di quel forum: "Qualcuno ha detto che Toyota è troppo cresciuta, diventando arrogante, ma dopo la vostra reazione a questo problema (sebbene sia parsa un po' forzata, ma spero che continuerete a migliorare) io non sono d'accordo. Avete messo a tacere i miei dubbi sull'attenzione di Toyota verso i clienti".

Il sesto potere (mediatico) come lo definisco io, quello fatto da noi persone, noi consumatori, può decretare nel giro di poche ore il successo o l'insuccesso di un prodotto, l'innamoramento verso un brand o al contrario una vera e propria dichiarazione di guerra che può anche arrivare ad azioni di boicottaggio con la creazione si pagine web in grado di minare la reputazione di un'azienda mettendola alla berlina, come nel caso di Kryptonite, azienda produttrice di lucchetti, qualche anno fa. Tutto ebbe inizio a causa di un post pubblicato da un utente all'interno di uno degli innumerevoli gruppi di discussione online, in cui si diceva che i lucchetti per biciclette a forma di U della Kryptonite si potevano aprire utilizzando una semplice penna Bic. La notizia si diffuse rapidamente in tutta la blogosfera attraverso altri post pubblicati su altri blog, fino a diventare una delle notizie più battute dai media d'informazione tradizionali. Nel giro di pochi giorni, divenne la notizia più diffusa dai network televisivi americani mentre sul web cominciavano ad apparire i primi video amatoriali sulla vicenda (ancora oggi disponibili in rete[1]).

Nel frattempo Kryptonite, rimase in silenzio, ignorando completamente ogni organo di comunicazione attivandosi per sostituire ben 380.000 lucchetti difettosi in tutto il mondo. Dopo dieci mesi la perdita stimata per questa operazione fu di 10 milioni di dollari. La responsabile delle pubbliche relazioni disse in una delle sue prime interviste: "Non potevamo dire che avremmo cambiato tutti i lucchetti difettosi senza avere la certezza sull'esito finale dell'operazione. In questo caso abbiamo preferito passare subito all'azione anziché rispondere agli utenti". L'azienda decise di non aprire un dialogo in rete perché era convinta, ovviamente sbagliando, che i suoi clienti – per la maggior parte distributori e venditori – non leggessero i blog e che

---

[1] http://www.youtube.com/watch?feature=player_embedded&v=Wl1gsW3KcBU

molte pubblicazioni sul ciclismo non avessero neanche un vero e proprio sito web. Infatti, nonostante Kryptonite fosse intervenuta sostituendo tutti i lucchetti difettosi e ponendo riparo all'incidente, per molto tempo ancora, digitando il nome Kryptonite su Google, in cima alla lista comparivano gli articoli e i post critici sulla vicenda relativa all'azienda causando in questo modo un danno d'immagine di enormi dimensioni e oltremodo amplificato rispetto al problema stesso e al tentativo di risoluzione che però aveva continuato a ignorare la forza delle opinioni degli utenti online decidendo di non rispondere loro.

La sintomatologia della pubblicità del nuovo millennio mette in mostra inoltre in maniera molto evidente come non sia più possibile entrare nel cosiddetto "bookmark mentale" delle persone o raggiungere la "top of mind", per usare la terminologia pubblicitaria, solamente con le classiche campagne pubblicitarie che puntano al ricordo attraverso l'impatto e la frequenza degli spot o delle pagine pubblicitarie sulla stampa o delle affissioni. Le parole chiave oggi sono "engagement" ossia coinvolgimento e partecipazione attiva, relazione continuativa, dialogo alla pari tra azienda e persone. Disponibilità all'ascolto, capacità di mettersi sullo stesso piano dei clienti, anche a costo di subire critiche. L'importante è dare un riscontro sempre in termini di attenzione e disponibilità. Il feedback è essenziale sia per le aziende che possono ottenere suggestioni interessanti per proporre prodotti e servizi sempre più affini alle esigenze dei clienti, sia per i clienti che, sapendo che dietro a un marchio ci sono persone disposte ad ascoltarli e aperte al dialogo, acquisiscono maggiore fiducia e in cambio concedono il loro tempo. Entrano quindi in gioco i concetti di trasparenza della comunicazione, di etica professionale, di sostenibilità, di coerenza tra ciò che si comunica e ciò che si fa, in una parola di fiducia, che oggi contribuiscono fortemente alla "brand equity" e al conseguente giudizio delle persone sull'azienda che impatta naturalmente sulla reputazione, sulle vendite e sul fatturato.

Sintomatologia della Pubblicità del Nuovo Millennio, ovvero "The New Normal" si potrebbe quindi tradurre nel concetto di "democrazia pubblicitaria".

8. La città del sole
di Michele Mezza

L'utente è il messaggio.
M. McLuhan

Il contesto in cui debbo intervenire è quanto mai suggestivo, e al tempo stesso, altamente selettivo. Si tratta di dare un senso a quanto sta accadendo attorno a noi, cercando, sempre, di riportare a unità, o almeno a un senso afferrabile, la scomposizione di concetti, certezza e valori, che contrassegna la contemporaneità. Sono un giornalista che cerca di galleggiare nella complessità, individuando come filo conduttore quel gorgo di innovazione e tradizione che è il nuovo scenario tecnologico.

La citazione che ho scelto per sintetizzare il mio contributo è forse una delle meno note, e sicuramente meno usate da Marshall McLuhan, ossia dal padre delle nuove visioni multimediali.

Un uomo il cui nome è diventato sinonimo per eccellenza del sistema della comunicazione. Eppure è nella riflessione del grande massmediologo canadese che rintracciamo l'origine e la garanzia di un processo sociale e culturale, prima ancora che tecnologico, che ci porta oggi ad affermare che il sapere si trova dinanzi a un tornante da cui deve uscire con ruolo e responsabilità globali. Oggi tutto è affidato alla possibilità di rispondere alle drammatiche criticità che abbiamo dinanzi grazie a un salto di qualità del sapere, e più ancora dei contenuti delle nuove competenze, io credo che sarà il modo, il sistema, con cui sarà prodotto, elaborato il sapere del pianeta a decidere del nostro futuro. Un sapere che in particolare dovrà oggi intervenire su due settori vitali per il nuovo equilibrio umano: la produzione e distribuzione di energia, il sistema di accesso e scambio dell'informazione.

In entrambi i campi furono, infatti, proprio le intuizioni del grande sociologo della comunicazione canadese a dare base teorica e decifrazione sociale a processi che, già nel cuore degli anni '60, muovevano le loro mosse in un contesto culturale che non prestava attenzione, se non proprio snobbava, questo nuovo modo di vivere e di relazionarsi, che abbiamo poi identificato con la comunicazione di massa.

Ma McLuhan spinse oltre il suo sguardo, e riuscì a intuire che il processo era mosso da una possente tendenza a una forte autonomizzazione di ogni individuo proprio nell'uso della comunicazione, che concretamente si realizzò solo molto dopo, sul finire degli anni '70, con l'avvento dei personal computer e la diffusione delle connessioni in rete. Il motore di quella che oggi noi chiamiamo, con sempre minor stupore e sempre più ambizioni, la società 2.0, sta nell'aforisma di McLuhan che forse ha avuto meno diffusione e che oggi appare il più profetico fra i molti che egli elaborò: l'utente è il messaggio.

Un'affermazione che rovescia l'altrettanto epocale metafora di Bernardo da Chartres, ripresa e rimasticata da tutti i grandi filosofi degli ultimi 8 secoli, secondo la quale: siamo come nani, sulle spalle dei giganti, così che possiamo vedere più cose e più lontane, non certo per l'altezza del nostro corpo, ma perché siamo sollevati e portati in alto dalla statura dei giganti.

È stata questa la logica che ha guidato la civilizzazione del mondo per tutta l'età moderna. La cultura, ma in seguito anche l'economia, è sempre prodotta da pochi giganti che la distribuiscono ai molti nani.

È la legge della società di massa, il motore di quel fenomeno che nell'ultimo secolo, nel processo industriale prese il nome di fordismo.

McLuhan nel pieno del potere dei giganti intuisce che si annuncia una nuova era.

I nuovi media elettronici fungono da spartiacque fra il vecchio e il nuovo, fra l'apparente e il reale e, nel campo energetico, per esempio, fra le fonti fossili e quelle rinnovabili.

In questo passaggio concettuale, viene rovesciata la tradizionale piramide fordista della comunicazione, che vedeva al vertice il produttore, il mediatore, il trasmittente, e alla base, inerte, l'ascoltatore, il lettore, l'utente; e così, nel momento in cui, proprio sul finire della sua avventura intellettuale, McLuhan afferrò idealmente il senso di quanto avveniva, si colloca l'origine, il vero Big Bang, di una nuova società, di un nuovo modo di vivere, produrre e scambiare, di cui il mutamento del paradigma energetico è causa ed effetto.

Gran parte di quanto ci circonda oggi, con il suo caleidoscopico tourbillon di soluzioni tecnologiche e di applicazioni di software che riconfigurano attività e funzioni connesse alla personalità e non solo all'operatività di ognuno di noi, e con esse il senso prodotto quotidianamente dalla convergenza di tecnologie e comportamenti umani, è stato indotto dalla matrice del pensiero di McLuhan.

La sua intuizione, che seguiva la traiettoria di un complesso ragionamento sulle nuove protesi mediali che danno più potenza agli individui, coglieva fin dagli albori il senso del tempo che stava per venire: il *peer-to-peer* come modello di produzione dell'intenso sistema comunicativo, prima, e dell'intera attività manifatturiera poi.

Una svolta che riprendeva un atavico cammino che alle nostre spalle, ormai almeno 8 millenni fa, fu bruscamente interrotto dall'urbanizzazione dell'uomo nei primi aggregati comunitari.

La parentesi fordista

Come ci spiega la sociologa della globalizzazione metropolitana Saskia Sassen, nel suo saggio *Le città nell'economia globale* [1], il sorgere delle prime aree urbanizzate, dove gli uomini cominciarono a vivere in comunità, impose le forme di primordiale gerarchizzazione della vita sociale, basate, fin dal loro configurarsi, sul diverso livello di accesso alle informazioni.

Da allora, le distanze fra gruppi, individui, territori e culture aumentarono. Fino ad assumere uno *status* giuridico documentabile e riconosciuto, anche attraverso la storia che studiamo a scuola: Mesopotamia, Egitto, Grecia, Roma, Medioevo, Età Moderna. Quello che studiamo è in effetti la storia della mediazione, o meglio ancora, la storia scritta dai mediatori.

Uno dei tornanti lo possiamo collocare nell'XI secolo, quando a Chartres il filosofo Bernardo sintetizza lo spirito del suo tempo con la famosissima espressione: saliamo tutti sulle spalle dei giganti per guardare più lontano.

Bernardo vive e lavora con il medium del suo tempo, in una delle cattedrali più prestigiose dell'Europa carolingia: l'abbazia di Chartres è una delle fabbriche del sapere dell'epoca, dove si copiano almeno 50 libri all'anno, e lui li legge, o comunque li esamina tutti. Bernardo è il mediatore della sua epoca, che indicizza, seleziona e distribuisce i saperi. Le sue spalle sono la piattaforma tecnologica che consente ai suoi contemporanei di avere risposte e soluzioni validate. È l'ultimo dei grandi **mediatori ascendenti**, che non vede minacce attorno a sé e può continuare ad architettare un modello verticale e centralista nella produzione e distribuzione del sapere.

Bernardo e la sua cattedrale sono l'equivalente dei grandi calcolatori, anteriori all'avvento della rete partecipativa, e del petrolio e del carbone, anteriori al diffondersi dei pannelli fotovoltaici.

Ma proprio in quella fase, quando venivano celebrati i fasti della più aristocratica mediazione culturale, l'insidiosa talpa del *peer-to-peer* comincia a scavare, ovviamente prendendola molto alla lontana. Attorno a Bernardo infatti compie i primi passi il poderoso processo di disintermediazione che è giunto fino a noi.

Infatti, esattamente attorno a Bernardo si realizza quello che Ivan Illich, uno straordinario pedagogo e severo critico della modernità, descrive come il primo passaggio da un medium verticale, il rotolo di pergamena, a uno orizzontale, i libri copiati. Il libro infatti, spiega Illich [2], innesta quel processo di privatizzazione del sapere che contribuirà alla nascita della borghesia e alla demolizione del potere imperiale, con uno spostamento radicale di potere dagli apparati centrali all'individuo.

La concatenazione dei grandi eventi della comunicazione – dall'avvento delle città-stato alle imprese di navigazione transatlantiche alla formazione di stati e religioni nazionali, fino a Gutenberg – scandisce le tappe di un altalenante conflitto, durante il quale fasi di nuova intermediazione autoritaria si alternano a fasi di orizzontalizzazione dei processi relazionali.

Il passaggio nodale, che sancisce il sopravvento del modello verticale, è l'industrializzazione meccanica, e poi, in particolare, la torsione fordista, che trasforma la verticalizzazione in un metodo scientifico, esclusivo e redditizio.

Diceva Henry Ford che se avesse dato retta ai suoi possibili clienti, questi gli avrebbero chiesto un cavallo più veloce e non un salto di paradigma tecnologico nella storia del trasporto, come è stata l'automobile con il motore a scoppio. Proprio la supremazia della figura dell'imprenditore industriale rispetto a una platea di consumatori passivi e «impressionabili» è stato il tratto dominante della più recente storia economica e sociale.

Come spesso si dice, infatti, i produttori sono le figure che vinsero il confronto con gli altri soggetti del mercato, nella prima rivoluzione industriale. Una rivoluzione che diede vita a un modello comportamentale e organizzativo basato proprio sul profilo della figura vincente: autocratico, verticale, esclusivo.

Il fordismo è stata la cultura della verticalità delle relazioni e dell'unilateralità dell'offerta. Una stagione, durata più o meno un secolo, che ha visto un unico protagonismo, quello appunto di chi aveva le chiavi della fabbrica, e un'unica subalternità, quella di coloro che acquistavano o usavano prodotti e servizi realizzati e distribuiti a loro insaputa.

Proprio questa supremazia del verticalismo, dell'autorità dei mediatori, è all'origine di quella "nostalgia" che frena e ritarda il processo innovativo nei gangli della politica e della cultura occidentale. La stagione fordista ha vissuto una straordinaria esaltazione proprio nei punti alti dello sviluppo industriale del XX secolo. In particolare in Europa il dualismo capitale-lavoro ha animato le dinamiche politico-istituzionali, valorizzando nei due campi – le culture della proprietà e il movimento del lavoro – profili, personaggi e professionalità che oggi si sentono minacciati dai processi di disarticolazione delle gerarchie e delle logiche centraliste.

Non è un caso che uno dei pochi terreni che vede convergere i duellanti storici del '900, ossia il movimento operaio e le culture liberiste, sia proprio la scelta nuclearista, che riproduce lo schema verticista della gestione energetica.

Dalla fabbrica il modello fordista ha tracimato in ogni ambito della vita sociale: nel campo dell'organizzazione statale, con le forme di governo centralizzato; nell'ambito delle professioni liberali, con la supremazia delle figure dei competenti in legge, medicina ecc.; nel campo della fornitura di energia, con i modelli centralizzati legati alle fonti fossili; nel campo della comunicazione, con gli apparati informativi – le redazioni – organizzati sulla falsariga delle fabbriche, secondo un modello altamente parcellizzato.

Paradossalmente il fordismo, questa è in sostanza la nostra tesi, fu una forzatura e una distorsione, che deviò il corso degli eventi umani, impedendo la ripresa di un percorso naturalmente basato su una cooperazione orizzontale e paritaria, che già informava le antiche società medievali, basate su un artigianato *open source*.

La natura umana per lungo tempo ha basato le sue aspettative di crescita su forme di cooperazione e di autoproduzione di quanto gli era necessario o desiderabile; ed è questo imprinting genetico a riemergere allorché si propone un modello cooperativo e orizzontale efficiente e remunerativo per i singoli.

Oggi la rete, la cultura del social network in particolare, non è altro se non la ripresa di quel percorso dell'abilità e dell'artigianalità dell'individuo interrotto, e distorto, dalla parentesi fordista. Internet rappresenta una modalità per ricongiungersi a quella cultura, sospesa e alterata dalla violenta sovrapposizione della potenza industriale verticale che **nel XIX secolo**, come spiega Richard Sennett nel suo saggio *L'uomo artigiano*, rompe l'unità testa/mano nell'agire produttivo dell'uomo [3]. Il capitalismo fordista, imponendo il paradigma verticale dell'intensità della produzione di massa – la catena di montaggio – cancella la considerazione sociale per le produzioni personalizzate, per le manifestazioni dell'artigianato nelle quali si ricomponeva, appunto, la funzione testa/mano che aveva sostenuto la cultura greca delle città libere, quando la base di massa del protagonismo civile era proprio l'unità fra l'intellettuale e il trasformatore della materia prima. È Platone a portare alla luce il legame tra *poesia* e *fare*, evidenziando come il termine *poesia* derivi dal verbo greco *poiein*, *fare*. Meglio ancora, a unire intellettuali e artigiani, dice ancora Platone, è proprio la comune attitudine a procedere «da ciò che non è a ciò che è».

Alla luce di quanto detto, la fabbrica, ancora di più, emerge quale parentesi all'interno di una lunga narrazione dell'artigianato. Parentesi che oggi ci appare del tutto conclusa.

Il riaffermarsi, sottoforma di bisogni sociali e non di consumi individuali, di pratiche collaborative nel mondo della produzione materiale e immateriale, e in particolare dei servizi, ci segnala il recupero della memoria antropologica. Come spiegare altrimenti la spettacolare pervasività della rete che in pochi lustri ha connesso più di due miliardi e mezzo di persone in tutte le latitudini geopolitiche? O come decifrare la possente corsa alle forme di produzione energetica sostenibile, leggera, ecologica e soprattutto governabile dagli individui e dalle comunità?

Questo è il filo rosso che lega la lunga evoluzione sociale dell'umanità. E che oggi ci riporta, concludendo appunto la parentesi socialista, e con essa anche quella liberista del capitalismo, a una nuova economia dei beni comuni, al cosiddetto Commonwealth, come sostengono nella loro trilogia Antonio Negri e Michael Hardt (*Impero*; *Moltitudine*; *Comune*; tutti e tre editi da Rizzoli) quando affermano, tra l'altro: "Le forme di produzione che operano in rete, anche se non sono direttamente incorporate in sofisticate tecnologie informatiche, hanno bisogno di libertà di accesso al Comune. I contenuti della produzione – le idee, le immagini, gli affetti – sono riprodotti sempre più facilmente, e così tendono a diventare comuni" [4, p. 9].

La crescita del fotovoltaico

Sapere e sole sono oggi i due prototipi di beni comuni che stanno riclassificando le gerarchie sociali e globali dell'umanità.

Come sempre, infatti, comunicazione e governo dell'energia sono i due fattori che abilitano lo sviluppo e ne ratificano le gerarchie sociali che guidano le società vincenti.

Il fatto che oggi, nel gorgo di una crisi epocale, destinata a ridisegnare i rapporti di forza all'interno del tessuto sociale, si decida, come ci pare chiaro, di sferrare un attacco mortale contro il sistema di produzione delle energie rinnovabili, di cui l'approvazione del 5° conto energia è lo strumento risolutivo, ci segnala che i vertici del sistema economico italiano hanno ben individuato nel sistema energetico, oltre che nel potenziale di rinnovamento insito nella connettività diffusa, l'origine di una possibile "primavera" italiana.

In particolare il sole, con il suo sistema di produzione e distribuzione orizzontale di energia, incombe sugli equilibri economico-sociali, rischiando di sovvertire primati che si vogliono congelare. Innanzitutto per un paradosso apparentemente troppo banale: mentre l'intera umanità gioca le proprie prospettive di benessere sulla disponibilità di quote di energie a costi sostenibili, ogni anno il sole manda nella nostra direzione radiazioni tali da coprire ben 10.000 volte il nostro fabbisogno. Una potenziale abbondanza che sarebbe ulteriormente moltiplicata qualora – così come l'energia fotovoltaica consente, anzi sollecita – l'utilizzo di quella energia venisse ottimizzata da un sistema di social network costituito dalle case e dai centri di consumo, creando quella che già oggi si chiama *net energy producer*. È questo il principio che, se ben ottimizzato, potrebbe eliminare la variante della penuria, dall'economia contemporanea.

Se qualcuno può pensare che tutto ciò sia pura temerarietà futurista, provi a pensare a come si presentava lo scenario delle telecomunicazioni solo vent'anni fa. Se il sistema delle telecomunicazioni ha vissuto una trasformazione allora del tutto inimmaginabile, il motore di quel cambiamento è stato alimentato dall'azione di una pressante innovazione che non è stata imbrigliata.

La legge di Moore, secondo cui ogni 18 mesi la potenza di calcolo dei microchip si raddoppia e il costo si riduce, come ci spiega un lucidissimo documento elaborato dall'ufficio scientifico di Google, si sta innestando anche nel mondo del fotovoltaico: se si guarda solo agli ultimi trent'anni, infatti, si noterà come negli anni '80 il costo watt/ora per il fotovoltaico fosse attorno ai 30 dollari, mentre oggi è inferiore ai 5[1].

Se la diffidenza rispetto ai miracoli del fotovoltaico persiste, proviamo a riflettere su quanto sta accadendo, proprio in questi mesi del 2012 nell'economia più potente del pianeta: gli Strati Uniti d'America. Dal dopoguerra il buco nero dell'economia, ma diremmo dell'intera psicologia della comunità americana era costituito dalla dipendenza nel rifornimento di energia da aree del mondo antagonistiche, come appunto i paesi arabi. L'antagonismo, crescente con quel sistema geopolitico sta alla base di tutte le principali contorsioni economico-politico-militari degli Usa negli ultimi trent'anni. I costi sia militari sia umani dei conflitti sostenuti dal governo americano per difendere la frontiera del petrolio rappresentano la causa di quella crisi che ha minato le basi della superpotenza già dalle prime ore dopo la caduta del muro, nel 1989. Ora, sorprendentemente, la bilancia energetica americana si ritrova tendenzialmente in attivo. Le importazioni di greggio si stanno riducendo dal 60%, del 2005, già oggi al solo 38%, un risultato spettacolare, che porterà nei prossimi anni gli Usa addirittura a poter diventare uno dei principali esportatori di petrolio, potendo, per assurdo, chiedere la leadership dell'Opec. Questo risultato è il frutto di una composita realtà, dove un ruolo centrale lo giocano i ritrovamenti di nuovi e immensi giacimenti di gas naturale negli stati dell' Utah e del Wyoming, oltre al perfezionamento di tecniche estrattive come il fraking, che rende accessibili giacimenti di greggio a grande profondità. Ma il motore di questa spinta, è stato l'alto tasso di investimento nelle rinnovabili, intensificato con la presidenza di Barack Obama. Investimenti che hanno portato intere aree alla pressocché autonomia energetiche, oltre che sostenuto con ben 3,1 milioni di posti di lavoro l'anemica ripresa produttiva del Paese.

---

[1] Green econometrics, 27 ottobre 2009.

Il fotovoltaico è il motore del nuovo modello produttivo del silicio: microchip+pannelli solari.

L'elemento che però rende il sistema delle fonti rinnovabili innovativo dal punto di vista sociale è proprio il *processo produttivo*.

Come scrivono nel loro popolarissimo testo *Macrowikinomics* Don Tapscot e Anthony D. Williams, "mentre oggi Alexander Graham Bell non riconoscerebbe la rete telefonica che usiamo, Thomas Edison si sentirebbe perfettamente a suo agio nella stanza dei bottoni della rete elettrica che ancora utilizziamo nelle nostre città" [5]. In effetti, spiegano ancora i due ricercatori americani, dopo circa un secolo di affermazione, la rete elettrica ha mantenuto la geometria di fondo che aveva all'inizio, mentre le poche innovazioni subentrate non ne hanno mai modificato il carattere accentrato e chiuso.

Ma anche in questo recinto sta penetrando il virus del social network. Primi spezzoni di reti intelligenti cominciano a ramificarsi. Per esempio Google sta puntando molto sul cosiddetto Power Meter, che consente a ogni utente di monitorare, minuto per minuto, il proprio consumo energetico, le proprie emissioni di CO_2 e l'ottimizzazione dei propri sistemi di coibentazione. Si crea così il primo squarcio nella cortina che isola ogni singolo consumatore di energia, prefigurando anche in questo campo l'allestimento di reti aperte, la cosiddetta network edge intelligence, che potrebbero finalmente favorire lo svilupparsi di innovazioni di processo nella struttura distributiva, prima, e produttiva, poi, di energia. Esattamente come è avvenuto per internet e il software.

Una *best practice* di questa tendenza è ormai pienamente collaudata nella città di Manchester. Si tratta di una specie di borsa delle emissioni carboniche, basata sull'installazione nelle case di un dispositivo che misura le emissioni di ogni unità abitativa, permettendo a chi le supera di comprare, da chi le risparmia, quote di emissioni. Un sistema aperto, che incentiva applicazioni e nuove soluzioni esattamente come l'iPad di Apple, con la partecipazione di chiunque abbia idee e abilità.

Solo attenendoci a quest'approccio, la diffusione ecumenica della rete basata sulla partecipazione dei suoi utenti o, appunto, la richiesta di un modello di distribuzione energetica a misura di cittadino ci appaiono del tutto naturali.

Si tratta di un eterno ritorno, una sorta di *déjà vu* socio-economico, una rielaborazione di un istinto antropologico primario, e non più di un'inspiegabile e sorprendente irruzione di un *prodigium*, di una discontinuità, di uno strappo, di un'innovazione traumatica che muta caratteri fondativi della nostra convivenza.

La constatazione che qualcosa di profondamente connaturato alla natura umana – che capovolge la strutturata logica di Henry Ford basata su una figura di consumatore o utente del tutto subordinata all'offerta del produttore – si rovescia nella ricerca che l'anno scorso l'Harvard Business Review, la bibbia del capitalismo moderno, ha dedicato appunto al modo in cui si produce ricchezza oggi sul pianeta. Una ricerca che ha analizzato, da vicino, le più diverse tipologie di produzione e di distribuzione, modi e sistemi con i quali oggi nel mondo si sviluppa la ricchezza.

La strutturata logica di Henry Ford, basata su una figura di consumatore o utente del tutto subordinata all'offerta del produttore, oggi è completamente rovesciata in quella che riemerge quale logica profondamente connaturata alla natura umana, come appare dai risultati di una ricerca che nel 2009, l'Harvard Business Review, la bibbia del capitalismo moderno, ha dedicato al modo in cui si produce ricchezza oggi sul pianeta, analizzando da vicino le più diverse tipologie di produzione e di distribuzione. E la sintesi conclusiva di questa analisi è stata la constatazione che «oggi per le imprese contemporanee i clienti sono molto più importanti degli azionisti nel definire caratteri e prospettive dell'azienda». Ciò equivale a proclamare, in apertura del terzo millennio, la rivincita dei consumatori sui produttori, ribaltando così il paradigma sociale su cui si era improntata tutta la nostra cultura economica.

La Grid come motore dell'innovazione

Zygmunt Bauman, forse il più sistematico osservatore del tornante tecno-sociale che stiamo attraversando, individua l'elemento caratterizzante della nostra epoca nella sostituzione del lavoro di massa con una miriade di nuove funzioni e attività, proseguendo in quel processo di allontanamento dall'idea di produzione materiale che, prendendo avvio alla fine degli anni '70 del secolo scorso, giunge a noi sulla spinta di una poderosa mutazione individualista, come suona l'ultimo libro di Giovanni Gozzini, il quale giustamente interpreta la crisi della televisione generalista alla luce di una scomposizione di comportamenti e domande da parte della platea degli utenti [6].

Ed è proprio quanto avvenuto e continua ad avvenire nell'ambito della comunicazione, in particolare nel comparto giornalistico informativo, che, sulla scorta degli studi spesso profetici di McLuhan, ci aiuta a capire quanto sta accadendo in un altro ambito, quello delle energie rinnovabili.

Infatti, se all'inizio del secolo scorso, come abbiamo visto, Ford simboleggia la filosofia che anima la nuova organizzazione sociale basata sul primato dell'imprenditore, affermando che se avesse dato retta ai suoi clienti mai avrebbe pensato all'auto, Dan Gilmore, uno dei primi grandi giornalisti digitali, già nel 1999 affermava sul New York Times: "i miei lettori ormai ne sanno più di me". È questa banale, ma sconvolgente affermazione, fatta da un tipico mediatore, che annulla duemila anni di primato dello scrivente rispetto al lettore.

Se la rottura della bolla fordista, con i suoi comportamenti di massa, libera un nuovo protagonista – l'individuo che vuole essere consapevole e informato –, allora comprendiamo che la rete ci dà la risposta al quesito di fondo: io ho accesso e dunque so.

Da questo momento in poi si innesta un nuovo processo, basato sul concorso, gratuito e volontario, delle intelligenze connettive, come dice Derrick de Kerckhove, che determinano uno straordinario accumulo di saperi e competenze disponibili.

La disintermediazione ne è la conseguenza più immediata e funzionale. Infatti l'orizzontalizzazione delle funzioni non è più solo prevalentemente un valore culturale, un significato positivo, ma diventa un fattore abilitante allo sviluppo: vince tutto ciò che è orizzontale, perde tutto ciò che è verticale.

Nella gestione degli apparati statali, che hanno ormai costi insopportabili, la sussidiarietà è il linguaggio orizzontale e partecipativo. Sul mercato dell'energia, l'uso di fonti rinnovabili, autogestibili e programmabili, è la risposta al verticismo di petrolio e carbone. Nelle relazioni culturali la negoziazione dei saperi con gli specialisti – insegnanti, medici, avvocati ecc. – è il risultato della riduzione delle distanze culturali.

Così pure nel giornalismo la co-produzione della notizia è ormai la soluzione alla crisi dell'oggetto semantico giornale. La macchina giornale, come tutti gli apparati dei secoli scorsi, è stata disegnata sullo schema di una catena di montaggio. Dove le modalità temporali – almeno ventiquattr'ore per produrre – e culturali – il primato della figura del giornalista come centro e coordinamento delle informazioni – autorizzava un primato che andava organizzato e venduto: il disvelamento delle notizie.

Pregnante in questo senso un aforisma di Thomas Huxley, notissimo naturalista darwiniano del XIX secolo, secondo cui se un numero illimitato di scimmie avesse a disposizione un numero illimitato di macchine da scrivere, da qualche parte, prima o poi, verrebbe fuori un capolavoro letterario. Andrew Keen, un acuto esperto digitale, aggiunge che se oggi queste scimmie fossero anche connesse fra loro, allora l'eventualità dei capolavori si moltiplicherebbe esponenzialmente [7].

Connettività e serialità sono oggi, nel tempo dell'abbondanza, i due fattori abilitanti che stanno smantellando il ruolo dei mediatori; è in atto una gigantesca transizione di funzioni, poteri, bisogni, e volontà, che sembra tutta orientata a passare dalle configurazioni verticali a quelle orizzontali, dai modelli gerarchici a quelli paritari, dai primati dei possessori a quelli dei connettori.

Siamo al già citato modello Grid che Jeremy Rifkin definisce nel suo primo libro sul tema energetico [8]. È proprio il Grid, la grande griglia – che interconnette, combina e amplifica la partecipazione di tutti i nodi della rete – ad abilitare oggi come centrale il sistema delle fonti rinnovabili, a cominciare dal fotovoltaico.

Il ragionamento di Rifkin parte dalla presa d'atto dell'esaurirsi, sostanziale anche se non ancora fisico, delle risorse tradizionali: petrolio, carbone, atomo.

Due sono i temi che stanno ormai imponendosi al centro del dibattito globale: cambiare, in coerenza con il paradigma della rete o meglio del Grid, modalità di consumo (meno auto, meno benzina, meno materiali intensivi, meno spostamenti cervellotici); cambiare modalità di approvvigionamento (consumi individuali, autoproduzione, prelievo penalizzato da un monte energie tradizionali limatissimo, adattamento a vivere secondo le capacità produttive del proprio tetto (connettività, fotovoltaico, agricoltura urbana).

È la strada che stanno imboccando i paesi di più recente sviluppo (Brasile, Cina; persino la Russia, straripante di materie prime, ci pensa).

La vecchia Europa, invece, alle prese con lo spread dei Bund, ignora lo spread energetico che la penalizza rispetto al resto del mondo. Sembra venire meno un comune senso di realtà che dovrebbe sollecitare l'intera Unione Europea, a cominciare dal paese più sguarnito dal punto di vista di materie prime qual è l'Italia, ma anche altri giganti dell'economia mondiale, a intraprendere una nuova direzione.

Basti pensare che i tre grandi mercati energetici del pianeta, Nord America, Europa e Asia Pacifica (India, Cina, Oceania) consumano il 78% del petrolio e dispongono solo del 10% delle riserve; così per il gas consumano il 61% e hanno l'85% delle riserve; per il carbone le percentuali sono l'88% e il 35%. Mentre le emissioni di CO_2 crescono dell'1,2% annuo, nei paesi in via di sviluppo la crescita è del 2,8%. Se la Cina e l'India avessero le emissioni pro capite del Giappone la concentrazione di CO_2 nell'atmosfera aumenterebbe del 40%.

L'Italia è il paese dove la produzione ormai è sempre più immateriale, legata allo scambio di segni e di sogni, per cui avere energie leggere, orizzontali, a basso impatto ambientali, ad alta personalizzazione è questione vitale.

E l'atteggiamento complessivo che appariva incerto, tra passi avanti e repentini retromarcia, fino alla primavera del 2012, con l'ultimo intervento legislativo, si rivela una definitiva chiusura alle rinnovabili.

Infatti, nel 2011, per esempio, in palese contraddizione con quanto stabiliva attraverso il decreto Romani, lo stesso ministero dello Sviluppo economico ha presentato alle associazioni di categoria il Piano di azione nazionale (Pan) per le energie rinnovabili, finalizzato a conseguire gli obiettivi stabiliti dalla direttiva 2009/28/Ce: arrivare al 17% dei consumi da fonti di energia rinnovabile sul consumo totale di energia e al 10% sul consumo totale di carburanti. Si prevedrebbe, ovviamente a condizione che si ripristini lo scenario precedente al decreto Romani, il raggiungimento nel 2020 di una quota complessiva di fonti alternative sul consumo finale di energia elettrica del 28,97%, equivalente a una capacità installata di 45.885 MW e a una produzione lorda di 105.950 GWh. Entro il 2020, in base al Pan, avremmo dovuto produrre da fonti rinnovabili più di 105 miliardi di kWh/anno in energia elettrica, evenienza ormai smentita anche dal disinteresse dell'Enel a mantenere fede ai propri impegni di investimento[2]. Ricordiamo che nel 2005 avevamo prodotto solo 56 miliardi di kWh\anno. Il trend esponenziale, se solo non si fosse stravolto il contesto normativo, era evidente. Inoltre, si prevedeva successivamente di triplicare la produzione di energia termica (caldo/freddo) e moltiplicare sette volte la produzione di biocarburanti, e di contenere i nostri consumi di energia primaria ai livelli attuali, pari a 131 milioni di Tep (tonnellate equivalenti di petrolio). Per questo il settore che si stava sviluppando richiedeva di rimuovere gli attuali ostacoli di tipo burocratico/autorizzativo e relativi allo sviluppo della rete elettrica, che impediscono la certezza e la stabilità delle prospettive di investimento nel settore. Invece è arrivata la Soluzione Finale.

Vedremo quali scompensi queste bardature burocratiche abbiano provocato concretamente nel mondo delle imprese del fotovoltaico, avvicinandoci a casi concreti di imprenditori che avendo investito risorse ingenti si sono trovati all'improvviso fuori legge.

Per raggiungere questi obiettivi e, conseguentemente, per sviluppare un settore ad alto contenuto tecnologico con un significativo in-

---

[2] Vedi Repubblica del 24 marzo 2012, p. 21.

dotto occupazionale, è necessaria una politica coordinata conseguente sia sul piano normativo sia sul piano dell'organizzazione amministrativa. Per esempio, la stima relativa all'installato del solare fotovoltaico per il 2020, quantificata nel documento in 8000 megawatt, equivale a un tasso di crescita del 5% annuo quando il tasso di crescita del mercato mondiale è compreso tra il 30 e il 40% all'anno. L'Università di Padova ha rilevato che con un tasso di crescita del 16% circa all'anno nel 2020 in Italia si raggiungerebbe un parco installato di almeno 15.000 megawatt.

I primati svenduti

Mentre si tracciavano queste strategie teoriche, nei fatti i legislatori compivano scelte cervellotiche e autolesionistiche, con un taglio lineare degli incentivi alle fonti energetiche rinnovabili, che tra l'altro ha comportato anche una messa sotto accusa dell'Italia a livello europeo, e un'esposizione del paese a nuovi contenziosi e a prevedibili sanzioni.

Il tutto in un Paese che, ancora una volta, si ritrova in coda alla classifica internazionale quanto a competenze e soluzioni che proprio in Italia avevano preso corso, avendo costituito, all'inizio della ricerca in questo settore, il riferimento, il battistrada di tutto il mondo. È accaduto nel campo della diversificazione delle fonti energetiche esattamente quanto accadde con la svendita forzata della divisione elettronica di Olivetti nel 1964, o con la decapitazione dell'Eni di Mattei nel 1962, o ancora, per venire a giorni più vicini, con lo sviluppo del microchip di Faggin, o dell'algoritmo della tv digitale di Chiariglione. Questo paese non è in grado di difendere primati e primogeniture in campo economico e tecnologico.

Pochi sanno, e lo racconteremo più diffusamente più avanti, che negli anni '80 a Serre, in provincia di Salerno, fu allestito il più grande e complesso impianto fotovoltaico del mondo, tutto con tecnologia italiana. Eravamo all'avanguardia. Ora arranchiamo.

Dagli anni '80 quanti governi si sono succeduti? Quanti partiti, quante ideologie, quanti leader si sono cimentati al vertice del Paese?

E cosa è mutato su questo terreno? Possiamo permettere a ancora che la classe dirigente nazionale abbia come priorità solo le pensioni o la salvaguardia della Fiat o del pubblico impiego?

Il sole sul tetto

L'idea che avremmo voluto suggerire con il nostro libro era quella che si può sintetizzare con lo slogan: ripartiamo dal tetto, la vera fabbrica italiana. Una prospettiva che ora, con l'annunciato taglio delle potenze di energia fotovoltaica producibile in un solo impianto – non più di 200 kWh – si impedisce strutturalmente la creazione di quei sistemi sussidiari fra periferia e centro storico che poteva dare realmente alle aree metropolitane un modello di produzione e scambio funzionale di energia pulita.

Quando parliamo di tetto, proprio il tetto delle case, la sommità degli edifici, indichiamo un luogo simbolico, e una strategia che mira ad assecondare la domanda di autonomia e personalizzazione che viene dalle grandi città, dove il nuovo ceto metropolitano, che coincide con il popolo della rete e della globalizzazione culturale, sollecita la possibilità di determinare la propria qualità di vita, di avere maggiore libertà e ottenere un comfort di vivibilità. Sono esattamente questi i paradigmi che identificano la nuova cultura delle fonti rinnovabili; una cultura che si alimenta proprio dell'idea che le grandi tecnologie che nel secolo scorso erano di pertinenza dei grandi apparati statali, oggi sono disponibili per gli individui, che le combinano e sviluppano a seconda delle proprie individuali necessità. Da qui emerge un modello di utenza, un modo di consumare energia che ormai è palesemente in contrasto con i sistemi centralizzati e inquinanti tipici delle fonti fossili.

Già nella storia della modernizzazione questo tornante è stato doppiato. Già in passato ci sono stati momenti particolari in cui si sono verificate svolte decisive per quanto riguarda la produzione e la gestione personale dell'energia.

Il naturalista Loren Eisley, uno dei pionieri dell'analisi dei comportamenti antropologici, ci spiega nel suo saggio *The Star Thrower*, pubblicato a New York nel 1978, che tutta l'avventura umana sul nostro pianeta può essere letta secondo "la scala del calore", e più in generale del bisogno individuale di energia. Lungo questa scala ben si comprende come il carbone abbia rimpiazzato la legna da ardere come moltiplicatore a basso costo del rendimento calorico, e, dopo, il petrolio e il gas naturale siano riusciti a sostituirsi al carbone. E dietro a ognuno di questi passaggi sono rintracciabili modelli sociali, relazioni umane, sistemi di potere. Così da rendere plausibile la considerazione per cui «l'uomo è quello che brucia».

Nell'Inghilterra del '600, lo abbiamo già visto, il passaggio al carbon fossile, che rese possibile il primato dell'impero britannico, grazie all'ampia disponibilità della materia prima e ai bassi costi di trasporto, fu sollecitato dall'aumento della domanda di abitazioni private riscaldate. Fu la nascita della megalopoli londinese, del grande centro urbano e commerciale, provocato da un intenso processo di urbanizzazione e da una forte crescita economica, a determinare la diffusione dell'esigenza di vivere e abitare al caldo. Un'esigenza che trovò nel carbon fossile un combustibile più flessibile e maneggevole, per i singoli individui, di quanto non fosse il legno tradizionale. Un'esigenza crescente, che poté essere soddisfatta, quindi, per mezzo di una specifica tecnologia, la caldaia domestica, e di una precisa fonte di energia, il carbon fossile.

Il luogo dove questi processi evolutivi hanno avuto modo di dispiegarsi è dunque la città. L'aggregatore urbano, che oggi raccoglie più di metà dell'intera popolazione mondiale, è stato l'acceleratore delle forme di modernizzazione.

Ed è ancora la città il contenitore dove si giocherà la partita decisiva sul nuovo modello energetico. La stessa idea di rete, nella versione idraulica prima ed elettrica dopo, si afferma nella piattaforma metropolitana, dove risolve il problema dell'accesso dei singoli nuclei famigliari alle risorse naturali di acqua e fuoco. L'avvento dell'auto, all'inizio del '900, rese l'uomo meno dipendente dal funzionamento della città; ma già dopo pochi decenni si intuì che l'ambito urbano rimaneva decisivo per il progresso sociale. Nel 1932, uno dei più brillanti urbanisti di Harvard, John Nolen, prevede che "la città del futuro sarà molto estesa, sarà regionale, sarà il prodotto naturale dell'automobile, di buone strade, dell'elettricità, del telefono e della radio, combinati con il sempre maggiore desiderio di vivere in condizioni più piacevoli e più naturali" [9, p. 12].

Proprio la combinazione, nel desiderio dei cittadini, di condizioni di vita piacevoli e di condizioni naturali, e soprattutto l'ambizione di soluzioni più maneggevoli e auto programmabili, spinge in avanti la tecnologia.

In questa chiave il tetto diventa una vera e propria fabbrica di applicazioni.

È sul tetto che vengono posti inizialmente i serbatoi dell'acqua dei singoli condomini. Sul tetto si prevedono gli spazi per lavare e asciugare. Siamo nella fase di socialità, che trasferisce in alto le occasioni di incontro che inizialmente si verificavano per strada o nei vicoli.

E sempre il tetto è il luogo deputato a ricevere i programmi radiotelevisivi e poi quelli satellitari. Successivamente diventa anche la base per i ripetitori telefonici e di connessione internet. E oggi il tetto è la sede in cui riconfigurare i nuovi impianti fotovoltaici.

Il tetto come emblema di una cultura dell'autonomia e della condivisione, esattamente come la rete ci ha insegnato. Ma sul tetto bisogna anche costruire la successiva fase che Rifkin chiama appunto del valore di scambio. Ossia il fatto che l'energia che fluisce e che al momento non è ancora conservabile in forma stabile e riutilizzabile deve poter essere scambiata fra singoli condomini, singoli utenti che hanno orari, bisogni e comportamenti dissimili ma complementari. Questa è la vera sfida che abbiamo dinanzi come sistema fotovoltaico. Tanto più se questo modello energetico urbano impone un diverso sistema di poteri e di gestione.

Infatti, così come per tutte le utility metropolitane, anche l'energia, che sarà modellata da soluzioni personalizzate, dovrà sottostare a criteri e politiche comunitarie: dobbiamo passare da un modello ordinatore del sistema energetico basato su grandi apparati nazionali, che programmano il modo in cui distribuire risorse acquisite centralmente, a un modello decentrato, in cui ogni comunità locale si autogestisce. E qui è già forse il primo vero dividendo sociale che le fonti rinnovabili, in particolare il fotovoltaico, rendono disponibile: un cambiamento radicale del sistema amministrativo e di comando dell'energia.

Il governo metropolitano dell'energia

Con il solare infatti, rispetto al petrolio o al carbone, il timone decisionale viene tolto dalle mani di ministri distanti e di dubbia competenza, oltre che di incerta autonomia rispetto ai grandi monopoli. E questa è proprio una delle ragioni per cui dal vertice del governo nazionale si è sparato con fredda determinazione contro una delle poche opportunità di rilancio dell'economia nazionale.

Con le nuove energie liquide, direbbe Bauman, è necessario che la bussola energetica sia disponibile per i centri decisionali reali, come appunto le comunità, i distretti, i territori, le città.

Milano, Roma, Napoli, ma anche centri come Salerno, Trieste, Varese, Cagliari già oggi dispongono di competenze, tecnologie e sistemi d'utenza in grado di poter organizzare un sistema energetico flessibile, disponibile, adattabile a basso costo. L'esempio di Genova ci appare particolarmente convincente. Infatti il capoluogo ligure, come vedremo in dettaglio, ha potuto, autonomamente, trasformare il suo sistema portuale, in base all'ampia superficie di tetti disponibili per impianti fotovoltaici, in una vera centrale, che garantisce energia all'intera platea navale a costo bassissimo. E insieme riesce a utilizzare piattaforme galleggianti come campi fotovoltaici, per accumulare e smistare energia. Questa soluzione ci fa intendere cosa sia concretamente un piano regolatore dell'energia.

Tutti gli esempi citati finora, dal Meter di Google alla borsa delle emissioni individuali a Manchester, sono tessere di uno stesso mosaico, che si spera possa completarsi, facendo in modo che il centro decisionale di quella eterna guerra per l'energia che da almeno quattro secoli è alla base di tutte le guerre che hanno insanguinato l'Europa possa avvicinarsi sempre più alla sfera operativa di ognuno di noi, biodegradando quegli ammassi di potere e di ingordigia che con l'economia del petrolio e del carbone abbiamo conosciuto e patito.

Se la produzione e la gestione in proprio dell'energia vuole essere il nostro obiettivo, è anche vero che l'esperienza dei campo fotovoltaici, che consideriamo in via di superamento, non deve essere del tutto disprezzata.

Negli ultimi dieci anni, l'opzione dell'energia solare ha infatti sostenuto e rinvigorito l'economia di migliaia di imprenditori agricoli, contribuendo a mantenerli sul mercato. Grazie a questa nuova entrata, centinaia di ettari che rimanevano ai margini del sistema economico, appesantendo il bilancio delle imprese agricole e complicando anche il quadro idrogeologico delle zone circostanti, visto lo stato di abbandono in cui versavano, sono stati riattivati, e hanno potuto valorizzare anche gli appezzamenti coltivati adiacenti che, contando su energia a basso prezzo, ritrovavano competitività e attrazione.

Per certi versi proprio questi impianti ci mostrano come potrebbe essere il nuovo scenario energetico in città, dove produzione e consumo sarebbero, così come nei campi, spalla a spalla, riducendo dispersioni e raccordando modi e tempi di consumo.

Proprio l'adiacenza fra domanda e offerta nelle aree agricole ha incentivato e sta formattando soluzioni tecnologiche che si basano sul cosiddetto web 3.0, ossia la rete degli oggetti già vagheggiata da Rifkin.

Equilibrio naturale, efficienza tecnologica e autonomia degli individui si confermano così i tre fattori abilitanti di una nuova economia del sole, che si accosta a quella del silicio che ha già mutato radicalmente le condizioni di vita e soprattutto il protagonismo di ognuno di noi.

Così come la società della conoscenza si è basata su tecnologie che hanno potuto prosperare grazie alla partecipazione gratuita di milioni di cervelli che maneggiano un bene aperto quale il sapere, che gli economisti considerano non rivale, ossia non indisponibile per chiunque ne voglia fruire simultaneamente, il fotovoltaico si basa forse sul bene meno rivale che la storia umana conosca: il sole.

Un bene disponibile, abbondante, simultaneo: esattamente le condizioni per quella città del sole che da secoli è sinonimo di felicità, libertà e autorealizzazione di ogni individuo.

Se è vero che ogni leggenda ha una base reale, figuriamoci una visione filosofica come quella di Campanella e Giordano Bruno, che sull'idea di città del Sole hanno fondato una vera filosofia.

Bibliografia

1. Sassen S., *Le città nell'economia globale*, Il Mulino, Bologna, 1997
2. Illich I., *Nella vigna del testo*, Raffaello Cortina, Milano, 1994
3. Sennett R., *L'uomo artigiano*, Feltrinelli, Milano, 2008
4. Hardt M., Negri A., *Comune. Oltre il privato e il pubblico*, Rizzoli, Milano, 2010
5. Tapscott D., Williams A.D., *Macrowikinomics*, Rizzoli, Milano, 2010
6. Gozzini G., *La mutazione individualista. Gli italiani e la televisione 1954-2011*, Laterza, Roma-Bari, 2011
7. Mezza M., *Sono le news, bellezza! Vincitori e vinti nella guerra della velocità digitale*, Donzelli, Roma, 2011
8. Rifkin J., *Economia dell'idrogeno*, Mondadori, Milano, 2002
9. Nolen J., *Twenty Years of City Planning Progress in the United States*, National Conference on City Planning, Cambridge (Mass.), 1927

9. Wikipedia: una rivoluzione silenziosa che sta cambiando la realtà

di Frieda Brioschi

La storia

Tutto ebbe inizio con Richard Stallman, il "profeta" del software libero, che nel 1999 scrisse "Il World Wide Web ha le potenzialità per svilupparsi in un'enciclopedia universale che copra tutti i campi della conoscenza" [1]. Forse partendo da questo spunto l'anno seguente due americani, Larry Sanger (filosofo) e Jimmy Wales (imprenditore) crearono un'enciclopedia online.

Nupedia, così venne battezzato il progetto, era caratterizzata dal contenuto libero e i suoi articoli venivano scritti da esperti, ossia persone in possesso di un dottorato di ricerca o persone competenti in una materia [2]. La regola non era inflessibile e volutamente poco dettagliata per lasciare spazio a molti per collaborare. Tuttavia il processo di validazione delle voci era lungo (constava di ben sette passi!) e si ispirava a quello usato dall'editoria scientifica, ma si dimostrò poco adatto ai tempi della rete: nel suo primo anno di vita produsse poco più di 20 voci.

Nupedia, evidentemente, non era un wiki [3].

Nel 2001 venne affiancata da un nuovo progetto, Wikipedia, che si basava su uno strumento inventato pochi anni prima da Ward Cunningham: un wiki, uno strumento collaborativo dove chiunque può pubblicare contenuti e modificare quelli pubblicati da altri; i fattori di successo di un progetto che usa un wiki sono evidentemente legati alle motivazioni degli utenti che partecipano.

Wikipedia nasceva per fornire nuove bozze di voci da far validare agli esperti o per trovare nuove idee su voci da scrivere, ma ben presto il numero di partecipanti e la mole di articoli preparati surclassò

Nupedia: nel suo primo mese di vita Wikipedia aveva prodotto già 200 voci (dieci volte quelle preparate in Nupedia in un anno).

Wikipedia, non essendo evidentemente un'opera prima nasceva sanando (o per alcuni addirittura contrastando) le caratteristiche fondanti di Nupedia: tutti i punti di chiusura erano stati rivisti per diventare punti di apertura, quelle che erano le barriere all'ingresso per la stesura dei contenuti vennero divelte (da "pochi e ben caratterizzati" a "tutti senza alcun discrimine") e venne anche eliminato il processo di revisione interno passando da sette complessi passi all'immediata pubblicazione di tutto quello che veniva scritto.

A partire dalla metà di marzo 2001 vennero avviati dei progetti Wikipedia in altre lingue: prima il tedesco, poi il catalano e il giapponese, per continuare con dieci nuove edizioni a maggio (tra le quali quella in italiano).

Nonostante la divisione in varie lingue, la crescita non subì alcun arresto. Il progetto venne segnalato su Slashdot a luglio 2001, poi Kuro5hin, fino al New York Times [4].

20.000 voci create nel primo anno, 100.000 a due anni dalla nascita, il primo milione nel marzo del 2006, solo per citare i primi traguardi raggiunti dall'edizione in inglese.

A maggio del 2012 Wikipedia esiste in 284 lingue, consta di 22 milioni di voci, ha più di 34 milioni di utenti registrati ed è il quinto sito più visitato al mondo.

Numeri impressionanti per un progetto fatto da dilettanti.

Nel 2002 però Sanger aveva abbandonato il progetto: amava troppo l'idea di Nupedia, di un sapere accessibile sì, ma erogato solo da chi poteva certificarlo, per poter apprezzare appieno la forza dirompente di Wikipedia. Nel 2007, tornando alla sua idea primigenia, ha fondato il progetto Citizendium, molto simile a Nupedia, che ha diretto fino al 2010.

Anche in italiano, intanto, Wikipedia ha raggiunto traguardi notevoli: pur essendosi sviluppata più lentamente dell'edizione in inglese, it.wiki (come viene informalmente chiamata) sul finire del 2003 aveva 5000 voci, 100.000 a settembre del 2005, fino alle odierne

900.000 e più [5]. Un risultato ancor più considerevole se confrontato con le altre lingue: l'edizione in italiano è infatti la quinta per dimensione (miglior risultato mai raggiunto) nonostante la nostra lingua sia solo la diciannovesima più parlata al mondo [6, 7].

Il progetto

Gratis, on line, sempre aggiornata, piuttosto affidabile: sono alcune delle caratteristiche che hanno reso Wikipedia un prodotto di successo nonostante l'assenza di un piano editoriale dei contenuti, una redazione, un capo e dipendenti retribuiti che scrivano o controllino le voci.

In effetti descrivere Wikipedia in breve non è semplice, il progetto si è evoluto in fretta e intorno è cresciuto un mondo fatto di diverse realtà: il progetto è infatti mantenuto da Wikimedia Foundation (WMF), una fondazione non profit statunitense che è proprietaria dei server, sostiene le spese necessarie a far funzionare il sito, ma non si configura come editore; l'intero progetto è invece gestito da volontari (i "wikipediani"), che si occupano della stesura delle voci, della loro revisione e validazione, e più in generale della governance del progetto; in 40 nazioni delle associazioni locali costituitesi ad hoc (Wikimedia Italia, Wikimedia France, Wikimedia Deutschland ecc.) affiancano WMF e si occupano di divulgare, promuovere e più in generale facilitare la diffusione e la crescita del progetto. Complessivamente Wikipedia, gli otto progetti fratelli, Wikimedia Foundation, le associazioni Wikimedia e tutti i partecipanti vengono chiamati "il movimento Wikimedia".

Nell'immaginario comune Wikipedia è certamente un progetto tanto aperto a cui chiunque può portare il suo contributo, ma fortunatamente ci sono dei "moderatori" che poi si occupano di tenerlo in ordine, pulito e controllato. Nulla di più falso: Wikipedia non ha moderatori.

Tutte le funzioni sono demandate alla comunità che discutendo in maniera più o meno accesa tenta di raggiungere il più ampio consenso possibile e decidere di fatto su ogni questione inerente al progetto. I wikipediani interagiscono e collaborano tra loro proficuamente, altrimenti il progetto non funzionerebbe così bene.

La struttura comunitaria apparentemente semplice nasconde una realtà molto stratificata: da una parte è vero che non esiste una gerarchia all'interno del progetto, che invece ha una struttura assolutamente orizzontale e acefala in cui tutti gli utenti sono uguali e non ne esiste un capo designato, dall'altra occorre segnalare che esiste invece una sorta di gerarchia "tecnica" che prevede l'esistenza di alcuni ruoli tecnici (amministratori, burocrati, steward) che vengono conferiti, previa elezione, a utenti che la comunità (nazionale per i primi due e internazionale per i terzi) reputa degni di fiducia.

Tra questi sono gli amministratori quelli che si occupano di cancellare le pagine e bloccare pagine e utenti; grazie a queste attività nella percezione comune sono riconosciuti come moderatori mentre nella prassi wikipediana sono considerati degli strumenti a disposizione della comunità, che vigila sul loro operato.

Alla base della collaborazione c'è la riconoscibilità: gli utenti collaborano meglio quando possono riconoscersi e ritrovarsi. Gli utenti (registrati e quindi riconoscibili) si creano una reputazione basata su ciò che dicono e fanno all'interno del progetto, indipendentemente da chi sono e cosa fanno nella vita reale, e sulla base di questa reputazione (percepita da ognuno in maniera diversa) la comunità si rapporta con loro.

La maggior parte delle persone partecipa al progetto con fine costruttivo, ma non è assolutamente scontato che sia così sempre; gli utenti di Wikipedia non sono per nulla diversi dalle persone che si incontrano in metropolitana tutti i giorni: c'è chi cede il posto a una persona anziana, chi sente la musica a tutto volume, chi pesta un piede e non si scusa; quindi su Wikipedia ci sono i professori universitari come i ragazzini che passano per pasticciare il contenuto delle voci, svuotarle del tutto o mandare saluti ai compagni di classe; c'è chi aggiunge delle informazioni sbagliate (accidentalmente o volutamente), chi scrive insulti ecc.

Ma nel progetto viene tenuta traccia di tutto quel che accade ed è sempre possibile correggere un errore o un problema, ripristinando – per esempio – l'ultima versione corretta di una voce. Mediamente un problema di questo tipo rimane online per pochi minuti.

La stesura delle voci

Scrivere su Wikipedia non è molto diverso, in linea di principio, dallo scrivere a scopo divulgativo per qualunque altro sito o mezzo. Si può cominciare col modificare una voce esistente apportando piccole correzioni (una data, un errore di battitura) o qualche miglioria (per esempio chiarendo una frase o spezzando un periodo troppo lungo).

È sufficiente collegarsi al sito, digitare l'argomento selezionato nel motore di ricerca, aprire la voce e iniziare a leggere e correggere o integrare: sistemare una voce esistente è molto più semplice che scriverne una ex-novo.

Sebbene tecnicamente scrivere una voce, sia molto facile, il gesto ha delle implicazioni che non sempre sono immediatamente chiare.

Ogni modifica apportata alle voci di Wikipedia è tracciata ed è possibile risalire all'autore di ogni singola parola; se la modifica viene effettuata da un utente registrato viene salvato il suo nickname, se invece si tratta di un utente "anonimo" (così sono detti, appunto, gli utenti non registrati) viene salvato il suo indirizzo IP. Per vedere come una voce si è evoluta nel tempo e chi sono stati i suoi autori, occorre visitarne la cronologia (pagina liberamente accessibile a tutti).

I contributi devono essere originali, scritti di proprio pugno nel rispetto delle leggi vigenti sul diritto d'autore, altrimenti vengono cancellati. Inoltre poiché un'enciclopedia non è una fonte primaria e le informazioni che vi si trovano consultandola sono state riprese da altre fonti e poi assimilate o generalizzate, è necessario che i contenuti preparati per Wikipedia citino i testi o i siti che l'autore ha consultato: questo rende più facile al lettore approfondire l'argomento e allo stesso tempo permette ad altri di verificare quello che è stato scritto.

Prima della pubblicazione ogni autore viene avvisato con un sibillino "La responsabilità civile e penale su quanto stai per inviare resterà tua": non c'è un editore che si assuma la responsabilità di quanto scritto sul sito, ma è ogni autore che – salvando il suo contributo – si assume la responsabilità per quanto ha scritto.

Due sono le regole fondamentali che riguardano la scrittura di contenuti e che ben sono riassunte da alcuni acronimi: NPOV e CC-BY-SA 3.0/GFDL.

NPOV significa Neutral Point of View, punto di vista neutrale, ed è il taglio che devono avere tutte le voci dell'enciclopedia: non presentano (o almeno non dovrebbero presentare!) il punto di vista dell'autore o comunque una visione parziale, ma cercano di essere il più asettiche possibili. Sebbene di primo acchito questo concetto sembri irrealizzabile, nella pratica la neutralità è approssimabile nel senso della completezza: una voce che presenti tutti i punti di vista (enciclopedici) su una determinata questione è considerata neutrale. Spesso la neutralità non è nient'altro che uno sforzo a esprimersi usando il minor numero possibile di aggettivi.

"Salvando, accetti irrevocabilmente di rilasciare il tuo contributo sotto le licenze CC-BY-SA 3.0 e GFDL" è un altro dei moniti che compaiono in fase di inserimento o modifica di una voce. Ed è a questo che, in parte, si riferisce la tagline di Wikipedia "L'enciclopedia libera": il contenuto viene rilasciato sotto licenza libera, quindi può essere modificato e ridistribuito a volontà, anche per scopi commerciali, senza che sia necessario un esplicito ulteriore consenso dell'autore.

Uno dei grossi vantaggi della rete è la possibilità di far conoscere il proprio lavoro a moltissime persone e di coinvolgerle nella diffusione o addirittura nella redazione di un testo, a seconda della licenza adottata.

Cosa vuol dire "a seconda della licenza"? La legge sul diritto d'autore in Italia prevede, semplificando al massimo, che l'autore abbia dei diritti morali e dei diritti di utilizzazione economica (se vendo il mio libro, l'editore mi riconosce parte dei ricavi), oltre ad altri diritti connessi (traduzione, adattamento ecc.); settant'anni dopo la morte dell'autore, la sua opera è di pubblico dominio, il che significa che i diritti di utilizzazione economica decadono e per diffondere l'opera non è necessario pagare[1].

---

[1] Come si legge su Wikipedia, il diritto d'autore italiano "è disciplinato prevalentemente dalla legge 22 aprile 1941, n. 633 (LDA) e successive modificazioni, e dal Titolo IX del Libro Quinto del codice civile." http://www.interlex.it/Testi/l41_633.htm

Nel 1984 Richard Stallman ha creato il concetto di copyleft: un modello di gestione del diritto d'autore basato su un sistema di licenze in cui l'autore indica come l'opera può essere utilizzata, diffusa, talvolta modificata e addirittura diffusa in forma modificata [8].

Nel 2001 Lawrence Lessig, giurista e professore di legge, ha fondato Creative Commons, un'organizzazione non profit che si occupa della diffusione delle opere della creatività e che ha predisposto una serie di licenze (le licenze Creative Commons, appunto) che permettono di trasmettere alcuni diritti al pubblico e di conservare gli altri. Tali licenze si basano su quattro condizioni (attribuzione, non commerciale, non opere derivate e condividi allo stesso modo) che combinate danno origine a sei diverse licenze: per ogni opera l'autore verrà citato se lo richiede, può decidere di concederla o meno per l'uso a scopo commerciale, può permettere o no la sua modifica, può imporre che venga rilasciata con la stessa licenza [9].

Scegliere una licenza di tipo copyleft per un'opera significa semplificarne l'uso e la diffusione: mentre il diritto d'autore tradizionale prevede che tutti i diritti siano riservati e che quindi qualsiasi uso debba essere autorizzato dall'autore, le licenze Creative Commons e altre similari chiariscono all'origine quali sono le libertà che il lettore/fruitore ha e quali diritti invece si è riservato l'autore.

Per massimizzare la diffusione dei suoi contenuti Wikipedia adotta da sempre una licenza di copyleft (originariamente la GFDL, a partire da giugno 2009 anche una licenza Creative Commons Attribuzione – Condividi allo stesso modo 3.0).

Licenza d'uso dei contenuti e punto di vista neutrale sono le due regole, quindi, che definiscono il taglio delle voci e uno degli scopi: creare contenuti che possano viaggiare, spostandosi in altri siti o essere stampati, venduti e soprattutto modificati. Una cosa da pazzi, a pensarci bene.

Il controllo

Come per la stesura delle voci, anche il controllo è demandato agli utenti: non tutti nascono autori, alcuni preferiscono verificare i contributi degli altri aiutati in questo dalla cronologia delle voci, dalla pagina delle ultime modifiche (una pagina che mostra in tempo reale tutte le modifiche che vengono fatte sull'intero progetto) e da alcuni strumenti che è possibile installare sul proprio computer.

La verifica che viene effettuata è spacchettata e distribuita: raramente una voce viene interamente rivista da un unico utente in un singolo passaggio, più frequentemente gli utenti si limitano a classificare le voci secondo i problemi che le affliggono per poi rivederle in un secondo momento.

Tale classificazione ha infatti una duplice funzione, da una parte rendere le voci riconoscibili e ritrovabili per i problemi che le caratterizzano in modo che i wikipediani volenterosi di correggere quel problema possano applicarcisi rapidamente, dall'altra fa comparire in testa alle voci un banner che avvisa il lettore dei problemi che sono stati riscontrati in modo che la sua lettura e consultazione dell'enciclopedia sia un'esperienza realmente consapevole e proficua.

I possibili problemi di una voce sono: dubbia enciclopedicità, dimensione minima, assenza di fonti, parzialità, assenza di formattazione, mancanza di categorizzazione ecc. Vengono infatti considerate problematiche sia questioni relative al contenuto di una voce che la sua stessa formattazione. Uno dei primi temi affrontati dalla comunità durante lo sviluppo del progetto è stato il modello delle voci: avere contenuti omogenei per aspetto, facilita la consultazione e dà un'impressione anche visiva di un progetto ben formalizzato, da cui la cura con cui questo aspetto viene trattato.

Nonostante la priorità sia data al riconoscimento e alla classificazione dei problemi, tutto quanto è ascrivibile come errore (una data o un'informazione sbagliata, una voce cancellata, delle parolacce ecc.) viene corretto immediatamente o comunque nel giro di pochi minuti. Nei rari casi che sfuggono alla verifica immediata non è infrequente che gli stessi lettori dell'enciclopedia, ignari di poter diventare essi stessi autori con un semplice clic, trovino comunque il modo di segnalarli.

Le motivazioni

Per dirla alla maniera di George Bernard Shaw, se io ho una mela e un'altra persona ha una mela e ce le scambiamo, al termine dello scambio entrambi abbiamo una mela in mano [10]. Ma se io ho un'idea e la scambio con un'altra persona, al termine di questo scambio entrambi abbiamo due idee. Shaw non lo sapeva ma stava parlando di un concetto simile a Wikipedia: c'è lo scambio, c'è la gratuità, c'è il confronto e tutto sommato c'è anche l'apertura.

Potrebbe dunque essere questa una delle risposte al grande interrogativo che circonda il mondo di Wikipedia: perché le persone partecipano? Non vengono pagate, investono un sacco di tempo e non firmano nemmeno le voci. Forse gli piace scambiare le idee.

In occasione di Wikimania 2011, il meeting internazionale del movimento Wikimedia, alcune persone sono state intervistate e tra le domande poste c'era appunto quella sulle loro motivazioni [11, 12]. Ecco alcune delle risposte:

"Se hai conoscenze, perché le devi tenere per te stesso? Io penso che le devi condividere!"

"Mi piace qual è lo scopo di questo sito. Non dice 'sito internet', non dice 'wiki', non dice 'internet', dice solo 'conoscenza libera, per tutti, nella propria lingua'."

"Sai che stai dando un'educazione alle persone e non solo a qualche persona, ma al mondo intero. Così mi sento bene pensando che sto contribuendo a un'enciclopedia che è virtualmente accessibile a chiunque nel mondo intero."

"È solo essere felice aiutando gli altri. Voglio essere felice, quindi aiuto gli altri."

"Stai lavorando insieme a persone molto diverse da culture diverse e questo è fantastico. Queste persone, per me, sono veramente care. Siamo riusciti a raggruppare online tutte queste persone veramente positive e loro stanno scrivendo, e invece di gridarsi dietro o semplicemente chiacchierare, leggere gossip o altro, stanno provando a costruire qualcosa che qualcun altro troverà utile. Io penso che siano davvero, davvero persone fantastiche."

Il riferimento che si coglie tra le righe di alcuni interventi è alla vision del movimento: "Immagina un mondo in cui ogni persona possa avere libero accesso all'intero patrimonio della conoscenza umana. Questo è il nostro scopo" [13].

Una visione ambiziosa e molto stimolante, che lascia senza fiato chi la legge per la prima volta e che con la sua innegabile bellezza strega gli utenti.

Partecipare a Wikipedia è dunque interessante, appagante da un punto di vista culturale, una sfida per la vastità del progetto, ma anche arricchente perché permette di andare oltre la stesura di qualche voce e partecipare a un progetto ambizioso, coinvolgente e con alti scopi umanitari.

E quindi?

Wikipedia è duttile e complessa. Il suo mondo è talmente vasto da permettere di affermare senza problemi che sposa le teorie di Elinor Ostrom sui beni comuni e sulla loro gestione, pur non essendo una risorsa naturale; il suo modello suggerisce riflessioni sull'economia della conoscenza, come scrive Grazzini:

"La condivisione dei beni immateriali, come la conoscenza, ha una particolarità: genera la moltiplicazione delle risorse di partenza. La conoscenza è sia un prodotto che una materia prima, e quindi è una risorsa che può essere arricchita all'infinito se circola senza vincoli e barriere. L'economia della conoscenza è perciò un'economia dell'abbondanza che si contrappone all'economia materiale della scarsità" ed è chiaro che l'autore sta pensando a Wikipedia, che viene per altro citata più volte nel suo testo (che del resto suggerisce l'economia della condivisione come una possibile uscita dalla crisi, difficile parlare di condivisione e non avere almeno un pensiero per Wikipedia); c'è il cosiddetto crowdfunding dietro le necessità economiche del progetto: non grandi donatori, ma moltissimi piccoli donatori, parte degli stessi lettori che la consultano tutti i giorni [14, pp. 260-261].

Un ecosistema, in effetti. Che si presta oltre che a diversi livelli di lettura anche a essere usata per delle provocazioni, come la campagna per iscrivere Wikipedia tra i patrimoni dell'umanità tutelati dall'UNESCO. Primo bene comune immateriale. Il termine "bene comune" è ultimamente usato con una certa sovrabbondanza e talvolta a sproposito, ma proviamo a pensarci un attimo: Wikipedia, come l'acqua, viene data molto per scontata perché le persone sono abituate ad averla a portata di mano, ma nel momento in cui non c'è più ci si rende conto della sua fragilità, del rischio concreto che possa sparire da un momento all'altro, perché il suo sostentamento e la sua presenza dipendono da ognuno di noi. Non essendo garantita dallo Stato o da un'azienda non è possibile far pressione ad alcuno: non si può chiedere la modifica di una legge che tuteli la mera esistenza di Wikipedia e non si può chiedere a una azienda di ripristinare il prodotto Wikipedia perché il prodotto Wikipedia è venduto da alcuna azienda.

Dal 4 al 6 ottobre 2011, per 40 ore, l'edizione in italiano ha chiuso i battenti, lasciando accessibile unicamente un comunicato stampa per protestare contro il DDL intercettazioni (altrimenti detto "DDL ammazza-blog").

20 milioni di persone o per lo meno 20 milioni di volte qualcuno ha cercato di connettersi a Wikipedia e si è ritrovato a leggere il comunicato:

Su Facebook c'era un gruppo che cresceva al ritmo di 1000 persone ogni 5 minuti che chiedevano di "salvare" Wikipedia. Chiaramente non era Wikipedia che aveva bisogno di essere salvata, ma era internet.

Però con questa azione dimostrativa di una comunità la percezione di Wikipedia è cambiata: magari non tutti avranno colto il problema politico, ma la fragilità di Wikipedia sì. E dopo i numeri degli accessi di ottobre, la crescita sfrenata dei gruppi su Facebook, si è visto un cambiamento anche nella campagna di raccolta fondi di novembre: dall'Italia è arrivato più di un milione di euro, oltre tre volte i soldi raccolti negli anni precedenti.

Wikipedia quindi non è semplicemente un progetto di condivisione della conoscenza: è una rivoluzione silenziosa, fatta di fatti. Ci sono delle idee, ci sono delle parole ma soprattutto ci sono dei fatti.

La "wiki way", la maniera wiki di fare, nasce dal nome del software di Wikipedia: un termine che in lingua hawaiana significa "veloce" e che per gli addetti ai lavori è – lo si accennava prima - un sito web dove chiunque può scrivere qualcosa, modificare qualcosa, creare pagine.

Quando Wikipedia l'ha adottato (e poi portato al successo) il web non era fatto così: su internet era possibile al massimo lasciare un commento in un forum, ma modificare qualcosa che era stato scritto da qualcun'altro direttamente e lasciarlo disponibile alla modifica di qualcun altro dopo, era inimmaginabile. Per anni le persone hanno scritto ai volontari che si occupano di Wikipedia segnalando seriamente un grosso problema di sicurezza nel sito: le pagine erano modificabili da tutti.

Un wiki ha delle caratteristiche che lo rendono forse unico e che ne fanno non solo un software ma anche un modo di essere, un modo di fare e portare avanti dei progetti.

Le sue caratteristiche fondanti sono la semplicità, altrimenti le persone non lo userebbero; l'apertura, affinché venga usato da tutti (indipendentemente dalla piattaforma, per esempio); la collaborazione, perché se viene usato da un solo utente servirà a produrre un risultato abbastanza piccolo ma se viene usato dalla collettività serve a produrre qualcosa di realmente utile, perché è frutto dei desideri, dei bisogni e soprattutto dello sforzo di tutti.

È uno strumento utilizzato soprattutto per condividere delle informazioni, della conoscenza, metterla insieme, remixarla e renderla nuovamente disponibile a tutti. "Conoscenza" qui è un termine usato in senso lato: non si riferisce unicamente alle enciclopedie e prodotti assimilabili a queste, ma a qualsiasi cosa possa essere un'informazione e che come tale possa essere arricchita dal contributo di tutti.

Un wiki inoltre è di solito uno strumento trasparente, che permette a tutti di vedere cosa accade.

Qualsiasi strumento o filosofia d'essere o modo di fare che abbia queste stesse caratteristiche (semplicità, apertura, collaborazione, trasparenza, informazione) può dirsi un wiki.

Forse è questo quindi il più grande insegnamento che si può trarre dall'esperienza di Wikipedia fino a questo momento: adottare la "wiki way" anche fuori dalla rete, in qualsiasi processo richieda la collaborazione di più interlocutori, sia esso politico, culturale o aziendale. Perché in una qualsiasi piazza dove le persone discutono e hanno modo di confrontarsi la modalità wiki pone solide basi per un dialogo efficace e per uno stimolo concreto a crescere.

Bibliografia e sitografia

1. http://www.gnu.org/encyclopedia/free-encyclopedia.it.html
2. http://it.wikipedia.org/wiki/Contenuto_libero
3. http://en.wikipedia.org/wiki/Wiki
4. http://it.wikipedia.org/wiki/Effetto_Slashdot
5. http://it.wikipedia.org/wiki/Wikipedia:Ultime_notizie
6. http://meta.wikimedia.org/wiki/List_of_Wikipedias
7. http://www.ethnologue.com/ethno_docs/distribution.asp?by=size
8. http://it.wikipedia.org/wiki/Copyleft
9. https://creativecommons.org
10. http://it.wikiquote.org/wiki/George_Bernard_Shaw
11. http://wikimania2011.wikimedia.org/wiki/Main_Page
12. http://it.wikipedia.org/wiki/Wikimania
13. http://wikimediafoundation.org/wiki/Visione
14. Grazzini E., *Il bene di tutti. L'economia della condivisione per uscire dalla crisi*, Editori Riuniti, Roma, 2011
15. http://commons.wikimedia.org/wiki/File:Nice_People_MEDIUM.ogv

10. Il salto
di Marina Terragni

Un paio di anni fa mi capita di incontrare a un convegno l'olandese Li Edelkoort, visionaria e guru (quelli come lei si chiamano trend forecaster, previsori di tendenze) del cui straordinario intuito si avvalgono anche molte grandi aziende per pianificare la loro produzione.

Le chiedo come diavolo fa.

"Parto da un'immagine" dice lei. "Da qualcosa che vedo". Poi, applicando tecniche di tipo meditativo, Li declina e articola la visione in vere e proprie tendenze, sociali e di mercato.

Due anni fa, guardando avanti – si riferiva a quello che sarebbe capitato in questi nostri tempi così difficili e a un tempo promettenti – Li "vede" l'immagine di qualcosa che improvvisamente si rompe.

Una liberazione, come acqua a lungo trattenuta che di colpo scroscia e dilava e modifica la morfologia del territorio e del simbolico, con effetti catastrofici ma anche purificanti.

Non si può dire che non abbia colto nel segno. È precisamente quello che sta capitando. La diga della finzione – non voler vedere i problemi, ignorare per esempio il tema dell'esaurimento delle risorse e i limiti dello sviluppo, oggetto delle riflessioni del Club di Roma già nel 1972 e bellamente ignorati – non tiene più.

Tutte le bolle esplodono contemporaneamente.

Si procede mettendo toppe provvisorie alle falle della diga, in perfetta falsa coscienza. Perché tutti e in particolare tutte siamo ormai consapevoli del fatto che quella che stiamo attraversando non è una crisi congiunturale, ma una crisi di sistema: noi donne diciamo che è il patriarcato che muore.

E invece ci si limita a cercare di salvare il salvabile, o meglio ad arraffare l'arraffabile – uno che arraffa, e novantanove spogliati di tutto –, senza peraltro avere alcuna garanzia del fatto che ciò che viene arraffato – soldi – domani varrà più di un pugno di carta straccia.

Invece di ragionieri servirebbero visionari. Anche Cassandre, se necessario: inutile cercare facili consolazioni.

Mi viene voglia di provarci. Io, figuriamoci! Di applicare l'ottimo metodo Edelkoort. E non per vendere prodotti, ma per tentare di capire dove andremo a parare: poi fra un paio d'anni mi direte se avevo visto giusto.

Mi pongo in uno stato di quiete, di passività ricettiva. A me piace dirlo così, in linguaggio più domestico: mi lascio attraversare dallo Spirito Santo. Perché poi non si tratta di far altro che pregare. E pregare non è altro che questo: accettare la propria *precari*età, la propria finitezza. Domandare, con le palme aperte rivolte in alto, pronte ad accogliere non ciò che tu vuoi che venga, ma ciò che vuole venire, e attraversarti. Abbandonarti al flusso della luce, non essere più ostacolo opaco.

E quello che "vedo" – lasciatemi provare –, quello che vedo è precisamente un salto. Un essere umano che sta saltando.

Guardo meglio e vedo che è giovane, e che è stato a lungo fermo, quasi rannicchiato, apparentemente immobile, ma estremamente ricettivo.

Dei giovani diciamo che stanno troppo fermi e in silenzio, che sono passivi. Vediamo quello che non dicono e non fanno, e non vediamo invece quello che fanno, non sappiamo cogliere l'attività che c'è nella loro immobilità, e che mi fa pensare alle asana dello yoga. Non vediamo che sono molto capaci di ascoltare e "ricevere", molto più di noi. Che assorbono come spugne. E che presto o tardi restituiranno tutto quello che hanno assorbito.

Quella giovane ha accumulato un sacco di energie e di consapevolezza che si esprimono improvvisamente, inaspettatamente, in questo salto esplosivo, sorprendente, gioioso ma incontenibile e a suo modo violento: quell'energia non potrà essere fermata. Mi fa pensare alla terribile violenza del mite, alla furia di Gesù contro i mercanti nel Tempio.

I legacci fisici e spirituali saltano di colpo.

Nessuno se lo sarebbe aspettato. Tutti sono colti di sorpresa. Quel salto è rinascita. È un'idea del mondo che prende improvvisamente forma e traiettoria.

È furia angelica, e porta un messaggio inaggirabile. È un'energia che rimescola, risveglia, mette tutto in sommovimento, come un improvviso colpo di vento, come l'eruzione di un vulcano in sonno.

Per saltare così in alto, per disegnare quell'arco che stacca da terra, si deve essere puri e leggeri. Tutto il superfluo che appesantisce è stato abbandonato. Le riserve sono state consumate. Non c'è più niente a ostacolare il movimento. Ogni cosa è ricondotta alla sua essenza.

E poi, se fossi Li Edelkoort, se l'obiettivo fosse qualcosa da produrre, da vendere e da consumare, direi che tutto è trasparente (vetro!) ed etereo, che l'elemento è l'aria, che il più e il meglio di ciò che capita ha a che fare con l'invisibile (energia, comunicazione wireless, puro pensiero), che le cose sono poche, fatte per durare in eterno, che i colori sono quelli basici e fondamentali, bianco, nero, rosso, le forme tagliate al vivo, senza concessioni alla decorazione…

Ma non sono Li Edelkoort. Non voglio vendere nulla.

Vorrei solo la minore infelicità per il maggior numero. Il mio prodotto è questo. Sono solo una che prega, piena di fiducia.

11. Il ritorno al villaggio e l'ultra metropoli

di Enrico Fiorentin

Per i nati a cavallo tra gli anni '60 e '70 i temi della società postindustriale, gli effetti alienanti della vita metropolitana e l'esplosione della televisione commerciale hanno avuto un peso considerevole nel formare i riferimenti e gli schemi di interpretazione della realtà.

Temi profondi, visibili, vissuti in un clima spesso in bilico tra il senso di smarrimento, legato all'affievolirsi delle spinte riformiste che hanno appassionato l'adolescenza dei baby boomer che li avevano preceduti, e punte di vero e proprio catastrofismo dovute a un mondo in confronto continuo con la possibilità di un conflitto nucleare.

È comprensibile quindi che, davanti a fenomeni con un vissuto così generalizzato, movimenti quali la digitalizzazione, la connessione in rete, la geolocalizzazione satellitare, la comunicazione mobile e l'intelligenza artificiale venissero affrontati, man mano che straripavano dai laboratori militari per influenzare prodotti e organizzazioni accademiche e private, come pure evoluzioni tecnologiche – temi di secondo piano lasciati alla passione di pochi "proto-geek" lontani dai temi "seri" della riflessione sociale ed economica.

I segni che fossimo alle porte di un'ulteriore, imponente accelerazione e trasformazione della nostra società c'erano – ed erano forti –, ma anche gli autori più visionari si sono soffermati sugli aspetti destabilizzanti che i cambiamenti in corso avrebbero portato, unendo la propria intuizione a una comprensibile preoccupazione: se già avevamo inventato la bomba atomica a quali e quanti nuovi mezzi di distruzione ci stavamo condannando?

L'universo neoromantico e iperconnesso di William Gibson aveva al suo interno temi e scenari che ancora oggi, a quasi trent'anni dalla prima pubblicazione di Neuromancer, fanno parte della nostra esperienza quotidiana (e possiamo azzardare che le riflessioni relative all'interfacciarsi tra uomo e macchina riguarderanno con ogni probabilità i prossimi cinquant'anni della nostra storia...).

A cavallo tra gli anni '80 e '90 digitalizzazione e interconnessione hanno iniziato a convergere in prodotti disponibili a un pubblico che, seppur ancora limitato, si estendeva al di là del mondo accademico il quale aveva ereditato la prima forma della Rete dai militari USA unendo bisogni e interessi molto diversi tra loro. Giochi, sesso e professioni "intellettuali" sono stati i primi bacini di utenza di queste infrastrutture e ne avrebbero influenzato pesantemente l'evoluzione nei seguenti vent'anni.

La smaterializzazione del lavoro e delle attività produttive, che ha caratterizzato il passaggio dalla società industriale a quella postindustriale, ha così preceduto la smaterializzazione dei rapporti sociali, dell'intrattenimento e della produzione culturale – cambiamenti resi possibili dalla convergenza tra digitalizzazione e rete.

Questa trasformazione è più profonda, diffusa e imponente di quella che l'ha preceduta. Sta coinvolgendo la maggior parte della popolazione mondiale modificando, trasformando o distruggendo – una distruzione creativa in senso socio-economico classico – organizzazioni, mercati, ordini consolidati.

Come in ogni trasformazione di larga portata ci sono fasce di esclusi, di nuovi illetterati, gruppi che lottano per il controllo e imperi in decadenza. Assistiamo a tentativi di negazione, di omologazione o semplice attendismo rispetto al cambiamento e frequentemente tanto più sono profonde le trasformazioni in atto tanto maggiore è la tentazione di ridurle e analizzarle tramite gli schemi interpretativi degli ordini più visibilmente in crisi.

Non sorprende quindi che i media "tradizionali" abbiano cercato di ricondurre la complessità del fenomeno Rete a un'evoluzione organizzativa e tecnologica dei precedenti 200 anni, una convergenza su logiche di condivisione di mezzi di comunicazione di massa precedenti e distinti.

La Rete non è un mass media, o lo è nello stesso grado in cui una bobina di carta grezza è un quotidiano. Rete e convergenza digitale cambiano i rapporti spaziali e temporali delle nostre interazioni sociali, e nel far questo cambiano necessariamente le forme di comunicazione asimmetriche di massa che hanno caratterizzato il mondo occidentale moderno. Ma non solo queste.

Allo stesso modo in cui i mezzi di comunicazione di massa sono figli e motore della società industriale e postindustriale, l'annullamento delle distanze e la potenziale simmetria comunicativa ci disegnano un futuro dove una logistica distribuita rende la metropoli un sistema organizzativo efficiente ma non necessario.

L'aumento della massa critica degli individui in relazione, effettiva o potenziale, porta a una segmentazione, alla nascita di tribù specializzate e imparentate, unite attorno a valori, interessi, idee. Stiamo transitando verso una società caratterizzata da mezzi di relazione di massa dove si riscoprono, su una scala potenzialmente globale, i meccanismi di interazione propri dei gruppi sociali coesi, dei villaggi preindustriali.

La reputazione, la collaborazione, il baratto materiale e intellettuale diventano nuovamente efficienti ed efficaci, in grado di superare per flessibilità e ampiezza di scopo un meccanismo verticistico centrato sui grandi aggregati urbani.

Sostenibilità locale e connettività globale ci aprono alla possibilità di riconquistare l'equilibrio tra fisico e immateriale. Allo stesso modo in cui la società postindustriale ci ha spinti verso sistemi fisicamente aggregati ma alienanti, dove la comunicazione prevalente era di massa e asincrona, così ora abbiamo la possibilità di riconquistare la nostra realtà fisica unendo il villaggio reale a una metropoli virtuale e globale.

Tutto ciò costituisce un insieme di scenari leggibili se affrontati attraverso gli schemi comportamentali propri della psicologia individuale e sociale; non siamo di fronte a un cambio di paradigma: stiamo solo utilizzando una lente di lettura errata.

12. Il cambio di paradigmi e di percezione del tempo dalle grammatiche classiche al nostro presente

di Monica Centanni

L'universo, il nostro universo, è informato concettualmente anche e prima di tutto in senso grammaticale. E la grammatica – forse è bene ricordarcelo – è sempre simulazione *ex post* di un ordine ontogenetico del discorso.

Spesso la grammatica è uno strumento utile perché attraverso dispositivi analitici e sintetici di semplificazione e categorizzazione inquadra in uno schema la qualità multiversa dei fenomeni linguistici e così in qualche modo tenta di governare la molteplicità del dato, raggruppando insiemisticamente gli elementi meno difformi. Lo scarto, la misura di distanza che risulta da questo procedimento ordinatore e tendenzialmente onnivoro, si chiama grammaticalmente 'eccezione'.

La grammatica serve a fornire schemi ermeneuticamente utili, a volte anche sul piano semantico, all'intelligenza macroanalitica dei fenomeni. Ma il guadagno normativo, che si ottiene dalla formattazione che la lingua sottoposta a disciplina grammaticale subisce, non deve mai offuscare la qualità ben più ricca di senso, ben più affascinante e variegata del fenomeno, del corpo a corpo filologico con la parola nuda.

E quando si dismettono gli occhiali grammaticali balzano all'occhio verità "filologiche" della parola prima criptate nella spessa opacità della gabbia grammaticale. Se si attiva l'organo dell'attenzione autenticamente filologica, capita, insomma, di vedere attraverso la rottura della banale cella grammaticale – ché la grammatica ha davvero natura non solo di scienza ancillare basica e propriamente "da trivio", ma è sgherra e carceriera – che la piena lettura della parola da quella carcerazione viene oscurata. Che l'innato movimentismo del *logos* – pensiero e modo di dire il mondo – viene travisato e tradito, che la grammatica fa schema di quel che invece è, sempre, ritmo dinamico interattivo di parola-pensiero.

Ora, la grammatica vive di paradigmi. Ovvero di modelli schematici che funzionano per analogia. Un potente paradigma è quello che regola la relazione tra le dimensioni temporali – tanto potente che se diciamo 'paradigma' a un ragazzo del liceo (e allo stesso ragazzo del liceo che vive dentro ognuno di noi) vengono in mente i paradigmi verbali studiati a scuola, che rappresentano i diversi temi che un verbo assume nelle varie dimensioni modali e temporali della sua coniugazione.

> *fero fers tuli latum ferre*
> *gignosko egnon gegnoka*

I paradigmi insomma hanno spesso a che fare con la dimensione temporale dell'azione.

Parto da qui e la tesi che voglio presentare in questo breve intervento, o meglio il ragionamento semplice che voglio tentare di fare, è che il nostro universo – o meglio: la percezione grammaticale del tempo su cui si informa il nostro universo culturale – è formattato su un paradigma semplicistico della relazione temporale. In questo senso la grammatica è più indietro non solo alla visione, agli orizzonti che la ricerca scientifica continuamente apre, squarciando le convenzioni precedenti, ma più indietro anche rispetto al grande pensiero scientifico del XX secolo, già superato dai nuovi scenari che la scienza ci offre.

Per capire di più, io credo che dobbiamo cambiare punto di prospettiva – possiamo guardare indietro, ovvero guardare "avanti", alle origini del nostro pensiero. E in questo senso basta il confronto con le nostre lingue antiche – in particolare con il greco – per mettere in crisi il paradigma unico su cui articoliamo la nostra percezione dell'azione nel tempo.

Noi pensiamo il tempo come sommariamente diviso in tre dimensioni: il passato che "sta alle nostre spalle"; il presente che è più o meno circoscritto all'oggi in cui viviamo; il futuro che sta davanti a noi. Già il confronto con il latino ci mostra come l'immagine del "dietro" e del "davanti" per rappresentare rispettivamente il passato e il futuro è un paradigma arbitrario. In latino *ante*/davanti è il passato – ciò che sta davanti a noi è ciò che possiamo vedere e ricordare; *post*/dietro è ciò che sta alle nostre spalle – che non possiamo vedere né, ancora, ricordare, è la quota di tempo che noi chiamiamo "futuro".

Ma in generale il latino, anche nella sua figurazione metaforica, che per traslato descrive spazialmente la dimensione del tempo, dell'*ante* e del *post*, ha una concezione prevalentemente lineare del tempo, diviso appunto in:

presente – hic et nunc – passato/ante – futuro/post.

Di più la lingua latina propone una struttura gerarchica del tempo che resiste grosso modo anche nelle nostre lingue moderne – ma che in latino è rigorosamente normata dallo schema della *consecutio temporum*. È, di fatto, uno schema/paradigma che mima relazioni di potere, di tipo più funzionale/amministrativo che "politico", in cui c'è una reggenza, possono esserci delle coordinazioni paratattiche (il termine *parataxis* è prima di tutto militare), e c'è soprattutto una subordinazione ipotattica a catena, rigidamente predeterminata e configurata. Ma dal latino, in particolare per quel che qui ci interessa, guadagniamo un'immagine importante: guardare 'avanti' corrisponde a guardare alla memoria, alle origini. Non al futuro ma alla memoria del nostro passato.

Il sistema verbale greco, che avrei difficoltà a definire in termini di schema/paradigma, è invece infinitamente più complesso e più libero. E soprattutto può aiutarci a trovare nuove visioni per il nostro presente. Innanzitutto, come sa chi abbia compitato anche soltanto i primi rudimenti di greco a scuola, la grammatica greca non propone uno schema di potere, ma figura la rete di relazioni complesse tra diverse concezioni del tempo che congiurano simultaneamente alla rappresentazione logico-verbale della complessità del reale. E questa complessità/libertà dipende innanzitutto da una concezione del tempo che non solo non risponde, ma a volte non considera la linearità piattamente cronologica del paradigma passato/presente/futuro.

Quando in IV ginnasio si inizia a studiare la coniugazione di un verbo si parte dal tempo presente e al tema del presente fanno riferimento anche (quasi tutti) i vocabolari scolastici: dal "tema del presente" si costruisce artificiosamente *ex post*, il paradigma. La conseguenza – ben nota agli studenti del ginnasio – è che, di fatto, si studia un paradigma di un unico verbo "regolare", non così importante né così frequente nel lessico greco: *lyo* che, nella sua "regolarità" è un caso isolato, un'eccezione quasi unica che risponde puntualmente alla formattazione prevista. Ma la varietà delle eccezioni – che supera di gran lunga l'astrazione paradigmatica *lyo* – ci insegna da subito che l'immagine verbale del greco non ruota sul presente ma sull'aoristo.

I greci infatti hanno almeno tre immagini del tempo. La prima è l'immagine del tempo *chronos* come successione lineare dei fatti – che prevede un presente/passato/futuro. È il tempo come *count down*, successione di istanti, di ore, di giorni: tempo che rovina e distrugge. Già nelle fonti letterarie e iconografiche ellenistiche gli attributi mortiferi e distruttivi del tempo-*chronos*, si confondono con gli attributi del dio Kronos, padre di Zeus che nel mito divora i suoi figli e viene ingannato e poi evirato da Zeus. In particolare l'attributo del falcetto, strumento della mietitura e della ciclica rinascita delle messi, passa alla divinità sincretica Saturno-Kronos, al Tempo-*chronos* la cui iconografia andrà sempre più identificandosi con quella della morte.

La seconda è l'immagine del tempo come *aiòn* (nome connesso etimologicamente con *aèi/* "sempre": tempo come eternità, come "sempre essente": nelle fonti antiche, letterarie e iconografiche Aiòn è rappresentato come un fanciullo o un ragazzo, con il cerchio dello zodiaco (o un serpente) avvolto intorno al corpo. Eraclito scrive "Aiòn è un bambino che gioca con le tessere di una scacchiera: di un bambino è la sovranità del mondo"[1].

La terza immagine è il tempo come *kairós*, tempo che si dà nella pienezza aoristica (etimologicamente "infinita") dell'attimo. Nell'iconografia tardo-antica Kairós viene personificato in un giovanetto, contraddistinto da un ciuffo sul capo (che permette di 'afferrare l'attimo'). L'iconografia di Kairós si abbina alla personificazione di Fortuna-Occasio.

Anche gli inquieti paradigmi (se così si può dire) dei verbi greci seguono queste diverse idee/figure del tempo. C'è la dimensione cronologica – che prevede un passato che dovrebbe fare da sfondo al presente e preludere al futuro: questo modo di vedere il tempo è individuato in modo chiaro in greco soltanto dal segnale del passato che consiste in una *epsilon* premessa al tema verbale. Ma accanto alla dimensione cronologica esiste la dimensione *infectum/perfectum* per cui un'azione, collocata indifferentemente nel passato, nel presente o nel futuro, è considerata per l'aspetto del compimento dell'azione o della sua durata. E anche nella struttura linguistica dell'italiano moderno, la lingua viva, che è molto più sapiente e sottile del paradigma grammaticale, conserva tracce di una declinazione non cronologica ma aspettuale del tempo verbale: anche in italiano dico "stamattina mi svegliai"/ "negli anni '70 andavo a scuola" / "in quella data circostanza ho fatto tutto quello che potevo", l'imperfetto può essere più distante cronologicamente del passato remoto, e la qualificazione del passato cosiddetto "prossimo" nella frase "in quella circostanza ho fatto tutto quello che potevo", dipende non dal fatto che l'azione sia più o meno 'prossima' al presente, ma dal fatto che l'azione è data per compiuta.

Ora, in greco la valenza aspettuale non riguarda soltanto il passato ma anche alcune formazioni del presente, così legate al movimento dell'azione nel presente che il suffisso *–sko/sco* ancora in italiano, (che, in dipendenza dal latino, condivide con il greco alcune valenze dei suffissi verbali) non è compatibile con un'azione passata. Dico per esempio "cresco"; ma al passato remoto il tema cambia e dico "crebbi".

---

[1] DK B 52: *aiòn pàis estì pàizon, pessèuon: paidòs he basilèie.*

E nel campo polare *infectum/perfectum* in greco il perfetto, quasi mimando con l'insistenza sul tema il compimento dell'azione, si costruisce raddoppiando la prima sillaba del tema verbale: *gegnoka*.

C'è poi una dimensione su cui la visione filosofica greca punta molto e la lingua greca, soprattutto la lingua poetica, molto gioca e che oppone all'aspetto presente/passato, ma anche alla dimensione *infectum/perfectum*, la dimensione dell'aoristo, a cui corrisponde la figura del tempo/*kairós*.

L'aoristo è l'azione nuda della determinazione cronologica, ma denudata anche dal conteggio, dal bilancio che valuta l'esito dell'azione stessa, denudata dal suo essere "portata a termine" o meno, dal suo essere compiuta o durativa. L'aoristo, cui non a caso spesso corrisponde il nudo e schietto tema verbale – articolato al suo grado minimo, quando non al grado 0 del nucleo tematico (e quindi semantico) – è l'azione privata di temporalità cronologica, non valutata secondo la metafora spazio-temporale del prima/dopo, o del "dietro/davanti", ma considerata qualitativamente come felicemente irruente, per grazia della sua *dynamis*, in qualsiasi punto della catena cronologica, e che perciò quella semplicistica catena, che fa paradigma, smentisce in modo perentorio. Aoristo è il tempo che si dà come attimo, istantaneo e balenante del giorno della nostra breve esistenza (carpe diem/*kairòn labe*) – attimo prezioso da vivere pienamente, con urgenza e insieme con coscienza e responsabilità.

In forza di questa concezione del tempo, i greci hanno inventato una dimensione del vivere, di cui ancora portiamo la splendida e grave eredità culturale e politica, che rompe sia con lo schema circolare degli eterni ritorni dell'identico, sia con la piatta e truce cronologia del tempo che divora se stesso. I greci hanno saputo dire "ora", hanno saputo dire "il mio tempo vale": e perciò hanno saputo raccontare il proprio tempo, per opere e per immagini, e ce ne hanno lasciato segno nelle loro opere artistiche e letterarie, nei loro "templi al presente" – come il Partenone che rappresenta non più e non solo le gesta epiche del passato mitico, ma la nascita della città e la processione attualissima dei cittadini di Atene.

I greci, dicendo "ora", dando valore all'ora, hanno inventato la storia – il fatto che si può scrivere non solo di cosmogonie o di atti esemplari e paradigmatici consegnati a un passato da imitare, ma di *ciò che accade a noi ora*, in questo nostro tempo che si propone orgogliosamente esso stesso come paradigma, come "*ktèma es aèi*", possesso che, proprio in quanto puntuale e storicamente raccontato, vale per sempre.

Dal greco dobbiamo imparare, fra le altre cose, il valore di questa visione: un multiverso temporale, non formattabile univocamente, in cui vale la preziosa contingenza della nostra vita: quell'attimo che potremmo dire, non più grammaticalmente ma politicamente, "passione del presente".

Parte II

La vita informata

13. Lo strumento perfetto: il corpo umano

di Rossella de Focatiis

C'era una volta uno strumento musicale perfetto.

Quando lo si suonava, produceva il suono più bello possibile.

Poi la gente iniziò a guardare strumenti "nuovi e diversi" e invitò altri musicisti a venire a suonare.

I musicisti arrivarono e portarono i loro tamburi, i loro flauti e le loro chitarre.

Presto nessuno seppe più come suonare questo strumento molto particolare e la gente iniziò a chiedersi "Ma che cos'è questo strumento?"

Era bello e accendeva la loro curiosità, ma lentamente iniziò ad accumulare polvere in quanto veniva ignorato e si era scordato.

Poi un giorno arrivò qualcuno che disse: "Perché avete messo da parte lo strumento più bello?"

La gente lo guardò chiedendosi: "Quale strumento? I tamburi sono tutti accordati, i flauti vanno bene, i violini sono perfetti, il pianoforte è accordato".

Egli disse: "Non vi ricordate di quello strumento? È grazie a questo strumento che vi siete interessati alla musica, che avete costruito questo posto e vi siete radunati per ascoltarlo. Ora che la vostra curiosità vi ha portato a cose nuove e diverse, lo ignorate".

Loro chiesero: "Ma cos'è che rende tanto speciale questo strumento?"

L'uomo disse: "Ora ve lo spiego". Egli pulì lo strumento e questo iniziò a splendere.

Noi dimentichiamo. Vediamo solo lo sporco in superficie. La persona che sa è in grado di vedere al di là dello sporco. Riesce a ripulire la polvere e a rinnovare la sua bellezza, la sua scintilla, il suo fascino, la sua gloria".

Poi fece la cosa più importante, lo accordò. Se lo strumento deve suonare bene, dev'essere accordato.

Dopo averlo accordato, lo restituì alle persone e disse: "Ora suonate voi".

Ed essi dissero: "Non sappiamo come suonarlo".

Egli disse: "Strimpellate e inizierà a suonare. Ascoltate e sentirete".

Quando iniziarono a suonare, rimasero affascinati dal bel suono.

Ecco uno strumento che riusciva veramente a toccare il cuore.

E qual è questo strumento? Siete voi.

Nella vostra corsa verso cose nuove e diverse, avete dimenticato voi stessi.

Tutto ha a che fare con il fascino del "nuovo e diverso", tranne questo strumento, questa vita. Tranne questo cuore. Ogni altra cosa è prioritaria. Dal mattino alla sera, voi dite: "Devo fare questo. Devo fare quello". Vi trovate in qualche punto di quella lista? Al numero 10? 20? 100? No. In nessun punto.

Quando questo strumento sarà accordato e inizierete a suonare, sentirete una melodia, la melodia del respiro che giungerà a voi.

È molto semplice.

Quello che state cercando, di cui avete bisogno, è dentro di voi, ma a causa della noncuranza, è scordato.

Quando verrà accordato, sarete in grado di gustare il potenziale di quello strumento.

Questa è la vostra vita. Trovate quella soddisfazione.

Questo lo dovete a voi stessi.

Se volete essere ricchi, iniziate da voi stessi.

Il primo debito che dovete ripagare è il debito nei confronti del cuore, la sua richiesta, il suo voler essere esaudito. Non è una grande richiesta.

È semplice. Esauditevi[1].

---

[1] Discorso di Prem Rawat tratto dal sito www.wordpaint.com – www.wordpaint.com/premrawat/it/exquisite.htm

Uno dei profondi motivi della nascita di Sapere. Il Sapore del Sapere, è che "il corpo è lo strumento perfetto per suonare la musica perfetta" (come dice Prem Rawat) e, proprio per questo motivo, considero così reale e preziosa questa storia raccontata proprio da Prem Rawat[2].

Anche nell'infinitamente piccolo, ogni cosa in movimento genera un suo particolare suono, troppo debole per poter essere ascoltato a orecchio nudo: gli organi, le cellule del corpo umano, il DNA, il materiale genetico e cellulare, entrano in risonanza e interagiscono con l'energia che le circonda, funzionando come delle microantenne capaci di ricevere e trasmettere frequenze.

Nel 2007 è stata annunciata l'avvenuta registrazione del suono del DNA, incluso quello umano, compreso tra le frequenze udibili dall'orecchio. La musica o il suono del DNA, i cui 64 codoni alla base del codice genetico sono stati anche accostati dalla medicina complementare ai 64 esagrammi dell'I-Ching.

Il "suono della vita" è stato registrato per la prima volta da un'équipe di ricercatori italiani e statunitensi guidata da Carlo Ventura, docente di biologia nonché caro amico, e dal fisico James Gimzewski dell'Università di Los Angeles.

Oggi, finalmente, l'intuizione che le frequenze sonore possano influenzare il DNA ha un fondamento scientifico.

Si è arrivati a pensare che si possa arrivare a comprendere i diversi suoni emessi e a sperimentare suoni per impartire precisi ordini, al fine di istruire la cellula a svolgere specifici compiti. A questo punto i ricercatori vogliono sfruttare questa proprietà nel campo delle cellule staminali.

Nel corso di un'intervista audio a Carlo Ventura realizzata da Margherita Fronte è possibile ascoltare diversi suoni del DNA del lievito. La cosa che affascina e stupisce di questo suono ancora fruibile è la sua armonia che viene a mancare con la morte del lievito, quando il suono si fa caotico rumore bianco (più noto come

---

[2] Per maggiori informazioni è possibile consultare http://www.saporedelsapere.it e http://www.wopg.org

rumore o fruscio di fondo, insieme indistinto di frequenze incorrelate).

Il movimento del DNA, a causa della sua particolare forma, genera frequenze sonore che variano a seconda di ciò che le cellule stanno facendo.

È stata notata, inoltre, una differenza di suono tra cellule sane e cellule malate, riscontrabile nella presenza di melodia armonica nel primo caso, che si trasforma in frequenze dissonanti e incorrelate nel secondo caso, generando quello che è comunemente definibile un rumore.

Dunque, l'assenza di armonia indica una possibile insorgenza di un problema di salute.

Infatti, dentro di noi esiste, purtroppo, una guerra e il corpo ne è il campo di battaglia. Il nostro sistema immunitario infatti ogni giorno e in ogni attimo della nostra vita deve difendere e "salvare" il corpo.

Alcuni medici e professionisti della salute, tra cui Carlo Ventura e gli amici, Pier Mario Biava e Attilio Francesco Speciani, ormai da otto anni hanno sposato il messaggio di Sapere. Il Sapore del Sapere intervenendo ai convegni e portando, con i suoi consigli, la sua ricerca e i suoi preziosi insegnamenti, un messaggio di pace nel nostro corpo, per placare la musica dissonante e, se possibile, recuperare la salute di tutti gli organi.

Il mio contributo, non a caso, precede quello di Pier Mario Biava: la sua relazione e i suoi studi ci portano oggi nel mondo delle cellule e potremo ascoltare, finalmente, la musica perfetta che è sempre presente nel nostro corpo e inudibile a orecchio umano.

In ogni attimo della nostra vita miliardi di cellule ascoltano tutto quello che facciamo, che diciamo, che pensiamo e, quindi, la nostra scelta influenza e coinvolge tutto il nostro essere.

La nostra salute psico-fisica dipende dalle scelte che noi compiamo in ogni istante.

Ecco perché quando la vita diventa una sfida continua e dobbiamo prendere delle decisioni è solo attraverso uno stato di calma che possiamo percepire le priorità e fare la scelta giusta.

La calma non ha origine nella testa, proviene da un solo posto che è dentro di noi: è per questo motivo che dobbiamo restare immobili per ascoltare la voce del nostro cuore e la saggezza che ci appartiene da sempre.

Dunque dobbiamo prendere coscienza dell'irripetibilità e unicità di ogni attimo della vita, che dovrebbe essere vissuta nella perfezione della nostra consapevolezza e del suo suono cellulare, accordando in ogni momento qualsiasi vibrazione dissonante e disarmonica si presenti alla nostra coscienza.

Non è facile, ma almeno possiamo provarci!

Solo così potremo riprendere in mano la nostra vita, la nostra salute e la salute del pianeta.

Voglio concludere con una breve citazione di Kahlil Gibran, tratta da *Il Profeta – Il Giardino del Profeta*, che ha ispirato e ispira quotidianamente il mio percorso di vita e di lavoro [1, p. 69].

"E un uomo disse:
Parlaci della Conoscenza.
E lui rispose dicendo:
Il vostro cuore conosce nel silenzio
I segreti dei giorni e delle notti.
Ma il vostro orecchio è assetato
Del rumore di quanto il cuore conosce..."

Bibliografia

1. Gibran K. , *Il Profeta – Il Giardino del Profeta*, Mondadori, Milano, 1990

14. Il Logos e l'origine della vita
Il vivente come sistema cognitivo e la malattia come patologia dell'informazione
di Pier Mario Biava

All'inizio era il Verbo.
Gv 1,1

Introduzione

Per comprendere come il Senso, ovvero un'informazione significante dia origine alla vita, partirò dalla descrizione delle malattie, in cui si verifica la più grave alterazione del processo di interpretazione dell'informazione e in cui hanno luogo i più gravi errori nella comunicazione fra cellule: le malattie tumorali. Più precisamente inizierò dalle ricerche, che da molti anni sto perseguendo: partendo dai dati della letteratura scientifica che dimostrano come le sostanze cancerogene, quando agiscono durante la gravidanza nel periodo in cui si differenziano e si formano i vari organi e apparati (organogenesi), non inducano tumori nella prole, mentre questo avviene allorché tale periodo è terminato, avevo ipotizzato che durante l'organogenesi dovessero esistere delle sostanze regolatrici in grado di correggere le alterazioni provocate dai cancerogeni nelle cellule embrionali, che sono cellule staminali in via di differenziazione, impedendone la loro trasformazione neoplastica. Ciò mi aveva indotto a verificare se dette sostanze regolatrici, nel caso esistessero veramente, potessero correggere anche le alterazioni già presenti nelle cellule tumorali, ovvero se le cellule tumorali fossero in qualche modo simili a cellule staminali alterate, che si formano in un individuo adulto quando va incontro a un tumore. In questo caso l'organismo adulto, completamente differenziato, non avrebbe più la capacità, presente invece nell'embrione, di correggere le alterazioni, che possono dare origine al cancro, in quanto gli mancano tutti i fattori di regolazione e di differenziazione delle cellule staminali, che sono invece presenti nell'embrione. Le ricerche intraprese per verificare queste ipotesi hanno portato a individuare specifici fattori di differenziazione, che hanno dimostrato di essere in grado di rallentare o inibire la crescita di diversi tipi di tumori umani in vitro. I fattori isolati negli stadi in cui negli embrioni di ovipari (è stato scelto l'embrione di zebrafish come modello di studio del differenziamento cellulare, il quale ha circa il 90% di proteine simili a quelle umane) si differenziano i diversi tipi di cellule staminali sono stati sperimentati su varie linee di tumori umani in vitro: in tutte le linee si è avuto una riduzione significativa della curva di crescita rispetto ai controlli. Sono stati studiati i meccanismi d'azione responsabili di tale rallentamento della crescita: si è scoperto che i fattori che differenziano le cellule staminali normali sono in grado di bloccare il ciclo cellulare delle cellule tumorali, attivando geni o proteine importanti per il controllo della moltiplicazione e differenziazione cellulare, come l'oncorepressore p53 o la proteina del retinoblastoma. A seguito del blocco del ciclo cellulare, nelle cellule tumorali si verifica poi una delle due seguenti condizioni: a) vengono attivati i geni in grado di riparare le alterazioni che sono all'origine della malignità e, se le alterazioni non sono troppo gravi e sono riparabili, di fatto vengono riparate e le cellule si ri-differenziano, oppure b) se le alterazioni sono troppo gravi e non riparabili, vengono attivati i geni della morte cellulare programmata e le cellule muoiono. A livello sperimentale di fatto si sono registrati, a seguito del trattamento delle cellule tumorali con i fattori di differenziazione, sia un aumento dei markers del differenziamento cellulare, sia un aumento dell'apoptosi (morte cellulare programmata): in entrambi i casi le cellule tumorali escono dal ciclo della moltiplicazione indefinita e rientrano nella normale fisiologia. A queste ricerche vanno aggiunte quelle effettuate a livello clinico: l'aver percorso da lungo tempo la via di ricerca basata sullo studio del rapporto fra cellule staminali e cancro ha permesso di concepire un iniziale trattamento, che è stato sperimentato in uno studio clinico controllato, randomizzato, durato 40 mesi (dal 1° gennaio 2001 al 31 aprile 2004) su 179 casi di tumori primitivi del fegato in fase avanzata. Tale studio riporta risultati molto significativi: nel 36% dei pazienti trattati si sono avute risposte positive con il 20% di regressioni (di cui 2,6% di regressioni complete) e il 16% di non progressione della malattia con un miglioramento del performance status e della qualità della vita in oltre l'80% dei pazienti (dunque anche in quelli in cui la malattia progrediva). Nei pazienti, in cui si era evidenziata una regressione o una stabilizzazione della malattia, si è avuto un aumento considerevole della sopravvivenza: infatti da un'aspettativa di vita, che per detti pazienti era di 6-8 mesi, si è passati a una sopravvivenza, dopo oltre 40 mesi, per il 65% di essi. Inoltre un più recente trial clinico pubblicato nel febbraio 2011 dimostra il 13,1% di regressioni complete sempre nei casi di epatocarcinoma in fase avanzata. Queste ricerche, inizialmente viste con molto scetticismo, sono finalmente rientrati nell'ambito dell'ufficialità dopo la scoperta avvenuta negli ultimi anni che l'aggressività e l'invasività di diversi tipi di tumori sono dovute alla presenza nel loro contesto di cellule staminali alterate. Queste cellule, definite pertanto cellule staminali tumorali, sono responsabili della ripresa della malattia, anche dopo che questa sembra silente e apparentemente scomparsa: a distanza di anni la malattia può ricomparire con metastasi e con un quadro aggressivo non più controllabile con le terapie tradizionali (chemio e radioterapia) e che alla fine porta alla morte dei pazienti. Nel mondo negli ultimi 4 o 5 anni a livello di ricerca sperimentale risultano sempre più numerosi gli studi che evidenziano la presenza di cellule staminali tumorali all'interno di vari tipi di neoplasie, quali i tumori della mammella, del colon, dello stomaco, del fegato, del pancreas, del polmone, del rene, della prostata, dell'ovaio, del cervello, del collo, del naso ecc. Per detti motivi recentemente una rivista scientifica importante come "Current Pharmaceutical Biotechnology", riconoscendo che gli studi iniziati nei nostri laboratori molti anni fa erano corretti, ha pubblicato un numero speciale nel 2011, dal titolo: *Reprogramming of Normal and Cancer Stem Cells*, di cui sono stato il Guest Editor. Con queste ricerche si è dimostrato che i tumori sono, in un certo senso, malattie reversibili e che le cellule tumorali possono ritornare alla normale fisiologia, by-passando le mutazioni e le altre alterazioni che sono all'origine della malignità.

La comunicazione nel vivente

La possibilità di regolare l'espressione di diversi geni delle cellule tumorali ha portato a ipotizzare e quindi a sostenere che la comunicazione in biologia avviene attraverso la significazione dei messaggi. Il grande problema che le ricerche effettuate presso i nostri laboratori pongono è infatti quello relativo alla spiegazione del perché la modifica del codice genetico in senso differenziativo risulti indispensabile nel determinare un comportamento più benigno della cellula tumorale. Per dare una spiegazione a tale quesito occorre prendere in considerazione la possibilità che sia il codice genetico, sia il codice epigenetico funzionino come codici di significazione e ciò non metaforicamente, ma in senso letterale. Di fatto sappiamo che la differenziazione cellulare, che porta la cellula staminale totipotente, quale è quella dell'uovo fecondato a differenziarsi in diversi tipi cellulari, quali le cellule del rene, fegato, polmone, cervello ecc. consiste in una serie complessa di eventi. Nel corso di detti eventi agisce un codice, definito epigenetico, costituito da un diffuso network molecolare, che, regolando selettivamente in ciascuna cellula che si differenzia l'attivazione o lo spegnimento di specifici geni, determina quali di essi debbano rimanere funzionanti e quali no. Così alla fine del processo di differenziazione ogni cellula differenziata, in ogni specifico tessuto, risulta avere alla base il medesimo DNA di tutte le altre cellule dell'organismo, in cui però la parte dei geni codificanti attivi, cioè dei geni che sono responsabili della sintesi di proteine, è diversa in ogni specifico tessuto, rappresentando solo una frazione dell'intero DNA che può essere codificato. Alla fine del processo di differenziazione comunque ogni cellula differenziata dispone di un ottimo codice genetico che rimane sintonico con tutte le altre cellule dell'organismo e che funziona come codice di significazione.

Dire che una cellula possiede un codice per dare un senso preciso ai messaggi equivale a sostenere che le molecole e tutti i fattori del microambiente che la circondano portano delle informazioni, che vengono da essa elaborate, decodificate, integrate e comprese in ciò che non solo rappresenta la forma, ma anche il contenuto dei messaggi: questi ultimi evocano quindi delle risposte adeguate a comunicare a tutte le altre cellule vicine o lontane il contenuto dell'elaborazione ed eventuali altri messaggi che si vogliono trasmettere. Come si possono dimostrare affermazioni di tale rilevanza? Per dimostrare quanto sopra asserito si può esemplificare ciò che avviene nel nostro organismo a seguito dell'introduzione di una nuova molecola di sintesi mai presente prima nell'ambiente. Supponiamo che questa molecola, con la quale l'organismo non è mai venuto in contatto e rispetto alla quale quindi non sa come comportarsi e quali vie metaboliche scegliere, dia luogo a effetti tossici. Il fegato, che di solito è l'organo deputato alla detossificazione, anche se in contatto per la prima volta con questa sostanza, è in grado, non solo di recepirne la forma, ma anche di capire il contenuto del messaggio. Infatti la cellula epatica, se la sostanza è tossica, mette in atto diversi sistemi di detossificazione, e, se necessario, modifica anche se stessa, nelle sue capacità di velocizzare i processi biotrasfomativi, che portano la sostanza all'innocuità. Come è possibile che questo avvenga? Ciò avviene perché la completa differenziazione cellulare coincide con la formazione di un nuovo essere, che funziona come un'unica rete cognitiva. È l'emergere dell'identità organismica, di un nuovo sistema complesso adattativo, che fa sì che i sottosistemi acquisiscano la capacità di significare i messaggi. Ciò avviene in tutte le specie animali, anche negli organismi unicellulari, laddove comunque si formi una nuova identità, un'unità che funzioni come un organismo, ovvero un sistema complesso adattativo in grado di interagire con il proprio ambiente circostante. In altre parole, allorché si forma un organismo con una propria individualità, si vengono a creare quelle caratteristiche che gli studiosi della complessità attribuiscono ai sistemi complessi adattativi. È questa capacità complessiva che distingue un organismo da un insieme di cellule. L'organismo è molto di più della somma delle singole parti, proprio in virtù di queste capacità acquisite con l'organizzazione a sistema e a rete cognitiva. Occorre a questo punto precisare, tornando all'esempio della cellula epatica, che, se decontestualizzata e posta per esempio in vitro, non sarebbe in grado di "capire" il "significato" di tossico, in quanto le mancherebbero i collegamenti con la rete, da cui derivano tutte le informazioni utili per la significazione. È infatti la rete organismica a informare la cellula epatica, che la molecola è "tossica", cioè in grado di provocare danni a livello di organi diversi. Orbene i danni provocati comportano la produzione di varie molecole, che non si ritrovano in condizioni fisiologiche e che sono per l'appunto espressione del danno. Quando tali molecole arrivano alla cellula epatica, questa ne registra la presenza, integra i vari segnali e comprende che una sostanza estranea all'organismo sta provocando danni. Così, seppur in contatto per la prima volta, la cellula epatica sa che deve indirizzare tale sostanza estranea a vie metaboliche che la portano a perdere la tossicità. Invece se la cellula non fosse contestualizzata, le mancherebbero le informazioni che provengono dalla rete e, non sapendo quali scelte fare, verrebbe uccisa dalla presenza di un tossico. Ecco perché le cellule decontestualizzate muoiono facilmente, mentre quelle in rete, resistono agli attacchi esterni e sono resistenti. E l'organismo che rende la singola cellula, che fa parte del suo contesto, robusta, intelligente e capace di significare i messaggi. È dunque il contesto ad avere importanza: esso fa sì che le varie reazioni chimiche o chimico-fisiche, che in esso avvengono, non siano espressione di semplici eventi meccanici e di un determinismo cieco. È il contesto che indirizza l'informazione e fa sì che una medesima molecola possa dar luogo in contesti diversi a comportamenti diversi. L'informazione che viene portata attraverso le molecole è però solo una parte dell'informazione che arriva alle cellule di un organismo. Vi è infatti da aggiungere che altre informazioni arrivano a esse attraverso onde elettromagnetiche e onde sonore. Al riguardo occorre citare le ricerche di Carlo Ventura, professore dell'Università di Bologna, con cui collaboro sul tema del differenziamento delle cellule staminali, il quale ha dimostrato che campi elettromagnetici di bassa frequenza (50 Hertz) e bassa intensità (0,6 milli Tesla) sono in grado di differenziare cellule staminali embrionali fino a cellule di specifici tessuti, come quello miocardico. Inoltre le cellule, nei diversi passaggi differenziativi, se poste in contatto con biomateriali, compiono una serie di movimenti che servono a esse per decodificarne in modo intelligente la forma e dar luogo a tessuti che hanno le conformazioni che si desiderano. Infine lo stesso Ventura è riuscito a registrare onde sonore emesse da cellule di lievito poste a diverse temperature e nel momento della loro degenerazione e morte cellulare. Orbene i lieviti emettono suoni puri a frequenze sempre più elevate, ovvero suoni sempre più acuti, quanto più elevata è la temperatura a cui si trovano, mentre emettono rumori di fondo, ovvero suoni non puri, nel momento della loro degenerazione e morte. Inoltre occorre tenere presenti anche le ricerche di Emilio Del Giudice sull'acqua informata e supercoerente delle strutture biologiche, riportate per altro in un altro capitolo di questo libro, a cui si rimanda per gli approfondimenti, per comprendere in modo esaustivo come possa avvenire la comunicazione nei sistemi biologici[1]. A questo punto abbiamo un quadro di riferimento completo che ci permette di concludere che le cellule comunicano fra di loro utilizzando informazioni trasportate da molecole, che agiscono nel breve raggio, oppure informazioni trasportate attraverso onde elettromagnetiche e suoni, che si trasmettono a distanza nel lungo raggio e che indirizzano le molecole esattamente sui target dove esse devono andare. Tutte queste informazioni costituiscono un vero e proprio concerto che permette alla vita di avere origine e di mantenersi nel suo equilibrio: è questo un concerto, che probabilmente ha dato origine all'universo intero, compreso il nostro piccolo pianeta e alla vita che in esso successivamente si è formata. Certamente la nascita e l'evoluzione dell'universo sono stati eventi densi di fascino: questi eventi e questi

---

[1] Cfr. Cap. 17.

percorsi che alla fine hanno dato origine alla vita fino alla comparsa della coscienza sono stati in parte ricostruiti. All'inizio un suono fragoroso, il Big Bang, coincide con una grande espansione di nuvole di gas a grande velocità, dando luogo a quella che viene chiamata inflazione dell'universo. Questi gas, in un processo che dura miliardi di anni, danno poi origine ai primi nuclei di materia condensata, che costituiscono le stelle e da queste, attraverso un processo evolutivo di grande complessità, emergono nuove realtà e nuovi mondi qualitativamente diversi: dalla materia non vivente emerge la materia vivente che dà luogo a forme di vita sempre più complesse, comprese le forme coscienti e autocoscienti. In questo lunghissimo processo evolutivo ogni volta che emerge una nuova realtà emerge un nuovo mondo, che risulta essere qualcosa di diverso qualitativamente dal precedente e che rappresenta una realtà che non può essere considerata soltanto come la somma delle realtà precedentemente espresse. L'evoluzione dunque porta con sé al manifestarsi di potenzialità inespresse, che però dovevano essere presenti, seppure in modo non ancora attualizzato, fin dall'origine dell'universo: un'informazione significante che dà origine dapprima ai gas, poi alla materia inorganica, quindi a quella organica, organizzandola infine in strutture via via più complesse fino ad arrivare ai sistemi complessi adattativi coscienti e autocoscienti dove doveva esistere fin da tale origine. Questi concetti, che da un punto di vista scientifico possono apparire sconvolgenti, sono di fatto in contrasto stridente con quelli espressi dalle teorie di Darwin e dai neodarwinisti: l'evoluzione naturale, imperniata sui concetti di caso e necessità, oggi non si ritiene più adeguata a spiegare la storia del mondo, costellata da grandi discontinuità. La formazione di novità evolutive con proprietà emergenti può essere invece spiegata da processi di cooperazione costruttiva, basati su specifiche informazioni, condensabili anche in precise formule matematiche (la formazione di vari organi e apparati dei sistemi viventi può essere infatti descritta da precise formule matematiche: sono ormai ben conosciuti gli algoritmi che descrivono per esempio la formazione dell'albero circolatorio, dell'albero bronchiale e della formazione dei diversi organi e apparati sia nell'uomo, sia in altre specie animali), in cui due o più entità interagiscono tra di loro, dando vita a nuove realtà con proprietà qualitativamente molto diverse. Così la formazione di nuovi sistemi complessi adattativi può essere interpretata come legata, da una parte alla materia, per quanto riguarda le forze e l'energia, ma, dall'altra, come legata a un'informazione significante, ovvero al Senso, per quanto ne concerne la complessità organizzativa. La sorpresa e la meraviglia a questo punto sono grandi: la scienza, dopo tanti progressi e dopo tante affannose ricerche arriva a concepire un processo evolutivo che è consistente con quanto viene detto nella notte dei tempi: "All'inizio era il Verbo". Il Verbo, il Suono, la Parola danno origine alla vita. La Parola, il **Logos,** ovvero un'informazione significante, che si trasmette in modo estremamente coerente, ha permesso nella notte dei tempi e permette in ogni momento la formazione della vita. Un'informazione significante permette infatti che, a seguito del concepimento, l'embrione si sviluppi e dia origine a un nuovo essere. L'antica sapienza ha compreso migliaia di anni prima della scienza, che ha sempre preteso di essere l'unica detentrice della verità nel decifrare la realtà oggettiva, ciò che si annida nella profondità della materia: un'informazione coerente, che informa di sé ogni cosa, origina in ogni momento la vita. Infatti solo un'informazione estremamente coerente può dar origine a un nuovo essere, considerato che, nel suo formarsi, esso va incontro a processi che avvengono a una velocità impressionante e che alla fine portano a una complessità vertiginosa, dando origine a un organismo costituito da centomila miliardi di cellule, tutte connesse fra di loro in maniera precisa e flessibile e tutte cooperanti in maniera meravigliosa nel mantenere l'equilibrio vitale. Solo un'informazione complessa e coerente, che si trasmette in modo armonico attraverso onde elettromagnetiche, onde sonore e molecole significanti e non un semplice processo di interazioni meccaniche e lineari fra molecole e cellule, come fossero palle da biliardo, può originare e mantenere la vita.

I limiti del riduzionismo scientifico

Il riduzionismo scientifico, che invece basa la conoscenza solo sullo studio dei meccanismi puntuali, non riesce a vedere questi aspetti della complessità del vivente e diventa in questa fase storica di sviluppo scientifico molto avanzato, da una parte, elemento di freno allo sviluppo scientifico stesso, dall'altro un elemento di rischio e di pericolo per le possibili conseguenze a livello delle ricadute tecnologiche. Infatti la presunzione scientifica che sia vero solo ciò che è oggettivabile attraverso l'evidenza sperimentale basata sulla raccolta di elementi puntuali, che rappresentano un aspetto infimo della realtà, senza portare a sintesi tutte le informazioni, rappresenta un atto di superbia intellettuale, che ormai fa parte di posizioni storicamente superate e che dunque dovrebbe essere a questo punto definitivamente abbandonata. In questa fase storica il pericolo maggiore, se non si abbandona questa visione limitata e parziale della realtà, risiede nella pretesa portata avanti dagli uomini rappresentanti dello scientismo riduzionista, di procedere ad applicazioni tecnologiche, come le manipolazioni genetiche, la clonazione, la modificazione delle reti biologiche, le cui conseguenze pratiche sono tuttora imprevedibili. Se la scienza infatti si fa guidare solo dalla possibilità tecnologica, ovvero dal puro potere tecnico amorale, può condurci a situazioni catastrofiche. Questo è il vero problema legato alla supponenza del riduzionismo scientifico, dovuto solo alla sua posizione di potere dominante che finora ha ricoperto: chi non si ritrova a condividere quel punto di vista si trova emarginato, bollato come oscurantista, contrario alla ragione pura e luminosa della scienza e pertanto degno di essere messo al bando. In fondo la storia si ripete sempre uguale a se stessa: nel '600 erano stati messi al bando proprio coloro che volevano uno sviluppo della scienza basato sulla razionalità e sull'evidenza sperimentale. Ora che i sostenitori del razionalismo scientifico sono in posizione dominante, nel momento in cui emergono a livello scientifico nuove realtà sia a livello di fisica quantistica, sia di biologia e medicina della complessità, questi stessi razionalisti, pretendono di fermare, da un lato, lo sviluppo della scienza e la formulazione di nuovi paradigmi scientifici e, dall'altro, di procedere verso applicazioni tecnologiche su basi di conoscenze molto parziali, le cui ricadute a livello dell'equilibrio della salute e della convivenza umana, cosi come a livello delle reti ecosistemiche, sono largamente ignote. A differenza dei periodi precedenti in cui le conseguenze del potere dominante si riflettevano in modo pesantemente distruttivo a livello dei singoli individui, ovvero direttamente sugli uomini di scienza, oltre che naturalmente sul rallentamento della conoscenza scientifica, ora le ricadute di certe posizioni di riduzionismo cieco, rischiano di avere conseguenze pesanti su tutta la collettività. Ciò non significa sminuire la portata storica degli eventi che hanno determinato il rallentamento del progresso scientifico e sofferenze e drammi umani terribili in epoche passate, ma sottolineare che oggi il problema rappresentato da una visione limitata e parziale della scienza, che vuole però essere egemone e dettare le regole del progresso e dello sviluppo scientifico e tecnologico, senza avere le capacita di comporne e gestirne la complessità, rischia di porsi su basi ancora più drammatiche. Ciò che va sanato a questo punto è la frattura fra scienze umane e scienze della natura: una dicotomia di cui ancora oggi stiamo pagando il prezzo. Bisogna tornare indietro ai filosofi presocratici per ritrovare l'agognata ricerca di verità fondamentali per il pensiero umano rivolto alla natura e all'individuazione di un principio primo (arché) che la in-forma. Solo così, con un approccio trans-disciplinare e integrato nello studio della natura, sarà possibile comprendere molti aspetti che ora ci sfuggono e avere una visione di insieme che possa preservarci il più possibile dal commettere errori irrimediabili. Solo così noi potremo capire che i sistemi biologici complessi sono anzitutto dei sistemi informativi coerenti, che mantengono il loro equilibrio dinamico solo quando il flusso informativo di materia ed energia rispetta questa coerenza.

La malattia come patologia dell'informazione

Quando questa informazione coerente, che mantiene l'equilibrio vitale, viene invece alterata in modo più o meno grave, inizia la malattia. La malattia dunque rappresenta una patologia legata a una alterazione dei meccanismi con cui l'informazione si origina, si trasmette oppure viene decodificata. Su queste basi e su questi concetti si potrebbero interpretare e ri-classificare in modo diverso rispetto alla medicina tradizionale tutte le malattie. Queste non sarebbero altro che espressione di una patologia dell'informazione, ovvero delle modalità con cui essa:

1. si origina;
2. si trasmette;
3. viene recepita a livello della membrana cellulare;
4. viene trasmessa all'interno della cellula;
5. viene decodificata e interpretata dai codici di significazione;
6. viene indirizzata dall'acqua supercoerente attraverso il controllo elettromagnetico esercitato sulle biomolecole.

Esempi di malattie in cui sono presenti alterazioni all'origine dell'informazione sono rappresentati dalle malattie genetiche, in cui si può avere l'alterazione di un gene (2% di tutte le malattie genetiche) o di più geni (il 98% delle altre malattie originate da alterazioni geniche); esempi di malattie in cui sono presenti alterazioni dei meccanismi deputati alla trasmissione dell'informazione sono rappresentati dalla BSE o sindrome della mucca pazza, in cui una proteina essenziale per la salute del cervello, che è stata sintetizzata normalmente dal gene corrispondente non mutato, assume una configurazione anomala dopo che è stata sintetizzata: così non è più in grado di proteggere le cellule cerebrali, le quali al contrario vengono danneggiate da essa; esempi di malattie in cui sono presenti patologie della ricezione dell'informazione sono rappresentati da tutte le alterazioni dei recettori della membrana cellulare, mentre esempi di malattie in cui l'informazione viene trasmessa in modo patologico all'interno della cellula sono tutte quelle legate ad alterazioni dei pathway metabolici a livello intracellulare. Infine esempi di malattie dovute alle alterazioni della decifrazione e decodificazione dell'informazione all'interno della cellula sono quelle legate alle modificazioni dei codici genetico ed epigenetico, costituiti da un gran numero di malattie. Ovviamente ci sono malattie in cui tutti i tipi di alterazioni, sia quelli legati all'origine, sia alla trasmissione, sia alla ricezione, sia alla decodificazione dell'informazione possono essere contemporaneamente presenti. Una di queste patologie è rappresentata proprio dal cancro, in cui di solito sono presenti alterazioni dell'informazione che comportano anomalie sia a livello dell'origine (alterazioni genetiche ed epigenetiche), sia della trasmissione (presenza di proteine anomale), sia della ricezione (recettori di membrana), sia della trasmissione intracellulare (alterazioni dei pathway metabolici all'interno della cellula neoplastica), sia della decodificazione (alterazioni dei codici di significazione) sia della coerenza fra i domini dell'acqua con la conseguente perdita del controllo elettromagnetico esercitato sulle biomolecole. Nel paziente oncologico esiste una patologia dell'informazione così grave, che si arriva a una vera e propria interruzione del dialogo fra l'individuo ammalato e le cellule tumorali. Queste ultime di fatto non fanno più parte dell'organismo a carico del quale hanno provocato la malattia, ma costituiscono un sottosistema, in cui i codici di significazione sono cambiati rispetto a quelli con cui tutte le altre cellule differenziate dell'organismo comunicano. Si tratta di codici legati a una delle possibili configurazioni presenti negli stadi indifferenziati embrionali, appartenenti a un sistema complesso adattativo (l'embrione), in cui il messaggio significativo di fondo è: "organizza la vita". E così la cellula tumorale organizza la propria vita, anche se questo avviene a spese dell'intero organismo, di cui di fatto essa non fa più parte. Ci si trova di fronte alla più grave patologia dell'informazione dovuta all'incompatibilità fra codici: si tratta di un problema di semiotica, oggetto cioè della scienza che studia il modo in cui i segnali vengono recepiti e formano un senso. In questo contesto trova spiegazione il comportamento distruttivo e maligno delle cellule tumorali, molto diverso rispetto a quello delle cellule differenziate, che cooperano fra di loro e hanno un comportamento solidale. Di fatto il cancro rappresenta un sistema complesso adattativo, che cerca di auto-organizzarsi: la progressione, la formazione di nuovi vasi sanguigni, la metastatizzazione a distanza rappresentano le tappe evolutive di un sistema complesso, che cerca di realizzare la vita in tutti i modi. Questa complessità non viene colta dal riduzionismo tuttora imperante, a cui sfuggono le relazioni fra entità di un contesto, le modalità di comunicazione nei sistemi viventi, i problemi legati all'incompatibilità fra codici. Da detta incompatibilità deriva il comportamento della cellula tumorale: non facendo più parte dell'organismo adulto, essa evolve come entità autonoma. Solo il contatto con il "suo" microambiente embrionario può ristabilire la comunicazione. A livello dell'embrione vanno ricercati i network differenziativi, ovvero le "frasi significanti" che possono aprire il dialogo fra tumore e individuo ammalato. Si tratta di trovare gli specifici network differenziativi per ogni particolare ammalato. Questa è la via che apre la possibilità di ricerca per l'individuazione di quelle che possono essere definite terapie informazionali: di fatto abbiamo visto che è possibile perseguire una strategia terapeutica basata sull'individuazione dell'informazione più efficace, in grado di correggere le gravi alterazioni presenti nelle malattie tumorali, come i dati sperimentali e clinici riportati in questo capitolo hanno documentato. Questo è il primo passo che può permettere di arrivare a terapie efficaci non solo nei confronti delle malattie tumorali, che per altro risultano le più difficili da curare essendo le alterazioni presenti in queste malattie più gravi che in altre, ma anche nei confronti di tutte le altre malattie, dove le terapie informazionali sono senz'altro più semplici e probabilmente più efficaci, essendo le alterazioni nel processo di comunicazione fra cellule meno complesse rispetto a quelle presenti nelle malattie tumorali. Si tratta però di cambiare il paradigma di approccio complessivo alle malattie e passare dal riduzionismo alla complessità.

Un nuovo modello di interpretazione del sistema cognitivo mente-corpo

Le ricerche effettuate, e che qui sono state presentate in modo estremamente sintetico, mi hanno portato a concepire l'organismo umano come un sistema cognitivo che funziona come un unico network in cui non c'è distinzione fra mente e corpo, ma in cui la mente è profondamente incarnata e il corpo influenza in modo determinante gli stati mentali. Tali informazioni sono trasportate nel breve raggio, da un lato, da molecole significanti, i cui significati sono decodificati e interpretati dal codice genetico ed epigenetico, veri codici di significazione, oltre che dalle molecole d'acqua supercoerenti, come descritto da Emilio Del Giudice, e, nel lungo raggio, sono trasportate da onde elettromagnetiche e sonore, che indirizzano ai giusti target le informazioni veicolate dalle molecole. In tale modello rientra anche il ruolo svolto dall'inconscio, ovvero dal complesso di processi, contenuti e impulsi che non affiorano a livello cosciente e che soprattutto con la psicanalisi e le altre discipline da essa derivate hanno assunto un'importanza rilevante. Nel modello descritto l'inconscio trova la sua base oggettiva, da una parte, negli istinti, impulsi, sensazioni, che originano dal corpo e dagli archetipi junghiani, ovvero dalle informazioni predeterminate dall'inconscio collettivo, di derivazione filogenetica, cioè trasmesso all'uomo attraverso i processi evolutivi e, dall'altra, da esperienze traumatiche di origine personale, analizzate da Freud e dalla psicanalisi, e appartenenti dunque ai singoli individui e che, in rapporto alle diverse culture, influenzano in modo diverso la mente, a volte in modo talmente disturbante da venire rimosse. Il modello olistico mente-corpo, qui presentato, porta a concepire strategie terapeutiche che debbono essere modulate in base alle esigenze del singolo paziente, tenendo conto della sua specifica storia e della sua specifica patologia. Si tratta dunque di adattare le singole terapie alle singole persone individuali, tenendo conto della complessità dei problemi, che non riguardano solo il corpo, ma il sistema adattativo coerente mente-corpo che funziona come un Olos. Ciò significa che la medicina deve recuperare la visione complessiva dell'uomo e dunque che l'uomo non è solo un corpo da trattare: vuol dire cioè recuperare la dimensione umana della medicina, che nel tecnicismo esasperato, vede ormai il singolo paziente come un caso a cui applicare un protocollo terapeutico. Ciò non significa perdere il livello tecnologico davvero molto elevato raggiunto dalla medicina e dalla biologia, ma integrare queste tecniche in una visione più ampia della persona umana, secondo quanto qui sinteticamente descritto. Riassumendo, l'approccio olistico qui brevemente sintetizzato mi ha portato a concepire un modello che vede la persona umana come un sistema cognitivo complesso per interpretare il quale non basta neppure più la visione integrata dell'uomo portata avanti dalla Psiconeuroendocrinologia (PNEI). Quest'ultima ha avuto una notevole importanza nel chiarire e far comprendere molteplici meccanismi di adattamento e di comportamento dell'organismo umano nei confronti dell'ambiente. Pur tuttavia, alla luce delle nuove scoperte in campo bio-medico, l'impostazione basata sul modello PNEI non è più sufficiente a interpretare la complessità dell'organismo umano e va quindi integrata nel più vasto modello che interpreta l'essere umano come un sistema informativo integrato mente-corpo. La figura sotto riportata illustra bene il nuovo modello di interpretazione del funzionamento della persona umana, integrando in esso il ruolo della PNEI. In tale modello sono riportati tutti i pattern di regolazione del sistema cognitivo mente-corpo, ovvero le regolarità che portano allo sviluppo e al mantenimento della vita. È infatti da sottolineare, dopo quanto descritto seppure in modo molto sintetico in questo articolo, che la peculiarità principale che caratterizza i sistemi viventi è l'informazione significante: questo vale per tutti gli esseri viventi compresi gli organismi unicellulari, che sanno adattarsi al loro ambiente in virtù delle informazioni che scambiano con esso. Per l'uomo, poi, che si trova al vertice della complessità evolutiva, l'informazione significante fa parte di un sistema cognitivo più complesso, in cui la cognizione, la coscienza e l'autocoscienza rappresentano l'essenza di ciò che noi chiamiamo vita. L'uomo dunque è essenzialmente un sistema cognitivo e la vita è caratterizzata soprattutto dall'informazione, dalla cognizione e dalla coscienza. Quando tali caratteristiche, che definiscono la persona umana vengono perdute, si ha la morte, ovvero il ritorno alla materia non vivente, inanimata. La vita viene mantenuta da pattern, che determinano le modalità con cui l'informazione origina e circola nell'organismo, la cui regolazione nel creare un sistema coerente è indispensabile per mantenere la salute. Risulta pertanto importante capire quali sono i meccanismi che regolano la corretta circolazione dell'informazione nei sistemi cognitivi quali l'essere umano. Il modello sotto riportato, come si diceva, cerca di descrivere tutti i pattern informativi e gli step regolativi che permettono la coerenza del sistema. Tale regolazione dell'informazione ovviamente dipende dalla struttura, che caratterizza un sistema cognitivo, la quale pertanto rappresenta il substrato materiale su cui poggia l'informazione. I sistemi viventi sono pertanto condizionati anche, ovviamente, dalla loro struttura, ma ciò che li definisce in modo essenziale è soprattutto l'informazione che essi trasportano ed elaborano. Senza l'informazione la struttura rappresenterebbe solo l'hard disk, ovvero solo la materia inanimata, anche se occorre subito precisare che questo hard disk non è un disco rigido immodificabile: esso, al contrario, evolve sotto l'influsso dei processi informativi e diventa sempre più capace di immagazzinare informazioni e sempre più adattabile a riceverle. Rispetto ad altri modelli di interpretazione del vivente quello presentato è comunque qualitativamente diverso, soprattutto perché si caratterizza per individuare nell'in-formazione e nella cognizione le peculiarità principali e, dunque, "l'essenza" di un sistema vivente. Potremmo dunque definire la persona umana come un sistema cognitivo, in cui pattern ben definiti di processi in-formativi-cognitivi mantengono un flusso energetico, che alimenta e rende possibile la vita. Ciò avviene in quanto detti pattern sono in grado di inibire i processi entropici, ovvero di mantenere o incrementare la neg-entropia, cioè il livello di organizzazione e di efficienza del sistema[2]. In questo modo il sistema vivente mente-corpo quale è la persona umana non solo mantiene l'allostasi, ovvero, come dice Bruce McEven, la capacità di mantenere la stabilità attraverso il cambiamento, ma in rapporto agli stimoli ambientali di diversa natura, che vengono elencati nel modello riportato

---

[2] La teoria dell'informazione deriva dalla confluenza di due teorie: 1) la teoria delle comunicazioni elettriche e 2) la teoria della termodinamica. C. Shannon è riuscito a mettere insieme le due teorie e a legare fra di loro il concetto di informazione e di entropia. La misura dell'informazione, valutata in termini puramente fisici, si è rivelata corrispondente all'equazione dell'entropia, uguale ma di segno opposto e definita neg-entropia. L'aumento della neg-entropia corrisponde pertanto a un incremento di ordine e di organizzazione di un sistema.

sotto, è in grado anche di migliorare la sua organizzazione attraverso l'apprendimento. Ogni essere vivente infatti impara attraverso la sua storia individuale i vari tipi di percorso di adattamento all'ambiente: questi comportano continui cambiamenti nella struttura, i quali a loro volta influenzano i successivi comportamenti, sicché si può dire che la vita e la cognizione sono caratteristiche strettamente interdipendenti e le due facce della stessa medaglia. I sistemi viventi non solo specificano da sé i propri cambiamenti di struttura, ma specificano anche quali stimoli dell'ambiente debbono attivare questi cambiamenti. In altre parole, i sistemi viventi conservano la libertà di decidere a quali stimoli dell'ambiente prestare attenzione e quali stimoli evitare, nel caso siano in grado di disturbarli. Ciò significa dunque precisamente quanto già affermato e cioè che i cambiamenti strutturali dei sistemi viventi sono atti cognitivi. Il presente modello si differenzia da tutti gli altri per l'enfatizzazione del concetto di informazione, come determinante nel mantenere la vita. Risulta infatti evidente, da quanto sopra detto, che l'implementazione dell'informazione, basata sulle esperienze di vita di ogni organismo vivente, è ciò che incrementa la neg-entropia e quindi l'ordine informativo-strutturale del sistema. In questa visione i sistemi viventi sono sì sistemi aperti, ma adattativi e in equilibrio dinamico con l'ambiente, in virtù dell'informazione che circola istantaneamente in tutto il sistema, la quale determina l'adattabilità all'ambiente esterno. È evidente che nel sistema informativo qui presentato per equilibrio si intende non solo l'equilibrio energetico-termodinamico, ma l'equilibrio complessivo energetico-informazionale, che mantiene la vita. Quando insorge la malattia, si ha la perdita dell'ordine e della coerenza dipendenti dall'informazione significante, che mantiene invece l'equilibrio dinamico neg-entropico. Un modello, che tenga conto solo dell'equilibrio termodinamico nel funzionamento dei sistemi viventi, come è quello, per esempio, di Prigogine, riesce a descrivere tutte le fasi attraverso le quali passa il sistema, ma non riesce cogliere la distinzione fra salute e malattia, fondamentale in campo biologico e medico, laddove deve essere posta in chiara evidenza l'importanza della descrizione dei diversi stati energetico-in-formazionali che possono mantenere gli organismi viventi nelle condizioni di salute o, al contrario, portarli alla malattia. Lo stato di salute di un organismo dipende da un sottile equilibrio fra ordine e caos come già ben descritto da un modello presentato da Stuart Kaufmann, biologo evoluzionista dell'Istituto della Complessità di Santa Fe, il quale ha dimostrato che la vita si forma ai confini del caos. Spesso le condizioni di salute sono mantenute da ritmi caotici, come per esempio il ritmo cardiaco, che permettono una variabilità e adattabilità più complessa del sistema cardiocircolatorio ai vari eventi della vita, rispetto a quanto avviene, per esempio, nei malati di cuore, che presentano una variabilità meno complessa. Alla fine però sia gli eventi caotici, sia le regolarità dei pattern di cui è costituito l'organismo umano, portano il sistema all'ordine e all'equilibrio, che ovviamente si identifica con lo stato di salute. Al contrario la condizione di malattia si identifica, dopo tutto quanto sopra asserito, con una patologia dell'in-formazione, patologia che, come abbiamo visto, può essere classificata in base ai diversi tipi di rottura dell'equilibrio informativo. La comprensione della malattia come patologia dell'informazione permette di cambiare completamente l'ottica dell'approccio terapeutico in campo medico, ovvero ci permette di passare da terapie che curano esclusivamente i sintomi o che sono estremamente aggressive, come per esempio le attuali terapie anti-tumorali, quali la chemio e radioterapia, a terapie che invece mirino a ristabilire l'ordine del sistema: le terapie informazionali. Lo sviluppo dell'epigenetica, della proteomica e della metabolomica, ovvero dello studio di tutti i principali pattern di regolazione, che permettono il mantenimento dell'ordine e della vita cellulare, renderà possibile nel futuro individuare una serie di terapie informazionali, che prevedranno l'uso di molecole biologiche, senza passare attraverso le manipolazioni geniche, che, in base a quanto detto sulla complessità del vivente, possono risultare spesso pericolose. Tenendo conto di tutte le considerazioni fatte sopra, volendoci riferire alla persona umana, si può presentare il modello, in cui vengono descritti tutti i pattern e gli step regolativi dell'informazione circolare, istantanea, che mantiene l'equilibrio dinamico, che dà luogo alla vita e mantiene la salute. Tale modello olistico potrebbe pertanto essere definito come Olopattern del sistema cognitivo-adattativo mente-corpo (Fig. 14.1).

In questo modello, che potrebbe anche essere definito come "Ecosistema vivente relazionale-interattivo", viene descritto come informazioni ambientali di natura fisica, quali onde elettromagnetiche di tutte le frequenze, da quelle più elevate come i raggi gamma o X, fino ad arrivare alle onde radio, altre informazioni di natura fisica, quali le onde sonore, oppure di natura chimica, compresi gli stimoli causati da agenti tossici e patogeni, stimoli emozionali, derivanti dai nostri vissuti individuali, compresi quelli derivanti dall'inconscio individuale, dove vengono celate accuratamente le esperienze spiacevoli rimosse, stimoli mentali derivanti dalla nostra specifica visione culturale ecc. influenzino il sistema PNEI, provocando nelle cellule che costituiscono tale sistema, modificazioni bioelettriche, metaboliche ed epigenetiche, ovvero tutto il network informativo in grado di regolare l'espressione genica, di dirigere cioè il processo decisionale che stabilisce quali geni debbano essere attivati e quali disattivati. A seguito di tali modificazioni i diversi geni attivati portano alla sintesi di varie proteine, che a loro volta portano alla produzione dei mediatori del sistema PNEI, che sono ben conosciuti. Detti mediatori del sistema PNEI agiscono a livello delle cellule somatiche, che costituiscono la restante parte del corpo non compreso nel sistema PNEI, sulle quali riversano il loro contenuto informativo. Ma su tali cellule somatiche a loro volta agiscono molte altre informazioni, che sono ancora una volta di natura fisica, chimica, emozionale, culturale, stimoli legati all'inconscio collettivo, che è quella parte dell'inconscio evoluto dal punto di vista filogenetico e rappresentato da quelli che Jung definisce archetipi, oltre che da impulsi, sensazioni, istinti, pulsioni sessuali, comuni a tutti gli individui e diversi dall'inconscio individuale, descritto da Freud, legato alle specifiche esperienze personali: tali archetipi hanno grande importanza nel determinare le risposte delle cellule somatiche. Queste, sotto l'azione di tutti gli stimoli sopra elencati, ovvero delle informazioni menzionate, vanno incontro a modificazioni bioelettriche,

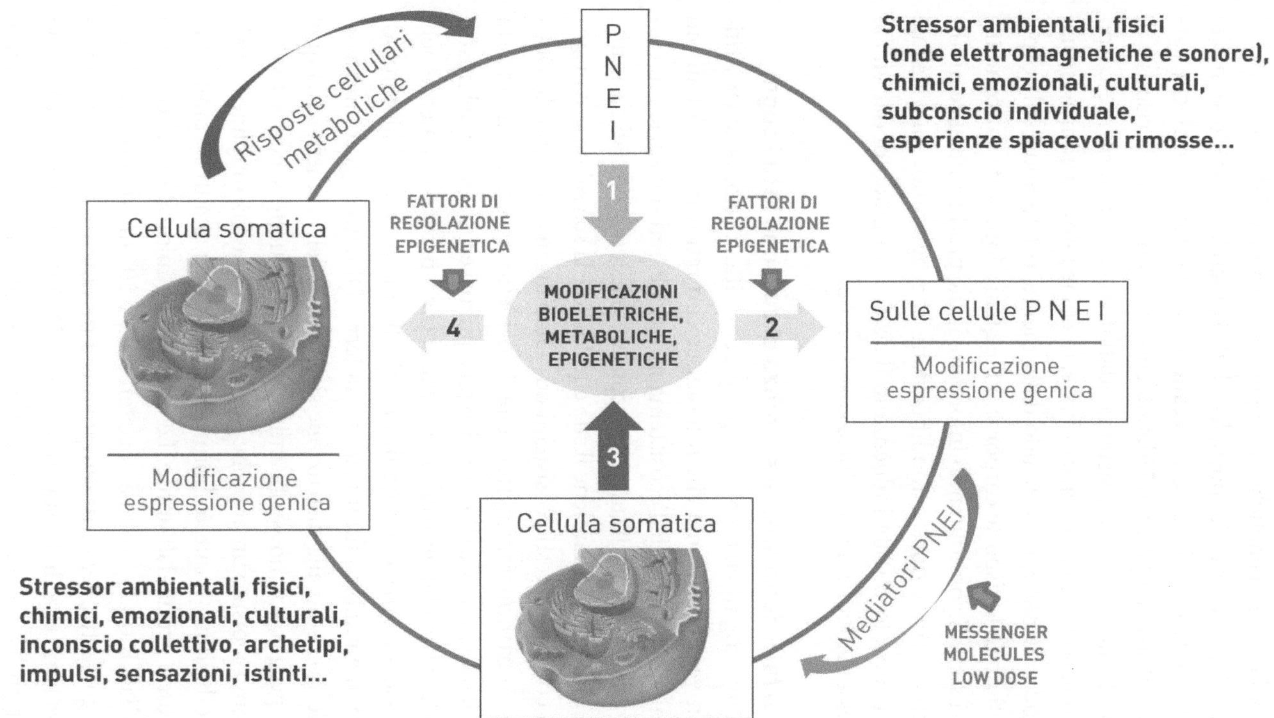

Fig. **14.1** Olopattern del sistema cognitivo-adattativo mente-corpo

metaboliche, epigenetiche, le quali provocano modificazioni dell'espressione genica, che porta le cellule somatiche a produrre molte diverse molecole a loro volta recanti precise informazioni, che agiscono sul sistema PNEI, incidendo così nuovamente sulle risposte di quest'ultimo. Pertanto il sistema adattativo cognitivo mente-corpo funziona come un'unità inscindibile, in cui le informazioni agiscono in modo circolare, provenendo dalla mente, riflettendosi sul corpo, modificando le risposte corporee, sulle quali a loro volta agiscono ulteriori stimoli con contenuti informativi, che producono altre modificazioni. Tutte queste modificazioni che agiscono sulle cellule somatiche a loro volta influenzano il sistema in grado di dar vita ai processi mentali e si ricomincia così da capo.

Siamo fatti della stessa sostanza di cui sono fatti i sogni

Il sistema cognitivo mente-corpo qui descritto, che di fatto costituisce un vero ecosistema che interagisce con reti informazionali più grandi, quali le reti dell'ecosistema mondo, le reti sociali, le reti culturali e informative di tutti i tipi, comprese le reti artificiali costituite dall'uomo stesso, mantiene il suo equilibrio e la sua salute se è in sintonia con tutti questi ecosistemi od "Olopatterns" più grandi. Dobbiamo purtroppo ammettere che il cosidetto progresso umano sta cambiando in modo drammatico gli equilibri ecosistemici del nostro pianeta, oltre che gli stili di vita che stanno progressivamente perdendo le informazioni significanti, che hanno permesso all'uomo di vivere in equilibrio finora su questa terra. Di fatto oggi stiamo assistendo non solo alla distruzione sistematica dell'ambiente, ma quel che è peggio, stiamo verificando come tutto questo sia causato dall'estremo egoismo umano, che coincide, come ho già sottolineato nell'introduzione di questo libro, con la vetta più alta di stupidità mai raggiunta prima dall'uomo. Le conclusioni miserabili del consesso mondiale Rio+20, svoltosi poco tempo fa a 20 anni di distanza da un analogo vertice tenutosi sempre a Rio de Janeiro, sono la testimonianza lampante di questa miopia e stupidità dell'uomo, che di fronte al baratro che ha davanti a sé, non è capace di fermarsi in tempo e invertire la rotta. Dobbiamo dire che le conseguenze derivanti da queste scelte sono estremamente dannose per la salute umana: il cancro, che rappresenta la malattia paradigmatica della nostra epoca, è una patologia, in cui un sottosistema di cellule del nostro organismo ha perso il senso. Da questo punto di vista il cancro è la patologia più grave dell'ecosistema cognitivo mente-corpo, che distrugge l'identità del sé e che porta alla perdita del bene più prezioso: la vita. Su questi temi ho già discusso a lungo in un libro precedente, edito da Springer e il cui titolo è per l'appunto *Il cancro e la ricerca del senso perduto*. Non c'è mai stata una cultura, come l'attuale, che sia stata così sconvolgente da cambiare radicalmente la nostra scala di valori e il nostro modo di vivere. Non c'è mai stata una cultura che abbia completamente spento la fantasia e la capacità umana di sognare come la nostra. Questo ha però conseguenze disastrose perché noi sappiamo, come ho cercato di dimostrare in modo scientifico in questo capitolo e come è già stato detto in modo molto poetico da uno dei più grandi scrittori mai esistiti, William Shakespeare, ne *La Tempesta* che l'uomo è fatto della stessa sostanza di cui sono fatti i sogni: dopo quanto qui illustrato questa frase deve intendersi non in senso metaforico, ma come una realtà, nel senso letterale del termine. Quando noi oscuriamo il senso nel modo qui descritto e facciamo prevalere il nostro misero tornaconto e il nostro egoismo noi perdiamo i nostri sogni e la nostra fantasia, ovvero perdiamo noi stessi: in questa cultura il cancro prorompe come un'energia primordiale, istintiva, una moltiplicazione travolgente, afinalistica e senza senso. Tutte le grandi religioni del mondo ci hanno sempre insegnato che quando nella vita viene meno la ricerca del significato e si concentra tutta l'attenzione solo sulla materia, si rimuove il senso e la materia stessa viene annullata. Quando si ricerca solo il proprio tornaconto personale a danno degli altri, la nostra vita diventa un inferno. Nei vangeli c'è scritto: "È più facile che un cammello passi per la cruna di un ago che un ricco vada in paradiso": questa frase significa esattamente che l'egoismo umano rende la vita dell'uomo un inferno. Ne sanno qualcosa tutti i malvagi, che, per arricchirsi, rubano, ammazzano, truffano il prossimo, provocando dolori e tragedie, così come coloro, che non avendo bisogno di arrivare a compiere azioni tipiche della criminalità organizzata, speculano comunque a loro esclusivo vantaggio, in base alle loro posizioni di potere e alle capacità di acquisire informazioni utili da un punto di vista speculativo, oppure in base ai compromessi e alle corruttele legate al loro potere politico, o ne sa qualcosa l'avaro, che vuole tutto per sé senza dare nulla agli altri, o chi in posizione di potere tratta i propri dipendenti come fossero oggetti, senza tener conto dei danni e delle sofferenze che questi comportamenti provocano in un gran numero di persone. Quanto più la nostra coscienza è orientata verso gli oggetti materiali, come accade nella nostra cultura, tanto più essa restringe il suo campo e si oscura. Noi diventiamo la coscienza dell'oggetto: il nostro io viene completamente reificato. Nel momento in cui sviluppiamo una cultura materialistica, orientata solo sugli oggetti e sul denaro, noi perdiamo il senso e dunque perdiamo noi stessi. Occorre pertanto per ritrovare la nostra salute trovare il senso nella nostra vita e ritrovare l'equilibrio con noi stessi, con il nostro ambiente e con il nostro prossimo. E se è vero tutto quello che ho precedentemente sostenuto, l'unico modo per invertire la tragica deriva che ci spinge verso l'abisso è immettere un flusso di informazioni coerenti ed essenziali nel sistema. La nostra salute, così come la salute di tutto il creato dipende da un nuovo flusso di energia positiva che noi dobbiamo immettere nell'ecosistema. E questa energia coerente, che sola può cambiare in modo sostanziale la nostra vita, ha un solo nome: amore. Se noi faremo questo, ritroveremo il nostro equilibrio, la nostra salute e gioia di vivere, perché avremo ritrovato il senso, che abbiamo perduto.

15. L'apporto informativo degli alimenti e la dieta di segnale

di Attilio Francesco Speciani

Quando crediamo di scoprire il futuro, ci siamo già dentro da tempo, spesso senza essercene neanche accorti. Già oggi possiamo confrontarci con nuove terapie antitumorali e nuovi mezzi di comunicazione, che usano un paradigma innovativo necessario alla sopravvivenza e al progresso. Una nuova concezione della Rete, dell'arte e del giornalismo si sta sviluppando a fianco del nuovo pensiero filosofico sul domani.

In un volume dedicato alla descrizione di questo nuovo paradigma, ognuno degli interventi può regalare ai lettori forti e innovativi spunti di conoscenza relativi al proprio campo di applicazione, ruotando intorno all'idea che il modo in cui si stanno affrontando i temi sociali, medici, comunicativi e filosofici sta mutando nel mondo. Il nuovo paradigma con cui siamo chiamati a confrontarci ci permetterà di capire come curarci meglio, nutrirci meglio, comunicare meglio. Ci consentirà di capire di più noi stessi, e di pensare al futuro essendone protagonisti. In altre parole, ci aiuterà a vivere meglio.

Segnali e punti di vista

Ogni essere vivente riceve ogni giorno un flusso continuo di segnali che determinano le sue risposte complessive. Si tratta di segnali spesso sottovalutati nel mondo medico che preferisce orientare le proprie diagnosi in modo meccanicistico o di stretta relazione causa/effetto, ma quando questa relazione comporta due o più passaggi (come in tutti i sistemi complessi) tale capacità di lettura viene persa.

Per esempio, non esiste alcuna relazione documentata tra livello della sideremia (ferro) nel sangue e induzione delle mestruazioni, eppure capita spesso che col ferro basso alcune donne smettano di mestruare o modifichino temporaneamente la regolarità del loro ciclo.

Non esiste relazione tra allattamento al seno e uso di frutta e verdura, eppure i bambini allattati al seno mangiano molta più frutta e verdura di chi non lo fa[1]. Si tratta di due semplici esempi di come un evento qualsiasi sia ricco di significato per un organismo complesso. Ogni segnale attiva circuiti e sistemi diversi anche lontani e apparentemente non connessi con l'evento finale, mantenendo la possibilità di indurre effetti sul funzionamento dell'intero organismo con azione locale o generale

Digiuno e paleolitico

La presenza o meno del cibo, a partire dai primi minuti del mattino, è realmente uno dei segnali primordiali recepiti dal nostro organismo, e in caso di mancanza di cibo, il "Cervello rettiliano" interiorizza la paura di morire di fame. A quel punto si attivano segnali di pericolo che il nostro cervello percepisce chiaramente, e vengono messi in moto dei meccanismi difensivi di accumulo adiposo e di riduzione del metabolismo.

È importante capire che segnali semplici come l'effettuazione di una prima colazione possa portare il nostro organismo a essere dissipativo, creativo e attivo oppure (in assenza di prima colazione) facilitarne una trasformazione limitativa, triste.

Un segnale di ricchezza porta l'organismo a comportarsi "da ricchi", mentre un segnale di povertà fa agire "da poveri". Non è un'azione psicologica o mentale: deriva dalla specifica azione su NF-kB (Fattore Nucleare kB) cioè su strutture nucleari che correlano con zucchero e insulina e determinano la regolazione del metabolismo oltre che di altre funzioni ormonali.

---

[1] Citato da Aviva Mast, durante la sua presentazione al 3° Forum Barilla, Milano 2011.

Segnali di ricchezza spingono l'organismo a:

* spendere;
* trasformarsi in cacciatore;
* consumare grasso;
* attivare sistemi di azione dissipativi e affermativi sul mondo esterno.

Segnali di povertà portano a:

* consumare i muscoli;
* trasformare in grasso anche le calorie della frutta o calorie di solito consumate rapidamente;
* indurre atteggiamenti difensivi e abbassare il tono dell'umore.

L'effetto che i segnali anche "solo" di tipo alimentare possono indurre su ogni organismo sono talvolta imponenti sia per la sfera emotiva emozionale sia per tutta la sfera fisica. Basta pensare al fatto che in un soggetto semplicemente a dieta ipocalorica (con una transitoria carenza leptinica) un vero segnale leptinico come quello provocato da una ricca e abbondante prima colazione aumenta la funzione tiroidea, produce un'attivazione degli ormoni sessuali, stimola la corteccia surrenale, attiva direttamente la tiroide e facilita la costruzione di massa muscolare. La mancanza di leptina (continuazione di dieta ipocalorica) può determinare gli effetti contrari a quelli appena elencati.

È doveroso ricordare che la carenza funzionale di leptina (la leptina c'è in abbondanza ma non funziona) si può ritrovare anche negli obesi che hanno molta leptina ma sono anche resistenti alla leptina, vista la sua elevata presenza.

I segnali sull'organismo possono essere realmente vari e molteplici e piccoli cambiamenti possono indurre riequilibri ormonali e metabolici spesso di vasto respiro.

L'infiammazione da cibo e la scienza dell'infiammazione

La medicina moderna si confronta quotidianamente con fenomeni di infiammazione a bassa intensità che spesso durano nel tempo e che per anni sono stati scarsamente compresi. Si tratta di alcuni dei segnali più potenti e diffusi che l'organismo possa percepire, originando dal contatto degli alimenti con strutture immunologiche proprie della immunità innata, quella che ha consentito agli esseri umani di riconoscere amici e nemici e di sopravvivere nel corso dell'evoluzione.

Il sospetto che l'alimentazione potesse avere un ruolo importante in questa situazione è sempre stato molto forte, ma i ricercatori si sono spesso avvicinati in modo controverso al tema delle reazioni avverse agli alimenti (intolleranze alimentari) scontrandosi con pregiudizi, petizioni di principio e pratiche diagnostiche dubbie.

Il mondo scientifico sta ancora dibattendo sul valore di un tipo di anticorpo o di un altro, quando la realtà clinica e la ricerca hanno già consentito di capire che qualsiasi cibo può provocare in persone sensibilizzate la produzione di citochine e sostanze infiammatorie che causano tutta la sequenza di sintomi, malattie e disturbi che nel corso degli anni molti autori hanno messo in relazione con le allergie alimentari ritardate (cosiddette intolleranze alimentari). La scoperta che un alimento può indurre la produzione di BAFF (B Cell Activating Factor) e provocare tutti i sintomi infiammatori che usualmente sono ascritti al cibo risale a qualche anno fa, ma non è ancora stata applicata seriamente in ambito clinico.

Eppure proprio i valori di PAF (Platelet Activating Factor) e soprattutto di BAFF (che un sistema diagnostico come RecallerProgram già utilizza in numerosi contesti) consentono di capire il livello di infiammazione correlata al cibo eventualmente presente in una persona e di agire in conseguenza per aiutare a ridurre quella stessa infiammazione e a controllarne gli effetti sulla salute.

La Gluten sensitivity come paradigma

La recente definizione della "Gluten sensitivity" (un'intolleranza al glutine che provoca gli stessi sintomi della celiachia senza esserla e che riguarda secondo alcuni autori un numero di persone compreso tra il 10 e il 20% della popolazione sana) ha gettato altre luci sui fenomeni infiammatori da cibo.

La reazione al glutine (spesso indistinguibile sul piano clinico da quella della celiachia) è dovuta solo all'attivazione delle reazioni infiammatorie difensive dell'organismo. In termini scientifici si parla della attivazione dei Toll Like Receptors 2 (TLR2), recettori che svolgono nell'organismo la funzione di segnalare un pericolo (in quel caso il superamento di un livello di soglia dell'assunzione alimentare ripetuta) e manifestano la reazione infiammatoria come fosse una "luce di allarme" (cioè un segnale) perché si cambi il comportamento alimentare. Se poi l'avvertimento non è ascoltato, le conseguenze possono essere anche gravi.

Malattie immunologiche importanti come il Lupus Eritematoso Sistemico (LES) o l'Artrite Reumatoide sono sicuramente in connessione con questo tipo di infiammazione, ma senza arrivare a queste condizioni limite il semplice fatto di ingrassare in modo non compreso (per effetto sulla resistenza insulinica) o soffrire di colite è certamente in relazione con questi aspetti infiammatori.

Lo studio di queste condizioni passa oggi, in modo moderno e congruo con le ultime ricerche scientifiche, attraverso la definizione di un'infiammazione da cibo, quantitativamente misurabile, per mezzo della valutazione di BAFF e talora PAF, dall'evidenza di esami ematici come il complemento (C3 e C4), del numero di Globuli Bianchi e del numero di eosinofili (che in questi casi spesso sono alti) e dalla comprensione dei possibili contatti alimentari intervenuti in precedenza e significativi dal punto di vista immunologico.

Una necessità per la sopravvivenza e allo stesso tempo obiettivo per la salute è la creazione di tolleranza immunologica, il recupero di tolleranza quando questa è stata persa, la conoscenza e la pratica di un'alimentazione gestita in modo vario e sano senza inutili restrizioni. Grazie alle scoperte di Finkelman (2007 e 2009) abbiamo capito che le Immunoglobuline G (IgG) nei confronti di un alimento possono essere semplicemente il segno di un'attivazione immunologica nei confronti di quel cibo. Le IgG verso gli alimenti possono essere contemporaneamente espressione di tolleranza verso il cibo (riducendo le reazioni allergiche) o del suo contrario (aumentando la risposta allergica al cibo stesso). La direzione della reazione dipende dal livello di anticorpi e di antigene; quindi le stesse IgG verso gli alimenti devono essere valutate per quello che sono: un segnale dell'avvenuto contatto immunologico con l'alimento e una guida per impostare un approccio alimentare di riequilibrio verso quel gruppo alimentare o quell'alimento. Usando le IgG come segnale di "avvenuto contatto" si può aiutare l'organismo a recuperare un controllo immunologico della risposta al cibo attraverso una pratica che assomiglia allo svezzamento infantile, seguendo un percorso fisiologico di salute alimentare e immunologica.

Nel percorso alimentare verso la guarigione molti supporti naturali possono aiutare il recupero della tolleranza e il controllo della infiammazione: fitoterapici come olio di Perilla, olio di Ribes nero e Curcuma, antiossidanti come l'acido lipoico (presente in Stimun-Ox 800 e Lipoic cannella per esempio), riequilibranti intestinali come il colostro (IgComplex) e alcuni ceppi di probiotici, senza dimenticare la potente azione di controllo antigenico esercitata dagli enzimi alimentari (Enzitasi). Quando la digestione non è adeguata, gli antigeni alimentari che dovrebbero essere digeriti, arrivano invece a livello intestinale dove possono diventare causa di reazione e infiammazione. L'uso di enzimi specifici può attenuare o risolvere questo tipo di problema.

Infiammazione da cibo e BAFF

Il BAFF è stato riproposto da Medscape a tutti i medici mondiali intorno alla metà del 2010 come importante segnale dell'infiammazione da cibo. Nel lavoro norvegese [1] sono stati indagati pazienti con un'intolleranza non legata alle IgE, "self-reported", nei quali si identificava, a fronte dei disturbi intestinali un livello di BAFF (p<0,002) più alto dei controlli sani. Il BAFF, (B cell-activating Factor) non è IgE correlato, appartiene alla famiglia dei TNF, ed è responsabile di numerosi disturbi e di fenomeni immunologici a cascata tipici dell'infiammazione da cibo (dall'artrite alla Sindrome del Colon Irritabile). Grazie al BAFF viene richiuso il circolo dei fenomeni non IgE, legati a cibo, connessi con low grade inflammation e stress ossidativo. La molteplicità dei disturbi correlabili al BAFF è notevole, come vedremo nei successivi paragrafi.

La questione delle intolleranze e il cambio di paradigma infiammatorio

È un tema che richiede finalmente chiarezza: ciclicamente, infatti, quel tema si trasforma in una "questione", anche grazie a una comunicazione da parte dei grandi media tesa più a cercare il titolo a effetto che a informare con puntualità. Eurosalus lo ha rilevato riprendendo nel 2008 un'inchiesta delle Iene, nel 2011 con un servizio di Striscia la Notizia sulle intolleranze in farmacia e inserendosi in numerosi fatti di cronaca spiegandone gli aspetti scientifici.

Le reazioni infiammatorie provocate dal cibo sono un problema sentito da tutti e trasformare le intolleranze alimentari in una questione di principio ci ricorda il tempo del Concilio di Trento (1545-1563). Lì furono persi almeno 18 anni di discussioni per decidere quale fosse il sesso degli angeli. Così oggi da una parte si schierano sanitari (medici e non medici) che identificano allergie al cibo in modo spesso poco corretto e chiedono inutili e pericolose diete di eliminazione, mentre dall'altra parte si schierano dotti accademici che negano l'esistenza delle intolleranze, persi nella ricerca di improbabili anticorpi responsabili di allergie.

Tutto questo avviene mentre le persone continuano a stare male per processi infiammatori che né gli uni né gli altri cercano di capire davvero.

Il Corriere della Sera, nell'aprile 2012, ha dedicato uno speciale a questo tema, chiamandomi poi a discutere in un dibattito pubblico in Sala Buzzati questi temi, per un colloquio animato da un duplice obiettivo: contribuire, appunto, alla chiarezza necessaria anche per non trasformare il tema in uno spauracchio; evidenziare come l'evoluzione scientifica stia rimodellando il concetto di intolleranza alimentare in quello di reazione infiammatoria dovuta al cibo.

Su questo secondo punto in particolare, stiamo guidando un cambio di paradigma che i lettori di Eurosalus ben conoscono, per affrontare finalmente il tema delle reazioni infiammatorie connesse con l'alimentazione e superare in modo scientifico il dualismo attualmente esistente. Da un lato allergologi e ricercatori che rimangono fermi alla ricerca dell'anticorpo giusto, continuando a difendere il proprio potere, incapaci di guardare i dati scientifici che da almeno 4-5 anni riempiono le riviste segnalando evoluzioni scientifiche portentose. Dall'altro c'è invece chi affida a test assolutamente ascientifici e spesso improbabili, diagnosi effettuate con modalità giustamente criticate dai citati servizi di Striscia e delle Iene. Questa situazione ha fatto delle intolleranze una sorta di totem, allontanando gli scienziati e le persone dalle possibili soluzioni. Ecco il senso del nostro cambio di paradigma: affermare concetti nuovi e già riconosciuti dalla scienza quali l'infiammazione da cibo, e la definizione di intolleranze che siano espressione di infiammazione difensiva (non di allergia) come la recente scoperta della Gluten Sensitivity ha dimostrato in modo esemplare; i dati scientifici ci consentono oggi di sfidare convenzioni incrostate dall'azione del tempo e gli interessi che le sostengono.

Infiammazione da cibo e obesità

L'infiammazione da cibo può provocare ingrassamento. Questo dipende dalla visione evoluzionistica del rapporto con il cibo.

Eppure ci sono persone che negano ancora la relazione tra infiammazione e metabolismo a dispetto dei molti lavori scientifici che chiariscono come la produzione di BAFF dovuta a un'eventuale intolleranza alimentare possa davvero provocare un indesiderato ingrassamento.

Resta poco comprensibile come molti dietologi ed "esperti" continuino a ripetere la stessa storia secondo cui una intolleranza alimentare può solo determinare diarrea e malassorbimento e quindi dare solo dimagrimento. Oggi sappiamo che non è vero. Si può provare a spiegarlo alle persone che pur mangiando poco, o facendo tantissimo sport, si rendono conto di ingrassare perché qualcosa nel loro rapporto col cibo non funziona.

Per quelli che amano la scienza e la sua evoluzione, e per quelli che cercano di trovare soluzioni pratiche efficaci per i propri pazienti, le ultime ricerche sono davvero di grande aiuto.

Un gruppo di medici austriaci ha scoperto nel 2007 che l'infiammazione a basso grado (come quella tipica delle reazioni immunitarie) attiva dei macrofagi (cellule del sistema immunitario) che si trovano nel tessuto grasso, e che questi provocano tutte le reazioni necessarie perché l'organismo anziché consumare calorie e energia le accumuli sotto forma di grasso [2].

Il lavoro di Zeyda non è l'unico: sappiamo che Mitchell Lazar ha pubblicato fin dal 2004 su Science i lavori che spiegano perché i macrofagi possono produrre resistina, come semplice risposta all'infiammazione a basso grado e determinare così insulino resistenza e la risposta difensiva di accumulo di grasso nelle cellule adipose.

Nello stesso modo numerosi lavori hanno precisato che il BAFF, citochina profondamente legata alla infiammazione da cibo, determina direttamente dei fenomeni di insulino resistenza, creando finalmente il ponte tra infiammazione e ingrassamento, e stimolando poi la produzione di adipochine che determinano obesità.

E non basta: si sta scoprendo che il modo di mangiare, la presenza di cibi che generano infiammazione e il rapporto tra carboidrati e proteine nei singoli pasti non provocano solo malattie infiammatorie croniche (per esempio l'artrite reumatoide), ma anche dei cambiamenti dei nuclei delle cellule che portano a malattie come la steatosi epatica, le malattie cardiovascolari e altro ancora. Lavorare sull'infiammazione da cibo infatti significa lavorare in modo profondo sulla salute e sulla prevenzione.

E allora perché i dietologi che sono sempre in televisione o sulle riviste più diffuse negano questi aspetti scientifici? Un pensiero viene: sappiamo che in Italia i cibi più coinvolti sono il lievito, il frumento e il latte. Ammetterlo metterebbe in profonda crisi il mercato delle merendine, dei biscotti e della pasta; mercati che probabilmente devono mantenere i loro attuali livelli...

L'aspetto più interessante dell'infiammazione da cibo è comunque che il tipo di ingrassamento che determina è spesso localizzato. Lieviti e sale danno frequentemente una tipica disposizione del grasso in eccesso sui fianchi e sulle gambe; il latte facilita l'ingrassamento addominale e delle spalle, e così via (segnali, sempre segnali...).

In molti casi le reazioni infiammatorie e metaboliche che determinano l'ingrassamento possono essere meglio controllate con l'aiuto di alcuni integratori naturali, che diventano in un certo senso dei dimagranti fisiologici.

Inoltre, per fortuna l'infiammazione da cibo guarisce, e può anche guarire bene.

Infiammazione, cibo e artrite

Il segnale alimentare può diventare importante anche per il trattamento di uno dei disturbi più diffusi nel genere umano, erroneamente considerato un problema "obbligato".

Una volta si cercavano alimenti dotati di virtù antinfiammatorie, e i ricercatori erano impegnati a trovare un eventuale analgesico naturale da mettere nel piatto. Una serie di scoperte relativamente recenti, e in tumultuosa espansione, ci ha fatto capire che la qualità del cibo, il rapporto tra carboidrati e proteine in ogni singolo pasto, e l'azione sull'insulina indotta dal cibo sono le cause principali di moltissimi casi di artrite reumatoide.

Le adipochine, sostanze prodotte nel tessuto adiposo, sono i nuovi fattori emergenti della infiammazione, e questo significa che scelte alimentari corrette possono portare alla guarigione in modo naturale.

Su Eurosalus abbiamo già discusso in molte occasioni di come l'alimentazione possa incidere sulla nascita e sul mantenimento della artrite reumatoide per l'effetto infiammatorio delle intolleranze alimentari (allergie alimentari ritardate), ma a questa conoscenza già certa si aggiunge oggi la comprensione di quanto l'equilibrio dei diversi componenti alimentari possa incidere nel provocare e mantenere l'infiammazione articolare.

Le adipochine sono una scoperta relativamente recente (la prima, la leptina, è stata scoperta solo nel 1994) ma in realtà i loro effetti si sentono in tutto l'organismo e non c'è processo infiammatorio in cui non siano presenti. Sono coinvolte nel metabolismo, nella regolazione ormonale, nella fertilità, nelle reazioni infiammatorie, nell'artrite e in numerose altre condizioni. Il BAFF (B Cell Activating Factor) stimolato dalla presenza di una infiammazione da cibo, svolge esattamente questo tipo di azioni.

A fronte di una diffusione così importante stupisce che in realtà anche molti medici non ne conoscano nemmmeno l'esistenza, e soprattutto l'importanza; le adipochine provocano o controllano in pratica quasi tutti i fenomeni infiammatori e dolorosi dell'organismo e la scienza le sta presentando come "i fattori emergenti dell'infiammazione". È certo comunque che le adipochine siano coinvolte con la nascita e il mantenimento dell'artrite reumatoide e dei dolori articolari in genere.

Per capire come stride in medicina questa mancata conoscenza dell'azione di queste sostanze, basti pensare che entrando in un reparto di Reumatologia e chiedendo se è possibile fare qualcosa con l'alimentazione per i malati di artrite, di solito ci si sente rispondere male, o al massimo che è sempre meglio dimagrire un po', mentre nel novembre 2007 è stata pubblicata su Nature Clinical Practice Rheumatology una documentatissima ricerca sul ruolo delle adipochine in reumatologia e sulle possibilità terapeutiche di queste scoperte [3]. Questa ricerca è stata addirittura proposta da Medscape (organo deputato negli USA anche all'educazione medica) come aggiornamento per i medici di fine anno 2007.

Le più importanti oggi conosciute sono la Leptina, la Adiponectina, la Resistina e la Visfatina. Tutte derivano da un'alimentazione che attivi insulinoresistenza, e quindi i principi di dietaGIFT sono quelli che si possono applicare terapeuticamente per ridurre e controllare la loro produzione.

In pratica significa che una prima colazione seria e ben fatta, può già essere il primo passo per iniziare un cammino di guarigione che rispetti la fisiologia e la ricerca scientifica più innovativa. Interessante il rapporto con il BAFF descritto da Bombardieri [4] che spiega come questa citochina attivi la capacità dei fibroblasti sinoviali reumatoidi di indurre infiammazione, ovvero, traducendo per i meno tecnici, faccia venire l'artrite e danneggi le cartilagini.

I disturbi connessi con l'infiammazione da cibo

In relazione alle ultime ricerche, molti disturbi e malattie sono correlabili a una infiammazione da cibo, in cui gli alimenti possono essere causa o concausa indifferentemente. In molti casi, di fronte a malattie rilevanti, come un Lupus o un'Artrite Reumatoide, ci si rende conto che l'organismo ha lanciato per anni segnali che sono stati a lungo inascoltati attraverso sintomi solo apparentemente più banali (eritema solare, colite eccetera). Il nuovo paradigma non cerca di identificare nuovi disturbi, ma di aiutare tutti a capire che uno stato infiammatorio preesistente può essere letto in modo diverso e che la prevenzione può agire correttamente anche in questi casi. E l'elenco è assolutamente incompleto.

- Colite;
- cefalea;
- meteorismo;
- cistite ricorrente;
- candidosi recidivante;
- dermatite da nichel;
- reflusso gastroesofageo;
- crampi addominali;
- riniti;
- malattie infettive ricorrenti;
- russamento;
- prurito;
- gonfiore delle gambe;
- dolori articolari;

- tendenza al sovrappeso;
- afte;
- malattie infiammatorie intestinali;
- artrite reumatoide e reattiva;
- diabete e obesità;
- sinusiti micotiche;
- vasculiti;
- lupus;
- endometriosi;
- gestosi.

Per la sindrome del colon irritabile e per le malattie infiammatorie intestinali si vedano gli scritti di Shulman, in relazione alla evidenza flogistica del Colon Irritabile, molto più di quanto pensato da chi la considera solo una malattia su base emotiva [5].

Per l'Artrite correlata all'alimentazione, oltre a quanto già detto per il BAFF, si veda quanto sostenuto da Karatay relativamente alla riattivazione artritica durevole dopo somministrazione alimentare e i lavori di Lago relativi alle adipochine come fattore emergente della immunoflogosi [3].

La domanda tipica, "Ma come devo mangiare dottore?" assume oggi un significato ben più profondo e potente, sia per la prevenzione che per la terapia.

Ogni realtà clinica è diversa. Per trasformare questa conoscenza in efficacia di effetti sulla salute è indispensabile entrare in relazione con la singola situazione, portare nella pratica la percezione del campo di riferimento della persona, le sue abitudini, la sua storia, la sua cultura, da leggere con un nuovo algoritmo. Contestualizzare è la pratica di ciascuno. Si devono trovare gli strumenti idonei, diversi per ciascuno e le giuste chiavi di accesso alla sfera psicoemotiva di ogni persona.

La tazzina di caffè zuccherata

Tra i segnali che vanno a incidere con forza sull'aspetto metabolico di ogni persona e che condizionano molti aspetti fisici ed emotivi, c'è quello dello zucchero e della dolcificazione, che non può essere letto in termini di calorie, ma solo come segnale, come induttore di reazioni evoluzionistiche che possono cambiare la vita di una persona.

Capita frequentemente di sentire in televisione o in qualche corso o convegno che l'effetto sull'ingrassamento di una mela o di una tazzina di caffè zuccherato sia pressoché identico.

In fondo, si dice, contengono entrambi lo stesso numero di calorie: circa 30, quindi perché privarsi del piacere di un buon caffè dolce?

Chi come noi ha studiato più da vicino gli effetti sulla glicemia di quella tazzina (ma poco cambierebbe se si trattasse di un bicchiere di bibita zuccherata o di un tè dolcificato) si rende subito conto del fatto che 6-7 g di zucchero bianco disciolti in un liquido e ingeriti a digiuno (appunto nella "pausa caffè") vengono assorbiti dal nostro intestino in pochi minuti e vanno a innalzare in modo rilevante la nostra glicemia, quasi come se avessimo fatto un'abbuffata natalizia di cibo.

I nostri 5 litri di sangue, infatti, contengono in tutto 2-3 grammi di glucosio (fate i calcoli: ematocrito 40%, glicemia plasmatica 80 mg/dl) e leggono come un'anomalia il repentino innalzamento dovuto a quello "tsunami" zuccherino sconosciuto al nostro organismo negli 800 mila anni che hanno preceduto l'avvento dello zucchero raffinato. Grazie al provvidenziale intervento dell'insulina il pericolo viene scongiurato e la glicemia viene riportata a livelli accettabili in breve tempo, tuttavia l'organismo non resta indenne di fronte a questo piccolo insulto, che io e mio fratello Luca, autori di *DietaGIFT dieta di segnale*, chiamiamo il "segnale dell'elefante" per il potente effetto ingrassante di segnale che esso riporta ai centri di controllo ipotalamici del nostro cervello [6].

E l'effetto non è solo quello del segnale ingrassante, ma anche quello di un segnale sull'umore. Un aspetto della questione l'avevamo già indagato (sempre io e mio fratello Luca) con il volume *Prevenire e curare la depressione con il cibo*, in cui spiegavamo gli effetti deleteri del continuo su e giù glicemico sull'umore e sulla disponibilità di serotonina al cervello [7]. Un gruppo di ricerca italiano ha invece indagato

(Ceriello et al. del Centro Studi Alimentazione) gli effetti deleteri di queste oscillazioni sull'endotelio (lo strato cellulare interno) dei vasi sanguigni, e sullo stress ossidativo, oggi ritenuto responsabile di numerose patologie degenerative nonché di invecchiamento precoce.

Si ritiene che oscillazioni dei livelli plasmatici di glucosio possano essere maggiormente coinvolte, rispetto a valori alti ma stabili di glicemia, nella generazione del danno vascolare e del rischio cardiovascolare. A supporto di queste considerazioni, in un altro studio (Scott D. et al. 2008) è stato osservato che il fattore nucleare kB, marker di infiammazione, è incrementato dopo l'assunzione di un pasto a base di pane o di glucosio 3 volte di più di quanto osservato in seguito all'assunzione di un pasto con indice glicemico inferiore a base di pasta integrale.

Questo spiega perché in realtà la produzione di citochine infiammatorie e la resistenza insulinica siano le radici comuni alle patologie degenerative e croniche oggi più diffuse, come ha scritto Bazar già nel 2006 su Medical Hypothesis [8]. Si tratta di depressione, cardiopatia, cancro, allergia, obesità e diabete, cui si aggiunge anche la Sindrome metabolica con tutti i suoi correlati psichici e mentali

Food and mood

Evidentemente c'è chi mette i bastoni fra le ruote alla serotonina e al buonumore. Se oggi entriamo in una farmacia ed esaminiamo quali siano i prodotti più venduti, saremo sorpresi nel constatare come, subito dopo gli analgesici, la classe di farmaci più richiesta sia quella degli antidepressivi. Quindi facciamo uso di farmaci, più che per curarci, per vincere le nostre paure più profonde: quella del dolore, ma anche quella della solitudine, della depressione, della tristezza e della dipendenza affettiva.

Ma è così da sempre? Cinquant'anni fa non sembravano esservi così tante persone bisognose di cure antidepressive. E in più il fenomeno sembra espandersi, coinvolgendo anche ragazzi e bambini, in modo molto rapido con dinamiche simili a quanto verificatosi con alcol, fumo, droghe, iperalimentazione e altre dipendenze. Di fronte a ciò viene da chiedersi quali siano le basi biologiche di questa pericolosa deriva. Conoscerle può significare essere in grado di difendersi.

Molti antidepressivi, e in particolare i cosiddetti SSRI (inibitori del reuptake della serotonina) sono studiati in modo da aumentare le disponibilità di serotonina per i recettori della cellula nervosa. La serotonina è un mediatore di segnale connesso con uno stato di benessere generale, di sicurezza, di serenità.

Più ne abbiamo, più ci sentiamo sereni, soddisfatti ed equilibrati. Risolti tutti i problemi, dunque? Antidepressivi a pioggia, e ogni problema psicologico si attenua, dal marito infedele alla frustrazione professionale?

Purtroppo non è così: come ogni sostanza psicoattiva, la serotonina induce resistenza. La presenza di flussi di serotonina anomali, come fossero onde innaturali provenienti dall'esterno vengono registrate dalla cellula nervosa come piccoli insulti dai quali difendersi attraverso una riduzione del numero dei recettori, col risultato, nel lungo periodo, di avere necessità di sempre maggiori dosaggi.

Quando i dosaggi crescono le normali emozioni positive e le gioie della nostra vita quotidiana, non sono più capaci di darci alcun sussulto: o riceviamo un'overdose di serotonina, o alle nostre cellule nervose non facciamo neppure il solletico. Ecco così che ciò che avevamo preso per avere un pochino di sollievo psicologico ci diventa indispensabile, e si trasforma in dipendenza biochimica. Siamo sicuri di volere tutti andare in questa direzione?

Nel libro *Prevenire e curare la depressione con il cibo* io e mio fratello Luca abbiamo evidenziato come vi siano numerose vie alternative per affrontare questo grave problema senza cadere per forza nella dipendenza farmacologica.

Tra le varie, un'alimentazione corretta (ancora un segnale), che rimuova i continui picchi endorfinici e serotoninici legati ad assunzioni massive di zuccheri semplici, ci può rendere più forti e meno sensibili agli sbalzi d'umore. In tale testo abbiamo segnalato l'esistenza (al pari di ciò che avviene, per esempio, con la resistenza insulinica nei pre-diabetici) del fenomeno di "resistenza serotoninica".

La via per una migliore comprensione dei nostri stati mentali disturbati passa attraverso una profonda comprensione delle basi biologiche delle nostre reazioni e dei nostri comportamenti.

La resistenza serotoninica è uno dei concetti chiave che può aiutarci nell'individuare – nella gamma di strumenti a disposizione di ogni buon clinico, farmaci compresi – il mix più idoneo per la salute e il benessere di chi ci chiede assistenza.

Con il nuovo paradigma si affronta la connessione profonda di un campo individuale in modo più completo e olistico.

Infiammazione e cancro

Non voglio certo affrontare qui il tema dell'induzione alimentare delle forme tumorali, tema già discusso e codificato dalla WCRF (World Cancer Research Fund) e dall'AICR (American Institute for Cancer Research) nei loro congressi annuali e attraverso le loro campagne di informazione. È un tema di importanza immensa e in continua evoluzione.

Rilevo solo che dalle loro indicazioni emerge che i due elementi più rilevanti nell'induzione tumorale sono proprio quei segnali su cui abbiamo discusso finora: la presenza di citochine infiammatorie e la resistenza insulinica. Questo significa che i segnali che si possono dare all'organismo per controllare questi due aspetti sono davvero numerosi e importanti. Le scelte alimentari possono migliorare sia l'uno sia l'altro.

La perdita di massa grassa in un soggetto malato di cancro che abbia massa grassa in eccesso, è un evento legato al miglioramento della sensibilità insulinica, e migliora decisamente la prognosi della malattia. In parole povere, chi ha il cancro essendo grasso, se inizia a modificare le proprie abitudini alimentari perdendo quel grasso in eccesso migliora notevolmente la propria prognosi.

L'azione è modulata dalle stesse citochine di cui abbiamo parlato finora (BAFF, TNF) e dall'attivazione del Fattore Nucleare kB (NF-kB) che modula appunto il metabolismo e consente o meno la produzione di Vascular Endotelial Growth Factor (VRGF), citochina che facilita la produzione di nuovi vasi su cui la forma tumorale può progredire.

Il dato è questo: in un terreno che sia infiammato da una reazione immunologica (per esempio da un'infiammazione da cibo), c'è una maggiore possibilità di sviluppare metastasi. Dove non ci sia questa attivazione infiammatoria, la metastasi non si genera.

In questo senso il lavoro di Pier Mario Biava, legato a una terapia di segnale del cancro attraverso i fattori di modulazione delle cellule staminali, si inserisce perfettamente in questo modello di terapia nutrizionale e ne diventa l'ideale complemento.

Ancora una volta, attraverso un cambio del paradigma si ottengono effetti di rilievo sulla prevenzione e sulla cura di malattie croniche e degenerative importanti.

Citiamo un paio di lavori che hanno definito questo aspetto; entrambi sulla necessaria presenza di macrofagi attivati e di cellule correlate per l'induzione di angiogenesi e metastatizzazione [9].

Quindi questa conoscenza diventa una buona ragione per informare la gente comune della enorme potenza del segnale alimentare sulla loro salute. Ripetiamo che nel momento in cui un equilibrio si rompe e per esempio compare una malattia tumorale, il fatto di controllare la resistenza insulinica e perdere la massa grassa in eccesso migliora prognosi e possibilità di guarigione (WCRF London 2007 e AIRC 2009 e 2011 Washington). Anche l'attività fisica, con l'attivazione dei canali GLUT4 porta al miglioramento della sensibilità insulinica e a impedire la localizzazione metastatica (esempio prostata, mammella). L'attività fisica è un segnale di ricchezza e di controllo della paura…

Razionale del trattamento dell'infiammazione da cibo ed epigenetica

Ecco allora che la possibilità di controllare l'infiammazione che origina dalla più vasta superficie di contatto con il mondo esterno dell'organismo (400 metri quadrati) diventa strumento di potente significato sia a fini terapeutici sia preventivi.

Attraverso il cambiamento dei comportamenti e una consapevolezza diversa, la percezione del benessere amplifica il campo energetico di ciascuno e porta ogni persona ad avere finalmente di nuovo in mano le redini della propria storia.

In questa nuova percezione la malattia è in realtà una "Benettia" cioè una condizione di avviso e di segnale, che consente di interpretare la perturbazione dell'energia e dell'equilibrio armonico dell'organismo come una sorta di "Warning light". Significa che nel nostro corpo la genetica non è il destino. Si possono ascoltare i segnali e reinviarne altri, di ricchezza, pace, equilibrio per arrivare alla guarigione.

Sul piano alimentare, sappiamo che ripercorrendo la strada dello svezzamento infantile si può riproporre la via alla tolleranza. Infatti il contatto con il GALT (sistema immunitario associato all'intestino) determina lo sviluppo di tolleranza e imprinta il futuro degli esseri viventi [10]. Calder con i suoi lavori ha studiato il diverso ruolo dei nutrienti nel periodo neonatale per l'induzione delle diverse malattie riconfermando che il periodo neonatale è il periodo più importante per la genesi della tolleranza mentre Ogra ha analizzato i diversi cibi che orientano la formazione neonatale dell'equilibrio tra i diversi tipi di cellule T (TH1 e TH2) [11].

Lo stesso aspetto di rieducazione alla tolleranza è espresso dalla percezione dell'intestino neonatale come regolatore immunologico e dalla certezza che questo stesso approccio sia utilizzabile nell'adulto che ha perso la tolleranza immunologica in un modo o nell'altro.

Siamo tutti allergici e intolleranti a tutto: il controllo attivo fa la differenza

La prima comunicazione scientifica del Congresso Mondiale di Allergologia tenutosi a Vancouver nel 2003 (First Main Lecture, tenuta da Kent HayGlass) lanciava un monito importante, che avrebbe dovuto essere ripreso e seguito dagli allergologi a livello mondiale.

Fu proprio a seguito di quella relazione che il professor HayGlass pubblicò sul FASEB Journal un articolo molto tecnico ma estremamente preciso sul fatto che a parità di tutte le altre condizioni, l'unica vera differenza tra una reazione di allergia o di intolleranza e una NON reazione, cioè quella che normalmente viene chiamata la normalità, fosse legata a una semplice regolazione di risposta di un particolare recettore cellulare [12].

In realtà nel corso degli anni successivi, questa comprensione dello svezzamento come fenomeno naturale che aiuta tutti (bambini e adulti) a raggiungere la tolleranza immunologica verso gli alimenti, ha aiutato a comprendere la visione evoluzionistica della relazione con il cibo e l'importanza dei segnali. I lavori di Stockinger relativi allo svezzamento sono la dimostrazione più evoluta di quanto lo svezzamento e la rieducazione alimentare siano l'unica via evoluzionistica che ha consentito nei millenni la nostra sopravvivenza e che consente oggi di interferire terapeuticamente sulla gestione di numerose patologie infiammatorie croniche [13].

Non sono i pollini a essere cattivi, o le molecole di latte a diventare pericolose, ma è la nostra regolazione interna che fa orientare l'organismo in una direzione o nell'altra.

Nella sua relazione di Vancouver il professor HayGlass richiamava infatti la sintesi dei lavori scientifici più importanti sul perché dell'allergia, e postulava con molta chiarezza la risposta alla domanda fatta da tante persone per molti anni: "Perché si diventa allergici?".

La risposta può essere sintetizzata in modo un po' tautologico ma estremamente chiaro: al momento della nascita tutti siamo allergici e intolleranti a tutto, anche perchè abbiamo dentro di noi le tracce immunologiche di tutti i possibili antigeni esistenti (per i lavori sulla regione ipervariabile delle Immunoglobuline, che confermava questa tesi, lo scienziato nippo-americano Susumu Tonegawa vinse il premio Nobel per la Medicina nel 1987).

L'incontro con gli antigeni alimentari che avviene in modo molto graduale attraverso l'allattamento e lo svezzamento (se ben fatto) consente di sviluppare tolleranza in modo graduale nei confronti delle diverse sostanze: sia quelle alimentari sia quelle respiratorie.

La tolleranza avviene grazie alla produzione di interleuchina 10 (IL10) e di TGF Beta, due citochine che consentono di attivare un processo di tolleranza della sostanza anziché stimolare la risposta allergica.

Ma all'interno, tra allergico e non allergico, non c'è differenza. Tutti siamo uguali, ma è la particolare presenza di sostanze che aiutino il controllo (minerali antiallergici come Zinco e Rame, antiossidanti come il Resveratrolo che stimolano la IL10, fitoterapici come l'Olio di Perilla), e soprattutto l'equilibrio dello stimolo antigenico all'interno di un adeguato livello di soglia che determinano se una persona reagirà tollerando una sostanza o non tollerandola, ed esprimendo allergia.

La riproposizione di questi dati oggi, a distanza di qualche anno dalla loro comunicazione, è necessaria perché la sensazione è che rispetto a indicazioni unificanti, direi quasi olistiche, che cercavano di riportare l'allergia all'interno di una percezione globale delle sue cause, stiamo purtroppo assistendo in tempi recenti a una frammentazione dei concetti relativi all'allergia che sembrano dare solo valore alla utilizzazione di farmaci sintomatici, senza incidere sulle motivazioni di fondo della malattia.

Lo svezzamento è davvero il momento preferenziale in cui il neonato passa dall'essere intollerante a tutto a diventare tollerante e in grado di mangiare di tutto. La possibilità di definire la regolazione intestinale nella vita neonatale e in seguito, rappresenta la chiave di lettura della nostra opportunità attuale di cambiamento. Mi piace riportare integralmente una frase del citato lavoro di Stockinger.

The intestinal mucosa faces the challenge of regulating the balance between immune tolerance towards commensal bacteria, environmental stimuli and food antigens on the one hand, and induction of efficient immune responses against invading pathogens on the other hand. This regulatory task is of critical importance to prevent inappropriate immune activation that may otherwise lead to chronic inflammation, tissue disruption and organ dysfunction[2].

---

[2] Cfr. [13].

Rieducazione alimentare epigenetica e infiammazione da cibo: dove studiarla?

Nel corso degli ultimi anni è diventato importante diffondere le basi di questo nuovo paradigma. Questo libro è un esempio pratico di questa possibilità e della sua importanza.

Gli strumenti di marketing non mancano, a partire dai due siti (italiano e inglese) di Eurosalus, la sua integrazione con Facebook, le rubriche settimanali su Donna Moderna, la pubblicazione di libri su Amazon.co.uk (Becoming friends with food again), le comunicazioni in radio (Radio24) e in TV e la formazione in università e i corsi di alta formazione per i farmacisti. Tutti strumenti di comunicazione del nuovo paradigma che anima la nostra conoscenza.

Recaller Program è un nuovo test che ci consente di analizzare i valori di infiammazione da cibo e di identificare i gruppi alimentari che hanno indotto la produzione di Immunoglobuline G (IgG) verso gli alimenti. La chiave di lettura è puramente evoluzionistica, potendosi definire quali sono stati i contatti immunologici con il cibo negli anni precedenti per potere riportare l'organismo verso la tolleranza.

Recaller Program rientra nelle terapie di segnale e di tipo informativo che il nuovo paradigma della medicina sta sviluppando. Ha basi scientifiche certe, aiuta il recupero della tolleranza, consente di attivare una riduzione infiammatoria e propone finalmente il cibo come AMICO.

Si può effettuare in molte e sempre più numerose farmacie italiane e in alcuni centri medici con direzione sanitaria. L'impostazione alimentare è definita sotto stretta supervisione medica.

Sul sito www.recallerprogram.com sono indicate tutte le farmacie in cui è possibile effettuare il test ed essere seguiti su questo aspetto.

Il tempo della guarigione

Lo svezzamento è un tempo di graduale conquista dell'amicizia col cibo. Il bambino vi arriva con naturalezza, mentre l'adulto deve seguire un tempo di drenaggio, di disintossicazione senza mai perdere la tolleranza acquisita. Si tratta di un tempo in cui l'organismo riprende la consapevolezza di sé. Un passaggio fondamentale che trova sul piano fisico riscontri di rilievo: la riduzione infiammatoria porta a essere più sgonfi (edema mesenchimale ridotto) con meno tossine (citochine infiammatorie ridotte) e metabolicamente più attivi (azione leptinica di attivazione ormonale).

Un aspetto che viene talvolta ritenuto marginale, come il nutrirsi, diventa quindi oggi un fondamentale strumento per aiutare l'intero organismo a recuperare il proprio benessere, con un cambiamento della percezione del cibo che è il segnale di un paradigma in evoluzione che continueremo ad approfondire negli anni.

Stiamo occupandoci quindi di terapie informazionali, adatte a tutte le patologie degenerative moderne: consentono di integrare i segnali di regolazione e di usare strumenti semplici efficaci ed ecosostenibili, per stimolare autostima e capacità di guarigione.

L'equilibrio insulinico e l'infiammazione da cibo sono segnali fondamentali per l'intero organismo. Questa comprensione ci consente di usare una terapia PRO che ricrei equilibrio riducendo al minimo le terapie ANTI che chiudono solo valvole di sicurezza.

Parliamo di strumenti che sviluppano insieme, in modo etico e sostenibile, risposte di benessere sia individuali sia sociali.

Il buffet lunch

Di fronte a un mondo che sta cambiando, con qualche anno di ritardo ma in modo importante Michelle Obama è stata testimonial delle nuove indicazioni del Dipartimento dell'Agricoltura degli USA (Fig. 15.2). Lo stesso dipartimento che per 40 anni ci ha "regalato" piramidi alimentari i cui effetti sociali sono stati devastanti. Ora c'è stato un cambio radicale di impostazione che ha portato a descrivere ogni singolo pasto con un'immagine di bilanciamento tra Carboidrati, Proteine, Frutta e Verdura (Fig. 15.1), ridando valore alla giusta quantità di proteine.

Il nuovo schema propone una rottura delle supposizioni presenti con le vecchie piramidi alimentari, impone finalmente l'uso di cereali integrali, chiede di ridurre il sale e i cibi salati, e di evitare le bevande zuccherate, dolcificate o dolci.

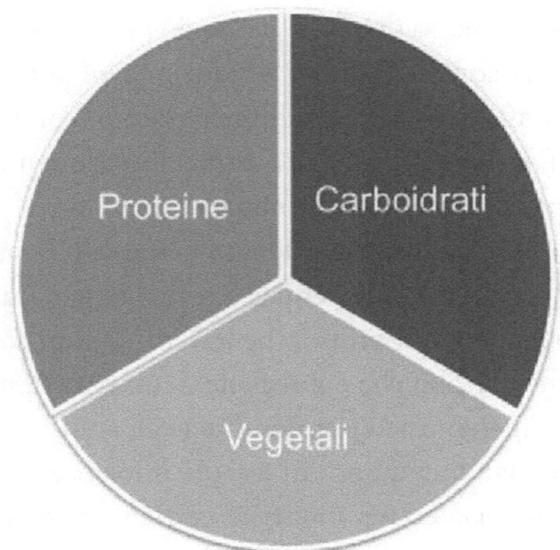

Fig. 15.1 Bilanciamento tra proteine, carboidrati e vegetali di DietaGIFT

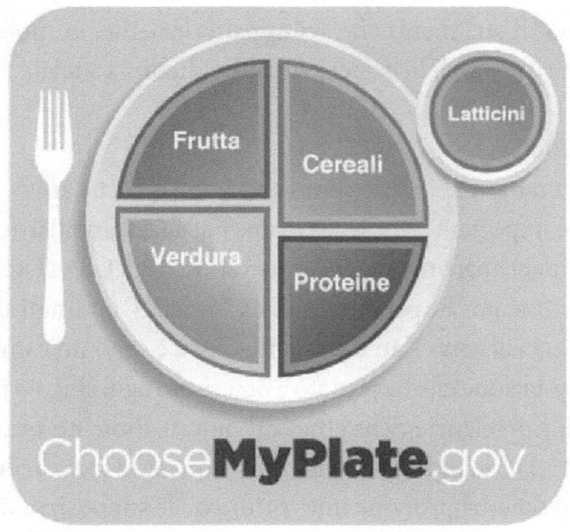

Fig. 15.2 Schema del Dipartimento dell'Agricoltura degli USA adottato da luglio 2011. Fonte: www.choosemyplate.gov

Si tratta dello stesso schema che DietaGIFT, che è dieta di segnale, adotta e richiede da oltre 10 anni. L'importante è arrivarci...

Un ipotetico "buffet lunch" dovrebbe essere organizzato nel rispetto di tutte le possibili scelte. Celiaci, persone con reazioni ai lieviti, vegetariani, vegani, obesi, diabetici e ovviamente anche i buongustai dovrebbero avere la possibilità di scelta amplissima con pieno rispetto del piacere, del gusto e della salute. Eccone un possibile esempio:

- pinzimonio di verdure a bicchiere scomposto;
- composta di verdure marinate in salsa acidula;
- insalatina di cereali con mazzancolle all'erba cipollina;
- pachini ripieni con mousse alle erbe;
- pennette integrali con verdure croccanti;
- insalata di pollo e radicchio;
- straccetti di bresaola con carciofi;
- turbante di branzino;
- noci e mandorle non tostate;
- pane integrale;
- patate bollite;
- piatto di orzo o di cous-cous;
- frutta fresca;
- acqua minerale naturale e gasata;
- vino bianco;
- vino rosso.

Bibliografia

1. Arslan Lied G. et al., *Intestinal B cell-activating Factor: an indicator of non-IgE-mediated hypersensitivity reactions to food?*, in "Alimentary Pharmacology & Therapeutics" (luglio 2010), vol. 32, n. 1, pp. 66-73
2. Zeyda M. et al., *Human adipose tissue macrophages are of an anti-inflammatory phenotype but capable of excessive pro-inflammatory mediator production*, in "International Journal of Obesity" (London) 2007 September, vol. 31, n. 9, pp. 1420-1428
3. Lago F. et al., *Adipokines as emerging mediators of immune response and inflammation*, in "Nature Clinical Practice Rheumatology" (2007), vol. 3, n. 12, pp. 716-724
4. Bombardieri M. et al., *Extended report: A BAFF/APRIL-dependent TLR3-stimulated pathway enhances the capacity of rheumatoid synovial fibroblasts to induce AID ex-*

pression and Ig class-switching in B cells, in "Annals of the Rheumatic Diseases" (ottobre 2011), vol. 70, n. 10, pp. 1857-1865

5. Shulman R.J. et al., *Increased gastrointestinal permeability and gut inflammation in children with functional abdominal pain and irritable bowel syndrome*, in "Journal of Pediatrics" (giugno 2008), vol. 153, n. 5, pp. 646-650

6. Speciani A.F., Speciani L., *DietaGIFT dieta di segnale*, Rizzoli, Milano, 2009

7. Speciani A.F., Speciani L., *Prevenire e curare la depressione con il cibo*, Fabbri, Milano, 2006

8. Bazar K.A., *Obesity and ADHD may represent different manifestations of a common environmental oversampling syndrome: a model for revealing mechanistic overlap among cognitive, metabolic, and inflammatory disorders*, in "Medical Hypotheses" (2006), vol. 66, n. 2, pp. 263-269

9. Lin E.Y. et al., *Macrophages regulate the angiogenic switch in a mouse model of breast cancer*, in "Cancer Research" (1 dicembre 2006), vol. 66, n. 23, pp. 11238-11246; e E.Y. Lin, J.W. Pollard, *Tumor-Associated Macrophages Press the Angiogenic Switch in Breast Cancer*, in "Cancer Research" (1 giugno 2007), vol. 67, n. 11, pp. 5064-5066

10. Kelly D., Coutts A.G.P., *Early nutrition and the development of immune function in the neonate*, in "Proceedings of the Nutrition Society" (maggio 2000), vol. 59, n. 2, pp. 177-185

11. Calder P.C. et al., *Early nutrition and immunity – progress and perspectives*, in "British Journal of Nutrition" (ottobre 2006), vol. 96, n. 4, pp. 774-790; P.L. Ogra, R.C. Welliver Sr., *Effects of early environment on mucosal immunologic homeostasis, subsequent immune responses and disease outcome*, in "Nestlé Nutrition workshop series. Paediatric programme" (2008), vol. 61, pp. 145-181

12. Campbell J.D. et al., *Allergic humans are hyporesponsive to a CXCR3 ligand-mediated Th1 immunity-promoting loop*, in "The Faseb Journal" (febbraio 2004), vol. 18, n. 2, pp. 329-331

13. Stockinger S., Hornef M.W., Chassin C., *Establishment of intestinal homeostasis during the neonatal period*, Cellular and Molecular Life Sciences (novembre 2011), vol. 68, n. 22, pp. 3699-3712

16. Praxis e poiesis

di Fabio Burigana

L'*homo faber*[1] può operare nel mondo con due approcci sostanzialmente differenti.

Li abbiamo voluti caratterizzare con i termini *praxis* e *poiesis*[2].

L'umano che agisce nel mondo, trasformandolo secondo la sua volontà può operare nei confronti di entità che considera completamente passive, prive di vita propria (opera secondo la *praxis*) oppure può operare nei confronti di entità dotate di una vita e attività proprie (opera secondo la *poiesis*).

Nell'operare dell'umano avrà maggior importanza "come" l'uomo considera queste entità rispetto alla loro reale natura intrinseca.

L'approccio secondo la logica della *praxis* può esser tenuto anche nei confronti di intere popolazioni: esse possono essere fatte spostare da una parte all'altra, come per esempio fece Stalin, operando con quella che può, a ragione, esser chiamata "ingegneria sociale".

Lo spostamento di intere popolazioni da una parte all'altra della Russia, senza tener conto dei loro desideri, volontà o sentimenti, può infatti esser considerata un'opera ingegneristica in cui si reifica la propria ideologia con materiale passivo, non dotato di vita propria.

---

[1] Per "homo faber" intendiamo l'uomo che opera nel mondo secondo conoscenza.

[2] Da Aristotele in poi questi termini sono stati utilizzati in modo differente. Pur consapevole che il loro utilizzo è discutibile ho preferito mantenerli limitando il loro significato a quanto sarà indicato nel corso della lettura. Nella praxis l'azione si giustifica in se stessa non curandosi del risultato. Nella poiesis è il risultato, ciò che si produce, a giustificare l'azione, quindi l'azione va continuamente modulata portando l'attenzione al suo prodotto. In questo senso, allargando il significato aristotelico, indichiamo con praxis l'azione umana che, partendo da un progetto, vuole realizzarlo a ogni costo, non curandosi delle conseguenze di questa realizzazione nella complessità della vita. Nella poiesis l'attenzione è sempre rivolta alla complessità della vita.

La miopia di tale *homo faber* sta nel non veder la vita di qualcosa o qualcuno che di vita propria è invece indubbiamente dotato.

Trovare le cause di tale miopia, dolosa o colposa che sia, è uno degli obiettivi di questo lavoro.

Appare quindi chiaro che l'operare secondo *praxis* è attitudine dell'ingegnere: il suo operare sarà corretto quando il materiale è effettivamente privo di vita come lo può essere il cemento, il granito o una qualsiasi macchina.

Approccio polare a quello della *praxis* è quello della *poiesis*: è l'approccio del giardiniere con le rose del giardino.

Il giardiniere riconosce le rose come dotate di una loro vita e il suo operare consiste nell'aiutarle a crescere nel migliore dei modi rispettando la loro natura.

Il termine *poiesis* è comunemente usato in biologia: per esempio *eritropoiesis* indica il processo vivente grazie a cui vengono a formarsi gli eritrociti, i globuli rossi.

Da *poiesis* deriva la parola "poeta" che evidenzia la creazione organica.

Ecco dunque due atteggiamenti estremi. L'uno che porta a termine il proprio obiettivo guardando il mondo solo nell'ottica del suo progetto astratto: l'albero sarà per lui solo legno o carta, l'animale solo carne o pelliccia. L'altro che tiene sempre presente la reale natura di ciò con cui opera: per esempio l'educatore che, senza introdurre nulla di proprio, vuol far emergere nello studente quello che già è presente in germe.

Poiesis implica riconoscimento e rispetto mentre nella *praxis* il raggiungimento degli obiettivi prescinde dallo scrupolo di ferire o di distruggere realtà dotate di vita.

È evidente che l'errore della *praxis* sta nel non riconoscimento della vita quando è presente, il non riconoscimento di un'attività propria all'ente o al sistema su cui si vuole agire. Si tratta infatti di un agire privo di capacità di interagire.

Diventa importante distinguere ciò che non ha vita come il cemento, i mattoni; da ciò che ha vita come un prato, un animale, l'uomo.

Livelli di complessità

L'argomento è molto vasto, ma un primo semplice canone di differenziazione è la capacità di rispondere in maniera attiva a una sollecitazione.

Finché si parla di materia ed energia si rimane nel mondo dell'inanimato dove la *praxis* conserva la sua piena legittimità, quando si introduce il concetto di "informazione" l'ente di cui si parla appartiene a un altro livello di complessità.

"L'informazione è la differenza che fa la differenza" diceva Bateson.

Il riscaldamento della pietra sotto la luce del sole o lo spostamento della pianta alla ricerca della luce sono due fenomeni profondamente diversi.

Il non aver colto questa differenza è alla base di molti aspetti della crisi del mondo moderno.

Nel caso della pietra che si riscalda il processo è completamente passivo, di fatto la pietra viene riscaldata secondo delle precise leggi fisiche; nel secondo caso una differenza nelle condizioni ambientali (spostamento della luce: la differenza) è alla base dello spostamento attivo della pianta (la seconda differenza).

Nel primo caso il fenomeno può essere espresso con un algoritmo ed è completamente prevedibile se si conoscono i parametri in gioco.

Nel secondo caso la risposta della pianta cambierà in relazione alle sue memorie presenti (anche genetiche ed epigenetiche) e alle altre variabili ambientali.

L'ente inanimato può legittimamente essere rappresentato fuori dal suo ambiente, in uno spazio puramente mentale; può anche, ai fini della previsione del suo divenire, essere rappresentato in maniera puramente quantitativa.

Ciò non è possibile con il vivente che è sempre inserito in un ambiente e nei confronti di esso adotta sempre un comportamento attivo.

Esistono quindi due tipi di entità: quelle che si muovono solo in maniera passiva in risposta a sollecitazioni esterne (livello 1) e quelle attive che sono dotate di una capacità intrinseca di movimento (livello 2, vegetali).

A questo livello di complessità, presente in tutti gli esseri viventi, seguono i livelli che permettono la nascita di un'interiorità (livello 3, coscienza) e quello che porta alla consapevolezza di questa interiorità (livello 4, autocoscienza).

In tutte le culture, escludendo forse la nostra cultura occidentale, l'azione nei confronti di questi 4 livelli di complessità ha presentato 4 diverse implicazioni etiche e 4 distinti atteggiamenti che sono, per semplificare, quello del fabbro, dell'agricoltore, del pastore e dell'educatore.

Forgiare un metallo non è come coltivare una pianta né come allevare un animale né tanto meno come educare un bambino.

Prospettive antiche e nuove in biologia

La concezione meccanicistica in biologia, strettamente connessa alla rivoluzione industriale è all'origine di questa disfunzione conoscitiva ed etica e ha pesanti ricadute in tutti i settori delle attività umane.

Pensare il funzionamento della cellula e quindi di tutte le strutture organiche come un meccanismo è quanto ha caratterizzato la biologia e quindi anche la medicina del '900.

Ancora oggi il meccanicismo in biologia non è considerato una prospettiva o una visione ma semplicemente l'unico modo di approcciare i fenomeni biologici in maniera scientifica.

I processi tipici del vivente vengono ridotti ai loro singoli componenti e alla fine si ha a che fare con singole reazioni biochimiche che si intersecano fra loro come in una catena di montaggio.

Catena di montaggio estremamente complicata, ma non dissimile da qualsiasi altra catena di montaggio.

La scoperta scientifica che maggiormente ha contribuito a sostenere questa visione, accanto agli innegabili meriti è stata la scoperta del DNA e della sintesi delle proteine da parte di Crick e Watson nel 1953, coronata con il progetto genoma nel 2000.

Il "dogma della genetica" che afferma: "un gene, una proteina" doveva portare il progetto genoma a risolvere tutti gli enigmi della vita e inoltre sembrava dare la possibilità di approcciare tutte le malattie dalla loro origine: la proteina alterata che rimanda al gene malato, al gene mutato.

Ecco che quindi appare possibile realizzare la terapia manipolativa per eccellenza, sostituisco il gene malato e ho risolto se non tutti almeno gran parte dei problemi di salute ancora prima che si manifestino.

Certo rimarranno i fatti traumatici e tossici da veleni biochimici, rimarranno alcune malattie infettive ma le grandi malattie degenerative non saranno più un problema. Poiché non tutti si ammalano a causa dei tossici ambientali, nelle malattie da essi causati c'è sicuramente una componente genetica. Bisognerebbe riuscire a identificarla e, chissà, forse anche l'industria del tabacco potrebbe riproporre i suoi prodotti, magari con una semplice manipolazione genetica.

Sul pacchetto di sigarette invece di scrivere "nocivo alla salute" si potrebbe scrivere "da fumare solo se portatori del gene X o Y". E il gene in questione potrebbe essere introdotto con un semplice intervento di ingegneria genetica.

Genetica ed epigenetica

Si è visto invece che le cose non stanno in questo modo, che sono pochissime le malattie dovute a una mutazione singola e che, per di più, molte malattie non sono correlabili neanche a un *pattern* di mutazioni.

Anche la rilevazione degli SNPs (il polimorfismo genetico a singolo nucleotide[3]), riesce tutt'al più a spiegare un aumentato rischio dello sviluppo di quella malattia.

Ecco quindi emergere nella biologia l'epigenetica, la regolazione dei geni dovuta a fattori ambientali che perdura nel tempo, si trasmette per via transmitotica e può trasmettersi anche per via transgenerazionale come gli stessi geni.

Se i geni rappresentano i punti luce per illuminare una stanza e i

---

[3] Si parla di polimorfismo genetico quando una variazione genetica ha una prevalenza maggiore dell'1% nella popolazione. Questa variazione genetica può essere silente o può portare a un'alterazione della struttura della proteina con conseguente alterazione della sua funzione.

geni attivi rappresentano le luci accese, l'epigenoma rappresenta la regolazione per cui all'attivazione dell'interruttore solo alcune luci si accenderanno mentre altre rimarranno comunque spente.

È dovuto all'epigenoma il fatto che le cellule differenziate di un organismo, pur presentando lo stesso genoma (gli stessi punti luce) hanno una differente morfologia e funzione (regolazione degli interruttori).

Questa regolazione epigenetica dipende dall'ambiente.

L'organismo risponde quindi in maniera attiva, intelligente alla situazione ambientale e questa risposta coinvolge tutte le subunità di cui è formato (cellule, organi e sistemi).

La struttura e la funzione dell'organismo, che è in continua trasformazione, oltre a rappresentare il genotipo, rappresenta anche la sua storia, tutte le modificazioni che quell'organismo ha attivato per rispondere alle modificazioni dell'ambiente.

L'organismo è quindi sempre connesso a un ambiente in maniera attiva attraverso dei processi cognitivi in quanto questi sono l'espressione della conoscenza dell'ambiente da parte dell'organismo stesso.

Complessità in biologia

Nell'organismo questi processi cognitivi che sono le attività vitali (respirazione, nutrizione, movimento…) e le subunità che formano la struttura sono intessute assieme. Questo è il motivo per cui posso smontare e rimontare un orologio ma non posso smontare e rimontare un cane. Infatti un cane è un sistema complesso.

Qualsiasi cambiamento io operi su una parte di un sistema complesso si ripercuote su tutto il sistema che non sarà quello più di prima. Esso andrà a cercare nuovi equilibri che si riveleranno molte volte imprevedibili.

Per conoscere il vivente non è sufficiente quindi conoscerne la biochimica e il genoma ma bisogna approcciarlo nella sua interezza.

E interezza significa sì struttura ma anche comportamento, interiorità.

Già Claude Bernard disse che scopo della scienza è conoscere tutte le reazioni biochimiche che corrispondono a una particolare emozione ma mai sarà dato di sapere perché a reazioni biochimiche date corrisponda quella particolare emozione.

Dal livello più basso (la biochimica) non si può spiegare il livello più alto (l'interiorità, l'emozione, il comportamento).

Credere di poter ridurre tutto alla biochimica, o peggio pensare che il livello biochimico sia quello della realtà, ha implicazioni etiche molto pericolose: non riconoscendo la vita, la coscienza e l'autocoscienza l'uomo non si pone limiti nel campo della manipolazione.

Implicazioni etiche

Quello che vogliamo qui proporre è una nuova visione che dovrebbe avere una ricaduta non solo nell'ambito della scienza ma anche in quello dell'economia per arrivare fino all'etica.

La visione universalmente accettata è che il procedere della scienza è riduzionistico: conoscere vuol dire ridurre la materia e la vita ai suoi costituenti fondamentali.

Il lavoro dello scienziato ha come presupposto indiscutibile questa modalità e non è compito della ricerca occuparsi delle basi epistemologiche del suo lavoro né tantomeno occuparsi delle sue finalità.

Come l'operaio nella catena di montaggio può essere un esperto nell'applicazione di una serie di ingranaggi senza saper niente di quello che è successo prima, di quello che succederà dopo e soprattutto dell'organizzazione generale e del progetto, così il ricercatore può passare dallo studio di un enzima a un altro enzima, oppure da un gene a un altro gene senza cogliere che quello che sta facendo dovrebbe andare nella direzione di conoscere la Vita e lo scopo di una miglior conoscenza della Vita dovrebbe sempre essere il miglioramento della vita degli altri esseri viventi.

Il rischio è proprio quello che il ricercatore, occupandosi unicamente di un particolare gene o di un enzima specifico perda di vista il reale senso del proprio lavoro.

L'ottica riduzionistica è miope, fa vedere il particolare e fa perdere la visione d'insieme e quindi fa perdere la centralità della Vita e dell'umano.

La visione della complessità che porta alla *poiesis* permette il riconoscimento della centralità della Vita e il rispetto che ne consegue non è più norma etica che sopraggiunge dall'esterno bensì un'inevitabile conseguenza di tale visione.

È difficile fare del male a qualcuno dopo averlo guardato negli occhi, è tanto più facile farlo se si pensa si tratti di un insieme di molecole.

È difficile mettere il profitto al centro della propria vita se minimamente si riesce a intuire la natura della vita stessa.

Il presupposto per entrare in questa visione del mondo è attivare il pensiero per renderlo più conforme alla realtà.

Dopo aver approfondito un elemento in maniera analitica si dovrà ricondurlo sempre al suo contesto per non perdere mai la visione globale: un enzima nell'organismo, una ricerca nel contesto socio-economico.

In un mondo in cui è richiesto un aumento della consapevolezza umana per sopravvivere, nei limiti della sua capacità di visione e dei dati in suo possesso, l'uomo è eticamente tenuto ad allargare il suo orizzonte cognitivo.

Solo nell'emergenza, sia essa medica, economica o sociale, e per brevi periodi si può puntare solo sulla sopravvivenza senza tener conto del contesto.

Importante è anche non confondere mai la mappa con il territorio.

Per quanto dettagliata una mappa non potrà mai sostituire la conoscenza diretta del territorio.

Una mappa dipende sempre dagli strumenti di misura che si possiedono e dal proprio filtro rappresentativo.

Una mappa, inoltre, decontestualizza la realtà.

La mappa deve essere usata per orientarsi ma, dopo averla consultata, è sempre necessario confrontarsi con la realtà.

In medicina ciò significa che tutti gli esami medici devono sempre essere integrati con la conoscenza diretta, quanto più approfondita possibile, della persona e del suo contesto.

Caratterizzazioni del mondo della vita

Le parole chiave per accedere al mondo della vita secondo l'ottica della complessità sono state già presentate ma saranno riprese per sviluppare in maniera organica il nuovo approccio:

- informazione;
- memoria;
- comportamento;
- coscienza;
- autocoscienza e capacità di riconoscimento.

Le prime 3 appartengono al vivente a tutti i livelli, la numero 4 compare con il mondo animale, la numero 5 con l'umano. Ci possono tuttavia essere delle eccezioni.

Informazione

L'informazione permette all'organismo, assieme alla sua capacità di autoregolazione, di rispondere in maniera attiva ai mutamenti dell'ambiente. Questo implica l'esistenza di strutture deputate a riconoscerli. A livello cellulare questa funzione è svolta dalle proteine di membrana e da tutti i fattori che regolano l'espressione dei geni. Negli organismi più evoluti è svolta dagli organi di senso.

I sensi permettono la conoscenza dell'ambiente o meglio permettono di attivare un processo cognitivo nei confronti dell'ambiente mettendo in atto delle strategie comportamentali che a loro volta saranno informazioni per gli altri organismi.

Memoria ed eredità

Le informazioni hanno la caratteristica di portare nell'organismo ricevente cambiamenti che tendono a permanere nel tempo.

Stiamo parlando della memoria: l'organismo conserva il ricordo dell'informazione e dell'efficacia della strategia comportamentale messa conseguentemente in atto.

Le memorie filogeneticamente più antiche sono quelle legate al codice genetico e, salvo possibili mutazioni, tendono a mantenersi stabili nel corso del tempo e si trasmettono ai discendenti.

Le memorie genetiche sono transmitotiche e transgenerazionale, ovvero non solo si trasmettono da cellula madre a cellula figlia nell'ambito dello stesso organismo ma possono passare da una generazione all'altra: questa è l'eredità genetica.

Le altre memorie possono essere divise in memorie a breve termine, memorie a lungo termine e memorie legate all'epigenoma; queste ultime possono essere transmitotiche e transgenerazionali esattamente come le memorie genetiche. In questo caso si parlerà di eredità epigenetica.

Nelle memorie a breve termine il cambiamento, dovuto all'informazione che viene dall'esterno, rimane a livello del citoplasma ed è destinato a scomparire dopo un certo tempo se non è rinforzato.

Nelle memorie a lungo tempo avvengono dei cambiamenti a livello del nucleo.

Affinché la memoria possa essere transmitotica o transgenerazionale, ovvero avere la possibilità di passare per via ereditaria da un organismo a un altro, deve intervenire il genoma (il DNA) o la sua regolazione epigenetica (dovuta agli istoni, alle metilazione del DNA o al micro RNA).

C'è però una differenza sostanziale: mentre il DNA cambia solo casualmente e il DNA buono per quell'ambiente passa alle generazioni future solo perché gli altri organismi soccombono, l'epigenoma è la risposta specifica dell'organismo che potrà essere tramandata per via ereditaria.

Considerando che l'epigenoma è tanto più modificabile quanto più precocemente riceve le informazioni dall'ambiente, si capirà che una buona igiene della gravidanza non solo avrà come ricaduta una maggior salute dell'organismo del nascituro per tutta la durata della sua vita ma anche una maggior salute per le generazioni future (questo naturalmente vale anche per l'adulto).

Indirizzare la ricerca in questo senso per ottimizzare l'epigenoma fin dal concepimento ha, purtroppo, una ricaduta economica molto inferiore rispetto alla scoperta di nuove molecole brevettabili o addirittura alla manipolazione dei geni.

Coscienza e autocoscienza

La coscienza può essere sperimentata solo direttamente dal soggetto.

Pensare che anche altri esseri possano essere dotati di coscienza è la credenza più radicata su cui si fonda l'esistenza. Degli altri esseri io posso vedere solo le manifestazioni esterne dei fenomeni coscienti.

Sicuramente i fenomeni della coscienza si fondano su un sostrato biologico ma non possono essere identificati con esso.

I fenomeni della coscienza possono essere indagati direttamente solo dal soggetto che sperimenta tali fenomeni.

Naturalmente anche la biologia alla base della coscienza può essere indagata ma le due visioni, interiore ed esteriore, devono essere integrate in un'unica sintesi.

La possibilità di indagare i fenomeni della coscienza implica il loro riconoscimento.

La coscienza della coscienza, l'autocoscienza, implica strutture biologiche adeguate ma, ancora una volta, non può essere identificata con esse.

La possibilità di riconoscere la coscienza e l'autocoscienza come fenomeni porta al quesito, ampiamente studiato, di come l'attività biologica possa influire sulla coscienza e se l'azione della coscienza possa influire sull'attività biologica.

Sarebbe come domandarsi: nel momento in cui mi occupo della coscienza, o di qualsiasi altro argomento, ciò succede in quanto nel cervello si attiva un'attività biologica oppure perché l'attività interiore fa iniziare un'attività biologica nel cervello?

Di particolare interesse a questo proposito sono gli studi con la fRM (risonanza magnetica funzionale con cui si evidenziano, in maniera indiretta, le aree encefaliche che si attivano) che hanno evidenziato come un'attività meditativa attivi il lobo prefrontale che a sua volta modula l'attività dell'amigdala che è legata alle emozioni e alla paura in particolare.

Vedremo fra poco come un'iperattività dell'amigdala oltre ad avere una base genetica è correlata con le prime relazioni di attaccamento.

Si può pensare quindi che l'amigdala oltre ad avere un genoma possieda anche un epigenoma che può essere modificato da una particolare attività meditativa.

Sviluppo dell'organismo

Lo zigote, l'incontro tra lo spermatozoo e l'ovocita porta già le antichissime memorie genetiche, il DNA, e le più recenti memorie epigenetiche di regolazione del DNA.

Il momento del concepimento deve esser visto come l'incontro dell'ovocita, una cellula grande, ricca di citoplasma con tutti i suoi organuli, con lo spermatozoo che porta sostanzialmente il DNA e la sua regolazione.

L'ovocita porta quindi tutta la parte metabolica del citoplasma e porta inoltre i mitocondri con il loro DNA mentre lo spermatozoo porta le informazioni.

L'ovocita accoglie lo spermatozoo e questo non può avvenire nel mondo esterno, ma in natura può avvenire solo nel corpo della donna, anzi in una parte specifica: le tube.

Poco si conosce sulla natura delle prime informazioni lo zigote che raccoglie fin dall'inizio della sua nuova vita.

È probabile che la condizione neuro-ormonale del momento del concepimento possa avere il suo peso.

Infatti la condizione neuro-ormonale dell'organismo è fonte di una messe di informazioni per tutte le cellule e probabilmente anche per lo zigote, la nuova cellula che vive all'interno della donna.

Durante tutto lo sviluppo embrionale e fetale ci sarà la continua interazione tra fattori genetici ed epigenetici con i fattori ambientali.Per brevità dirò solo che queste informazioni saranno legate all'alimentazione, agli eventuali tossici ambientali e al vissuto della madre.

Oggi sappiamo che queste informazioni potranno influire sull'epigenoma strutturando la regolazione del DNA in maniera tale che i loro effetti si potranno vedere nel corso di tutta la vita. Nell'essere umano la nascita non coincide con la fine dell'organogenesi, infatti l'encefalo continua a svilupparsi anche dopo la nascita.

Per questo motivo le prime relazioni con il mondo esterno e in particolare le relazioni di attaccamento con la madre saranno fondamentali per la salute del nuovo essere umano.

Secondo la teoria dell'attaccamento di John Bowlby le relazioni di attaccamento si sviluppano nei primi anni, si mantengono stabili e vengono usate per rapportarsi con il mondo.

La *strange situation*, sperimentazione condotta dalla Ainsworth sulla base della teoria dell'attaccamento, in cui la madre lascia il bambino a giocare da solo con un estraneo, porta a considerare 4 modalità distinte di attaccamento:

- sicuro;
- insicuro evitante;
- insicuro ambivalente;
- insicuro disorganizzato disorientato.

Queste 4 modalità corrispondono a diversi livelli di attivazione dell'amigdala e daranno quindi diversi livelli di risposta ansiogena e di stress a situazioni esterne, nuove o difficili.

Studi condotti su animali hanno evidenziato che carenze di cure da parte della madre portano a cambiamenti a livello dell'epigenoma delle strutture limbiche.

Per questo motivo non è difficile immaginare che i diversi livelli di attaccamento alla madre corrispondano a diversi assetti epigenetici che tendono a mantenersi nel tempo come capacità di affrontare le difficoltà della vita.

Esistono delle eccezioni: anche persone con una modalità di attaccamento più infelice possono cambiare. Ciò potrebbe dimostrare che situazioni ambientali favorevoli successive o un lavoro interiore di consapevolezza possa portare al cambiamento dell'epigenoma a livello del sistema limbico.

Nuove prospettive in medicina

A questo punto può esser presa in considerazione una nuova prospettiva di sviluppo della medicina, senza rinunciare ai risultati raggiunti dalla ricerca di chi abbraccia una visione meccanicistica.

Terapia per la medicina moderna significa ricerca della molecola più adatta per cambiare una particolare situazione biochimica: gli effetti che tale molecola può avere sull'intero organismo saranno presi in considerazione solo in un secondo tempo.

Nella visione della complessità, terapia significa fornire all'organismo informazioni che possano cambiare la suo normale risposta alle sollecitazioni dell'ambiente di qualsiasi natura esse siano. La terapia giusta sarà quella che fornirà al sistema le informazioni che gli mancano per attivare un comportamento più funzionale. Forniamo acqua alla rosa: non siamo più ingegneri ma diventiamo giardinieri. E in più un simile comportamento sembra essere anche molto più economico!

Ecco farsi chiara la possibilità di intraprendere, sia come terapia sia come prevenzione, un lavoro teso a modificare l'ambiente: dieta, stile di vita, approccio psicologico, eliminazione di tossici ambientali.

Una terapia farmacologica invece di basarsi su una molecola singola potrebbe già attingere agli alti livelli di complessità presenti in natura.

Già sappiamo molto bene che, salvo casi specifici di carenza, la vitamina singola non è efficace mentre, utilizzando il livello di complessità degli alimenti, lo sono i complessi vitaminici presenti in essi.

Non più quindi ricerca della molecola risolutiva ma ricerca di un ambiente salutare o di strutture complesse terapeutiche.

Purtroppo a questo punto sorgono inevitabili problemi legati alla non semplice brevettabilità di approcci di questo genere.

Mentre la molecola unica è brevettabile e la ricerca ne avrà un ritorno economico, la medicina della complessità non può attingere con la stessa facilità alla fonte economica.

Dunque, inevitabilmente, sarà opportuno prefigurare nuovi scenari economico-sociali dove possa svilupparsi una medicina della complessità che comunque dovrà fondarsi su prove di efficacia.

In una società che voglia piegare la vita al profitto e all'accumulo, in una società dove l'economia abbia il predominio e il controllo sulla cultura e sulla ricerca non vi è sviluppo possibile.

Bisognerà comunque tener conto della ricaduta economica delle linee di ricerca, la qual cosa è in accordo con l'ottica della complessità, ma si dovrà evitare che l'economia sia messa nelle condizioni di guidare la ricerca mettendola in posizione subalterna.

17. L'acqua informata

di Emilio Del Giudice, Alberto Tedeschi,
Nicola Del Giudice

L'acqua nei sistemi viventi è stata tradizionalmente considerata come un solvente in cui avvengono reazioni biochimiche e questo corrisponde all'idea comune dell'acqua che la comunità scientifica ha adottato nel passato. Questa visione va incontro ad alcune intrinseche incoerenze ed errori. Il rinnegare la centrale importanza dell'acqua negli organismi viventi si rifà al paradigma per cui le dinamiche biologiche si debbano necessariamente ridurre unicamente all'insieme delle reazioni chimiche. Le molecole da considerare sarebbero solo quelle che mostrano un'evidente attività chimica al contrario quindi dell'acqua (a eccezione del caso specifico dell'idrolisi)[1].

È relativamente semplice dimostrare quanto la realtà si scosti da questa ristretta visione "chimica" della materia vivente. Si prenda l'esempio di uno straordinario essere vivente come la medusa. Come si può continuare ad affermare che l'acqua contenuta nella medusa sia dello stesso tipo dell'acqua normale, quando la stessa medusa, che è costituita per oltre il 96% (ma in alcuni casi anche per oltre il 99%) di acqua, non viene disidratata per effetto osmotico dall'acqua di mare ovvero da una soluzione maggiormente concentrata [1]? La medusa è un essere vivente che riesce a muoversi e a cacciare pesci, ha proprietà urticanti, anche se l'acqua in essa contenuta è più diluita dell'acqua di mare in cui nuota; ovvero è maggiormente acquosa (ha minori sostanze disciolte in essa come minerali, proteine ecc.) dell'acqua di mare. Qual è la differenza tra l'acqua della medusa e l'acqua del mare circostante, ovvero qual è il ruolo dell'acqua nella

---

[1] Per altri contenuti e video: www.acquainformata.eu

materia vivente che l'esempio della medusa permette di evidenziare? Nel particolare caso della medusa abbiamo una prima risposta dal suo nome in inglese, *jelly-fish*, ovvero pesce gelatinoso, pesce-gel.

Un problema analogo si pone per noi esseri umani; anche noi siamo una soluzione acquosa diluita, poiché la nostra componente acquosa rappresenta il 60-70% della nostra massa e il 99% del numero totale di molecole componenti (questa discrepanza è spiegata dal fatto che la molecola d'acqua ha una massa piccola, 18 unità atomiche, mentre le altre biomolecole hanno una massa maggiore, dell'ordine delle centinaia o migliaia di unità atomiche). Nonostante questa predominanza di acqua nel nostro corpo noi rimaniamo interi e auto contenuti senza dissolverci in pozzanghere. Se ne conclude che l'acqua del nostro corpo ha proprietà diverse dall'acqua normale che esce dai rubinetti. Recentemente un gruppo di biologi americani ha rilevato che l'acqua intracellulare ha caratteristiche simili al vetro, una sorta di acqua-gel in cui le molecole sono molto correlate [2]. Perciò l'acqua della medusa non è un caso particolare ma una caratteristica generale degli esseri viventi. Nell'acqua normale questa caratteristica vetrosa viene ottenuta a temperature molto basse, dell'ordine dei 70-80 gradi sotto lo zero centigrado, cioè la temperatura di fusione del ghiaccio [3]. Nell'acqua degli organismi viventi perciò le molecole sono molto più correlate tra loro che nell'acqua normale alla stessa temperatura e mostrano un grado di correlazione interna che l'acqua normale esibisce a temperature molto più basse, trovandosi allora in uno stato metastabile (il vetro o il gel) rispetto allo stato di minima energia che a quelle temperature è il ghiaccio. Questo peculiare stato dell'acqua è stato trovato nello strato d'acqua attiguo a superfici idrofile [4]. Questo strato d'acqua che nel caso del Nafion può raggiungere lo spessore di 500 micron presenta le seguenti caratteristiche:

1. da esso sono esclusi i soluti; di qui il nome, "Exclusion Zone" (EZ), cioè zona di esclusione dato a questo tipo di acqua;
2. la sua viscosità è circa 10 volte maggiore di quella dell'acqua normale che si trova lontano da superfici idrofile;

3. l'acqua EZ è elettricamente carica negativamente e presenta una differenza di potenziale fino a 150 mV rispetto all'acqua normale a essa confinante;
4. presenta una fluorescenza nell'ultravioletto (UV) a una lunghezza d'onda di 270 nm;
5. il suo spessore cresce quando è illuminata con luce infrarossa.

Le proprietà 1 e 2 indicano l'esistenza di una forte correlazione tra le molecole, mentre le proprietà 3, 4 e 5 mostrano che le molecole d'acqua nello stato EZ hanno nuvole elettroniche profondamente ristrutturate rispetto all'acqua normale.

L'acqua EZ sembra avere una somiglianza con l'acqua biologica maggiore che con l'acqua normale come rilevato anche da Pagnotta e Bruni:

> interfacial and intracellular water is directly involved in the formation of amorphous matrices, with glass-like structural and dynamical properties. We propose that this glassiness of water, geometrically confined by the presence of solid intracellular surfaces, is a key characteristic that has been exploited by Nature in setting up a mechanism able to match the quite different time scales of protein and solvent dynamics, namely to slow down fast solvent dynamics to make it overlap with the much slower protein turnover times in order to sustain biological functions. Additionally and equally important, the same mechanism can be used to completely stop or slow down biological processes, as a protection against extreme conditions such as low temperature or dehydration[2].

Questo interesse per l'acqua è stato presente in biologia da molto tempo. Per esempio Albert Szent-Gyorgyi, premio Nobel per la Biologia per aver scoperto il meccanismo della contrazione muscolare,

---

[2] Pagnotta S., Bruni F., "The glassy state of water: A 'stop and go' device for biological processes", in *Water and the Cell*, Pollack G.H., Cameron I.L., Wheatley D.N. (eds), Springer, Heidelberg, 2007, pp. 93-112.

scriveva nel 1957 che gli scienziati non riuscivano a distinguere formalmente tra oggetti *animati* e *inanimati* perché la scienza biologica si era concentrata a studiare le sostanze caratteristiche degli esseri viventi (cioè le biomolecole) e aveva trascurato due matrici senza le quali le biomolecole non possono fare alcunché: l'acqua e i campi elettromagnetici [5].

Questa peculiare struttura dell'acqua liquida negli organismi viventi è stata recentemente studiata nell'ambito della Teoria Quantistica dei Campi, in particolare nella branca (elettrodinamica quantistica QED) dedicata ai campi elettromagnetici. In sintesi il contributo della QED è stato la dimostrazione del seguente teorema [6]. Un insieme formato da un gran numero N di particelle capaci di sussistere in una pluralità di configurazioni, quando la loro densità N/V supera un valore soglia al di sotto di una temperatura critica, entra in uno stato fisico nuovo, denominato *coerente*, rispetto allo stato in cui le particelle componenti sono reciprocamente indipendenti come accade nel gas. Nello stato coerente invece le particelle componenti oscillano all'unisono, tutte insieme, in fase con un campo elettromagnetico intrappolato all'interno dell'insieme, e perciò incapace di essere irradiato all'esterno; l'energia per particella di ogni componente dello stato coerente è più piccola, per un ammontare chiamato *energy gap*, di quella del componente del primitivo stato non coerente. La transizione tra stato non coerente e stato coerente è resa possibile proprio dalla presenza dell'energy gap. Inoltre questo guadagno energetico attira all'interno della regione coerente (chiamata Dominio di Coerenza, CD), la cui taglia è data dalla lunghezza d'onda del modo elettromagnetico responsabile dell'oscillazione coerente, le molecole circostanti per cui la densità della nuova fase coerente è maggiore di quella della fase originaria. È facile rendersi conto che questo processo delineato dalla QED descrive proprio la transizione di fase tra il gas e il liquido.

Tuttavia lo stato liquido non è unicamente descritto dallo stato coerente. Infatti l'attrazione elettrodinamica descritta sopra viene contrastata dalle collisioni termiche tra particelle che fanno perdere il passo alle molecole coerenti danzanti all'unisono. In conseguenza per ogni valore della temperatura esiste una frazione di molecole coerenti e una frazione di molecole incoerenti e ogni molecola transisce continuamente tra stato coerente e stato non coerente. Le due frazioni non sono perciò spazialmente separate.

Il caso dell'acqua è particolare, poiché l'oscillazione coerente connette in questo caso la configurazione di minima energia della molecola in cui gli elettroni sono fortemente legati (la ionizzazione richiede in questo caso 12.6 elettronvolt (eV)) e una configurazione eccitata a circa 12.1 eV, appena al di sotto della soglia di ionizzazione [7, 8]. Pertanto il dominio di coerenza dell'acqua liquida contiene un notevole numero di elettroni quasi liberi, capaci perciò di render conto della differenza di potenziale osservata nell'acqua EZ. Inoltre questo plasma di elettroni quasi liberi è suscettibile di essere ulteriormente eccitato, rendendo possibile alla luce del teorema generale sopra esposto di indurre una coerenza tra i domini di coerenza e quindi una struttura gerarchica di coerenze dell'acqua che produce una struttura frattale [9]. Vicino a una superficie idrofila l'attrazione tra le molecole d'acqua e la superficie compensa l'azione dissolvente degli urti termici e protegge la struttura coerente dell'acqua la quale perciò viene a trovarsi in una situazione analoga a quella in cui si troverebbe l'acqua normale a una temperatura più bassa di alcune decine di gradi. Perciò accanto a una superficie idrofila l'acqua assume la natura vetrosa [3] che lontano dalla superficie appare a 70-80 gradi sotto zero. Per quanto riguarda l'organismo vivente si noti che in nessun suo punto l'acqua dista più di una frazione di micron da una qualche superficie per cui si può assumere che tutta l'acqua vivente sia interfacciale. Lo stesso ruolo delle superfici può essere giocato dall'instaurazione di una coerenza tra i domini di coerenza che noi abbiamo altrove [7] chiamato *supercoerenza*.

È possibile interpretare la dinamica biologica alla luce di questi risultati sull'acqua [10]. Il punto essenziale è fornito dalla circostanza che due molecole, capaci di oscillare con frequenze rispettivamente n_1 e n_2, poste all'interno di un campo elettromagnetico esteso oscillante con frequenza n_0, sviluppano un'attrazione avente un raggio d'azione compreso nella taglia del campo qualora le tre frequenze succitate coincidano, cioè abbiano una differenza reciproca minore del *rumore termico* kT. Emerge allora il seguente schema di una biochimica governata elettromagneticamente. Quando l'acqua coerente oscilla con una certa frequenza iniziale essa attrae le molecole capaci di risuonare con questa frequenza. Le molecole attratte interagiscono tra loro chimicamente dando luogo a un'emissione di energia chimica (positiva o negativa) che, una volta assorbita dal campo elettromagnetico, ne modifica la frequenza dando luogo all'attrazione di molecole appartenenti a diverse specie. In tal modo il valore che le frequenze presenti nell'acqua assumono in un determinato istante determinano le specie molecolari che a quell'istante interagiscono, mentre l'energia prodotta dalle reazioni chimiche risultanti determina attraverso la variazione della frequenza del campo elettromagnetico le specie molecolari che interagiranno a un tempo successivo. Abbiamo perciò uno schema dipendente dal tempo di incontri chimici governati dall'acqua coerente. In altre parole nell'ambito del nostro schema la dinamica dell'acqua supercoerente fa emergere spontaneamente un contenuto informativo che prescrive alle biomolecole in essa presenti il da farsi.

Una conferma di questa ipotesi è stata fornita da recenti esperimenti compiuti dal gruppo diretto dal premio Nobel Luc Montagnier e interpretati nel quadro concettuale qui presentato [11]. In questi esperimenti frammenti di DNA appartenenti a differenti specie di micro-organismi sono sospesi in acqua contenuta in una provetta posta in una bobina elettrica. Quando la diluizione della sospensione eccede una soglia appaiono segnali elettromagnetici di frequenza ben definita compresa tra 500 e 3000 Hertz, purché nell'ambiente sia presente una qualche forma di rumore elettromagnetico, che, come discusso in [11], è la *materia prima* a partire dalla quale l'acqua costruisce i segnali. I segnali vengono registrati e spediti per via telematica (via mail come file audio in formato .wav), onde evitare rischi di contaminazione molecolare in un altro luogo, dove vengono forniti a una bobina al cui interno c'è una provetta contenente acqua pura. Successivamente a questo *imprinting* elettromagnetico, nell'acqua viene immesso un PCR che contiene i monomeri di cui è costituita la struttura polimerica del DNA e inoltre la relativa polimerasi, cioè il catalizzatore della reazione di polimerizzazione. In capo ad alcune ore in quest'ultima provetta appaiono i frammenti originali del DNA. Si noti che questo esperimento è molto delicato poiché il suo successo dipende criticamente da molte variabili ambientali, in particolare il rumore elettromagnetico. Non a caso finora il successo maggiore è stato riscontrato negli esperimenti condotti in Africa in cui il rumore elettromagnetico di fondo è dato principalmente dalle fonti naturali, mentre nei laboratori avanzati, in cui sono normalmente presenti apparati elettromagnetici funzionanti (per esempio le reti wireless provenienti magari da edifici vicini), la percentuale di successi è meno alta.

Nell'ambito dello schema concettuale ora enunciato la patologia può essere interpretata come una perdita da parte dell'acqua biologica di alcuni dei livelli della gerarchia coerente tra domini con la conseguente perdita del controllo elettromagnetico esercitato sulle biomolecole.

Sorge perciò la ragionevole ipotesi che un'acqua in cui si sia instaurata in qualche modo una supercoerenza, magari copiata dalla dinamica del vivente, può essere di aiuto nel ripristino di una corretta dinamica biologica in un organismo malato. A tale scopo, uno di noi, Alberto Tedeschi, ha elaborato una speciale procedura per produrre acqua supercoerente denominata metodo WHITE[3] [12, 13]. La procedura consiste nel riprodurre nelle strutture coerenti dell'acqua i segnali elettromagnetici prodotti dalla fotosintesi di un gran numero di specie vegetali e di alghe sospese nell'acqua (Fig. 17.1); in questo caso un fenomeno biologicamente basilare, centrato su una corretta respirazione cellulare [10], induce nell'acqua segnali elettromagnetici di valenza abbastanza generale (a causa della biodiversità delle specie inizialmente poste nell'acqua) da migliorare la respirazione di tutte le cellule.

---

[3] WHITE Holographic Bioresonance ®.

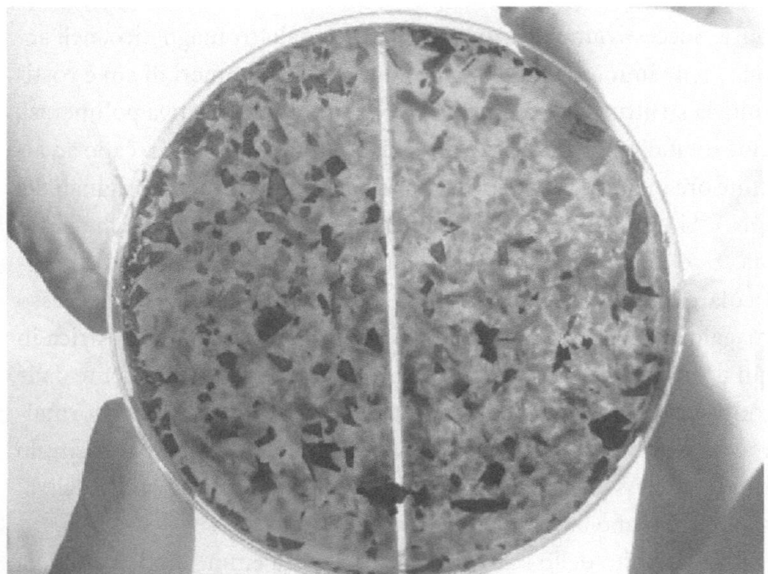

Fig. 17.1 Il filtro biologico fotosintetico alla base del metodo WHITE per ottenere acqua supercoerente

L'acqua supercoerente WHITE è infatti in risonanza con la materia vivente e presenta caratteristiche del tutto simili a quelle dell'acqua coerente biologica; questo permette di attivare una serie di rimedi (diluizioni omeopatiche e fitoterapiche, isoterapici, floriterapici – Fiori di Bach –, gel a base di acqua, cosmetici) basati sui principi della coerenza elettrodinamica, in cui la parte attiva non è costituita unicamente dai principi attivi in essi contenuti ma anche (e soprattutto) dall'acqua supercoerente, che si comporta come elemento attivo e in sinergia con gli eventuali principi attivi molecolari in essa diluiti.

Per verificare la giustezza dell'utilizzo di acqua supercoerente abbiamo elaborato un test clinico implicante l'impiego dell'acqua WHITE per trattare la psoriasi cronica. Una ricerca clinica condotta da Nicola Del Giudice, in collaborazione con un'università italiana[4] ha

---

[4]　SUN, Seconda Università di Napoli, Dipartimento di Medicina Sperimentale/Microbiologia/Prof.ssa Maria Antonietta Tufano.

evidenziato l'azione terapeutica del gel composto unicamente di acqua WHITE supercoerente privo completamente di principi attivi, nel trattamento della psoriasi cronica, ovvero di come l'acqua possa essere essa stessa da sola motore di un effetto terapeutico. Il gel è stato utilizzato in forma topica su 20 pazienti per un periodo di osservazione di 6 mesi con risultati altamente significativi. Sono stati presi in considerazione vari parametri fisiologici e clinici tra cui parametri sanguigni e psicologici. A distanza di 1 anno dalla fine del ciclo di trattamenti i pazienti sono stabili e non accusano ricadute a dimostrazione di quanto l'azione terapeutica di regolazione della coerenza lavori in profondità.

In conclusione la caratteristica coerenza dell'acqua biologica determina l'ambiente informativo della materia vivente. In particolare emerge la dinamica di campo informativo tra elementi collegati tra loro attraverso la fase, principio fisico che misura il grado di organizzazione e correlazione. Una nuova medicina basata sull'informazione attraverso acqua informata supercoerente, che regoli le gerarchie di coerenza biologica, apre nuove frontiere in ambito biofisico e medicale.

Bibliografia

1. Lowndes A.G., *Percentage of Water in Jelly-Fish*, in "Nature" (22 agosto 1942), n. 150, pp. 234-235
2. Zhou E.H. et al., *Universal behavior of the osmotically compressed cell and its analogy to the colloidal glass transition*, Proceedings of the National Academy of Sciences (2009), vol. 106, n. 26, pp. 10632-10637
3. Buzzacchi M., Del Giudice E., Preparata G., *Coherence of the Glassy State*, in "International Journal of Modern Physics B" (2002), vol. 16, n. 22, pp. 3771-3786
4. Zheng J.M. et al., *Surfaces and interfacial water: evidence that hydrophilic surfaces have long-range impact.* Advance in Colloid and Interface Science (novembre 2006), vol. 127, n. 1, pp. 19-27
5. Szent Gyorgyi A., *Bioenergetics.* Academic Press, New York, 1957
6. Preparata G., *QED coherence in matter*, World Scientific, Singapore, London, New Jersey, 1995
7. Del Giudice E., Tedeschi A., *Water and the autocatalysis in living matter*, in "Electromagnetic Biology and Medicine" (2009), vol. 28, n. 1, pp. 46-52
8. Del Giudice E., Spinetti P.R., Tedeschi A., *Water dynamics at the root of metamorphosis in living organisms*, in "Water" (settembre 2010), vol. 2, n. 3, pp. 566-586

9. Vitiello G., *Topological defects, fractals and the structure of quantum field theory*, http://arxiv.org/pdf/0807.2164v2.pdf

10. Voeikov V.L., Del Giudice E., *Water respiration: the base of the living state*, in "Water" (1 luglio 2009), pp. 52-75

11. Montagnier L. et al., *DNA, waves and water*, in "Journal of Physics: Conferences Series", The proceedings of DICE 2010: Space, Time, Matter - Current Issues in Quantum Mechanics and Beyond, 2011

12. Tedeschi A. (2010), *Is the living dynamics able to change the properties of water?*, in "International Journal of Design & Nature and Ecodynamics", vol. 5, n. 1, pp. 60-67

13. Del Giudice E. et al., *The interplay of biomolecules and water at the origin of the active behavior of living organisms*, in "Journal of Physics: Conferences Series", 329 (2011)

18. Il corpo, la scienza, il senso
Con variazioni su Avatar di J. Cameron
di Giuseppe O. Longo

Tutto avviene nel corpo, con il corpo e per il corpo, si nasce e si muore con il corpo, con il corpo si soffre e si patisce e si gode, la vita si genera con un atto rapido del corpo, il corpo è un mistero immanente e ricorsivo immerso in un altro e più vasto mistero immanente e ricorsivo che è l'ambiente biologico. Che le cose più importanti, l'amore, la vita, il nutrimento, la morte avvengano per e nel corpo aggiunge mistero al mistero dell'esistenza.

G.O. Longo, L'acrobata

Premessa: corpo, tempo, narrazione

Non vogliamo una casa asettica e disinfettata, squadrata e purificata: vogliamo il fortore del gatto e del cane, il fumo arricciato del caminetto, la brace occhiuta, la spera oscillante delle lucerne che ci hanno accompagnato per secoli sullo sfondo fuligginoso delle pareti. Il focolare non si deve spegnere. Quanti anni o secoli ci vorranno perché le lampadine elettriche e i termosifoni generino una costellazione domestica altrettanto confortevole e suggestiva? Raccontare storie intorno a un radiatore di ghisa che scalda senza mostrarci il fuoco? Il fuoco è necessario, vitale, consanguineo. Eppure ci raccontiamo le storie anche sotto le lampade ad arco dei riflettori: siamo capaci anche di questo, perché la narrazione è insopprimibile: la parola deve circolare, altrimenti moriamo senza morire. Infinita plasticità dell'uomo narratore, infinità plasticità delle storie narrate dall'uomo.

G.O. Longo, Il senso e la narrazione

In queste pagine esporrò alcune considerazioni sul corpo e sulla sua importanza sotto il profilo cognitivo ed esistenziale. Mi servirò anche, curiosamente, delle suggestioni fornite da un film del 2009, *Avatar*, di James Cameron, in cui lo splendore del corpo predomina su tutto il resto. Al corpo ho dedicato, tra l'altro, l'apertura dell'Introduzione a *Homo immortalis. Una vita (quasi) infinita*:

> Ciascuno di noi viene al mondo dopo un periodo indeterminato di buio non-essere, di sordo non-tempo, di immoto non-spazio, in un mistero incommensurabile dove l'infinitudine incontra il finito che per breve tratto si chiama vita. Scrive Hermann Broch nel romanzo per quadri *Gli incolpevoli*:

> "Essere partoriti da una madre, messi al mondo corporalmente da un corpo, essere un corpo, le cui costole si espandono, quando si inspira, corpo le cui dita possono afferrare una ringhiera per circondare ciò che è morto con ciò che è vivo, mutualità eterna dell'animato e dell'inanimato, l'uno celando l'altro in trasparenza infinita: sì, essere partorito e poi andarsene per il mondo, sulle morbide strade, passeggiare, mano della madre che non si può perdere, mano in cui la mano del bimbo sta chiusa e protetta; questa naturale tra le naturali felicità dell'esistenza..."

> E vorremmo che questa calda pienezza, questa felicità protetta durasse al di là dell'incrocio dei tempi, oltre l'angoscia del corpo di non essere più bambino, oltre il terrore di avvicinarsi alla non-vita, tanto più atroce in quanto si è gustata la vita fatta di sangue, di vene, di occhi. Tormento del divenire adulti, più che adulti, vecchi, di essere spinti nel girone della decrepitezza che sta per congiungere l'essere e il non-essere in una dolorosa unità, greve di puzzo, di nero, di corpi ormai colpevoli[1].

---

[1]   N. Bonifati, G.O. Longo, *Homo immortalis. Una vita (quasi) infinita*, Springer, Milano, 2012.

Per illustrare le difficoltà che ha incontrato il riconoscimento del valore cognitivo del corpo, basta percorrere a volo d'uccello la storia: Platone considera il corpo una sorta di carcere dell'anima, il cristianesimo l'ha spesso condannato per la sua riottosa propensione al peccato e in generale, nonostante le gioie estetiche ed erotiche che esso può elargirci, la sua irrimediabile soggezione alla vecchiaia, alle malattie e alla morte ne fa qualcosa di sospetto, di deludente, se non di colpevole. La vera nobiltà dell'uomo starebbe nella mente, o nell'anima, o nello spirito: ma si dimentica che le più sublimi creazioni di queste entità ineffabili sono rese possibili dal loro radicamento essenziale nel corpo.

Del resto, se una lezione abbiamo appreso dal parziale fallimento dell'impresa dell'Intelligenza Artificiale forte – che si propone di replicare l'intelligenza umana mediante programmi per calcolatore – è che la nostra intelligenza non può prescindere dal *corpo*, nel quale è radicata: un corpo che a sua volta è immerso nell'ambiente e in costante interazione con esso. Inoltre il corpo e l'intelligenza sono il frutto di una lunga evoluzione biologica che è sfociata in una complicata evoluzione bioculturale. La dimensione *sistemica* (sincronica) e la dimensione *evolutiva* (diacronica) della cognizione, il suo radicamento corporeo e il suo intimo contatto con le sinuosità del linguaggio ci consentono di affermare che l'intelligenza (umana, ma anche animale) è un fenomeno – o facoltà o evento o processo – insieme biologico, cerebrale, psicologico, ambientale, storico e sociale. Sì, anche sociale, perché non si dà intelligenza se non nella comunicazione, nell'esercizio linguistico e segnico che mette ciascuno in contatto permanente e dinamico con l'*altro*.

E l'altro è l'interlocutore umano, animale e anche minerale (si pensi all'attività scientifica, vero e proprio tentativo di interrogazione, anzi di dialogo con tutti i regni della vasta natura attraverso codici problematici e mutevoli). Ma, oggi, l'altro è anche l'insieme variegato degli artefatti tecnologici, soprattutto dei dispositivi e congegni prodotti da quella tecnologia dell'informazione che arricchisce giorno dopo giorno l'universo già tanto diversificato della comunicazione.

La dimensione sistemica dell'intelligenza e la sua scaturigine comunicativa hanno una conseguenza fondamentale, cioè che l'uomo si può a buon diritto definire una *macchina semantica*: audace espressione ossimorica, in cui si fondono un residuo di visione riduzionistica (l'uomo come congegno, l'*Homme machine* di Julien Offray de La Mettrie) e un'apertura che trascende irrimediabilmente la macchina e prelude all'illimite del *senso*. Ed è il senso che colora i nostri atti, che li dirige a obbiettivi carichi di significato, di valore e di presaga e sfumata ideazione del futuro o che, ripiegandosi la memoria sul passato, ci affaccia all'altra dimensione, quella dei ricordi, delle rievocazioni, delle reminiscenze che si accumulano nello sterminato regesto del tempo.

E il tempo – questa inafferrabile entità che scandisce la vita del corpo (e la sua morte, per accumulo non più tollerabile di esperienze), e che nel corpo archivia tracce mnestiche più o meno sbiadite e trasmutate, disponendo ricordi e attese in un loro complicato alfabeto per costruire istante per istante l'io stazionario ma transeunte che "io" sono – il tempo, per dirla con una felice espressione di Alberto Giovanni Biuso, "è la sottile e impalpabile filigrana che attraversa la coscienza e il sapere". Ecco che una filosofia della mente che voglia essere feconda di indicazioni sulla natura dell'uomo, che voglia cioè accogliere l'invito a conoscere noi stessi, non può non occuparsi del corpo-mente – immerso nell'ambiente e intriso di senso – e della sua costante interazione con il tempo-coscienza.

La narrazione

Per sfuggire alla mors-morsa gli uomini si sono inventati le storie, i racconti, le narrazioni: ciascuno di noi vive in una vasta costellazione di fiabe, di miti, di conversazioni, di rimandi, di parole. E tutte queste storie, tutte, sono vere. Se curano sono vere.

G.O. Longo, *Il senso e la narrazione*

Sulla scorta di queste riflessioni siamo portati a considerare il rapporto uomo-macchina e l'avvento del *post-umano* secondo una prospettiva semantico-intenzionale: se le macchine acquisiranno un giorno un'intelligenza di tipo umano, intessuta di emozioni e riflessa nello specchio enigmatico della coscienza, probabilmente ciò non avverrà lungo la strada della robotica, dove il *tutto-artificiale* resterà sempre qualitativamente diverso dall'*organico-evolutivo*; bensì tramite la progressiva *simbiosi* di naturale e tecnologico, tramite l'innesto in una base organica di elementi artificiali che potenzino le facoltà corporee e mentali, logiche e razional-computanti, dell'uomo e che insieme non soffochino le componenti antiche delle emozioni, dei sentimenti e del significato. In altre parole lungo la strada del *cyborg*.

Quanto al rapporto tra coscienza, linguaggio e realtà, se accettiamo la visione "enattiva" e costruttivista di Humberto Maturana e Francisco Varela, secondo cui la struttura percepita della realtà dipende in parte anche dalle modalità con cui la osserviamo (con cui cioè il nostro corpo-mente interagisce con essa), possiamo affermare che la mente, al pari della realtà percepita, emerge dalla lingua, dalle sue capacità di auto-descrizione e *narrazione*. Il punto nodale per cui la mente è mente e l'uomo è uomo è appunto la narrazione, che scaturisce dall'incontro tra la coscienza autoconsapevole e la realtà della quale essa è l'autoconsapevolezza. E questo incontro, espresso in narrazioni incessanti, viene partecipato agli altri.

Gli umani sono creature della narrazione: infinitamente narrano e si narrano, intrecciano dialoghi, accendono storie per illuminare le buie caverne del cuore e del mondo, recuperano e trasmutano ricordi. Viviamo tra una realtà soda e scabra, inconoscibile, una fornace enorme di perturbazioni e richiami e colori, e un'interiorità effimera ed elusiva: e tra le due, tra il mondo e noi, tessiamo col pensiero e con le parole un fragile ponte che si chiama *senso*. Dondola questo ponte al soffio ineguale di un vento cosmico, lasciando cadere fosforici frammenti: clessidre improvvise, anonimi centauri, geometri insonni, sillogismi lontani, stirpi sparse, anacoreti folli, plesiosauri silenti. Queste particole luminose compongono e ricompongono figure, e su quelle figure ci facciamo domande e narriamo storie. Solo la vertigine del domandare e del narrare può dar senso a una vita che alcuni dicono intessuta di pura casualità.

Staccati per sempre dalla florida matrice del mondo, tormentati dal pensiero, prigionieri delle parole, schiavi dell'interpretazione, smarriti in un lungo corridoio di specchi affacciati: siamo al centro di un grande, incomprensibile rimbombo. Questo rimbombo è la lingua del mondo, una lingua frenetica e densa, segreta e appassionata, una lingua che è nelle cose, una lingua che non cessa di essere parlata. Ecco allora la differenza essenziale tra uomo e computer: il computer non narra e non si narra, non si fa narrare storie che diano significato al suo "essere qui" corpomentale. Inoltre la narrazione implica un soggetto narrante e un ascoltatore, tra i quali tuttavia è illusorio tracciare una linea di divisione, perché chi narra si ascolta e chi ascolta si narra: questa inseparabilità paradossale, quasi inaccettabile dalla nostra mentalità dicotomica, è la base sulla quale si costruisce la mente sociale. Una verità forte di carattere fenomenologico contro i dualismi vecchi e nuovi e a favore di una scienza che recuperi le qualità e l'olismo dell'esperienza, in cui mondo e corpo-mente si vengono incontro e si fondono.

E la dimensione semantica dell'esperienza umana (e non solo umana, ma anche animale) deriva dalla necessità vitale di preservare il corpo e la sua integrità interpretando i fenomeni, i segni, gli eventi del mondo. La semantica elementare che ne deriva (buono: da mangiare, pericoloso: da fuggire) si complica fino a costituire il complesso dei significati che ciascun vivente dà al proprio essere nel mondo. La tutela del corpo e la necessità della sua continuità biologica rappresentano il vero e robusto baluardo contro ogni ipotesi, o tentazione, di sublimazione digitale e di assorbimento nel puro virtuale: perché il corpo non è solo un oggetto materiale che si possiede, ma è una dimensione di coincidenza: io *sono* il mio corpo. Come dice ancora Biuso, il corpo costituisce la pienezza di senso che è il mio essere al mondo, il mio stare nel tempo, il mio *essere* tempo.

Conoscenza del corpo, conoscenza della mente

> Soltanto il nostro cervello umano può prestare un significato alla cieca capacità dei calcolatori di produrre verità.
>
> *K. Popper*

Il sistema o macchinario conoscitivo individuale ha due modalità essenziali di funzionamento. La prima, più arcaica sotto il profilo sia filogenetico (della specie) sia ontogenetico (dell'individuo), è la conoscenza tacita, globale e immediata attuata dal corpo, nella sua struttura e nelle sue funzioni biologiche, e guidata dal sistema affettivo ed emotivo. La seconda, più recente sotto il profilo evolutivo e posteriore nello sviluppo dell'individuo, è la conoscenza esplicita, attuata nelle forme verbali e della razionalità. La prima è una conoscenza che si attua nel corpo e tramite il corpo, la seconda si attua nella mente o tramite la mente. La prima è una conoscenza *immersiva,* armoniosamente intonata all'ambiente e con esso in presa diretta (il corpo filtra ma non separa); la seconda è una conoscenza mediata (la mente filtra, separa e traduce). Si tratta ovviamente di una dicotomia di principio, poiché di fatto le due conoscenze sono strettamente intrecciate e occorre una riflessione (mentale) per separarle.

Orbene, la storia della cultura occidentale, in particolare della scienza, è in fondo un lungo tentativo di trasferire le conoscenze dalla prima alla seconda modalità, cioè dalla conoscenza biologica incarnata nel corpo (corpo che a sua volta è immerso nell'ambiente) a una razionalità disincarnata. In altre parole si è tentato di tradurre nello scarnificato linguaggio astratto della mente (in particolare nel simbolismo della matematica) le rigogliose strutture del corpo e in genere della realtà; di rendere cioè esplicito, consapevole e leggibile ciò che è implicito, inconsapevole e oscuro.

Questo tentativo è culminato nell'impostazione funzionalista dell'intelligenza artificiale (IA). Ma fino a che punto è possibile questo trasferimento? All'inizio, negli anni '50 e '60, si riteneva che tutte le conoscenze fossero trasferibili, ma dopo i primi entusiasmi sono venute le delusioni e oggi ci si rende conto che se vogliono replicare compiutamente l'intelligenza umana (ammesso che sia questo lo scopo dell'IA) anche le macchine intelligenti non possono fare a meno dell'equivalente di un corpo, con tutta la sua attività cognitiva profonda e in parte, forse, non algoritmica: l'intelligenza disincarnata è troppo fragile e limitata. Insomma il tentativo di tradurre in conoscenza alta, razionale ed esplicita la massa delle conoscenze materiali, corporee e implicite incappa nell'ostacolo tipico di ogni processo di traduzione, cioè l'*incompletezza*. Rimane sempre un residuo ostinato e ribelle, che non si può tradurre.

Questo passaggio si oppone in qualche misura a una lunga tradizione filosofica. Da Platone in poi la modalità di conoscenza razionale è stata considerata superiore a quella corporea e tutta la corrente filosofica dominante s'inscrive in quest'ottica. Nel solco della filosofia razionalistica, anche l'IA funzionalistica considera la conoscenza astratta più nobile di quella legata al senso comune: l'intelligenza che dimostra un teorema sarebbe superiore a quella che riconosce una scena o che ci guida nell'attraversare una strada. Ma questa lunga tradizione oggi viene messa in discussione. Addirittura si assiste a un capovolgimento: si riconosce che la maggior parte delle conoscenze, specie quelle vitali, sulle quali poggiano e dalle quali scaturiscono tutte le altre, sono espresse nella struttura stessa del corpo. A sua volta il corpo è immerso in un ambiente il quale, con le sue continue perturbazioni, non cessa di arricchire e aggiornare quelle conoscenze.

Si giustifica così in termini epistemologici il passaggio dall'IA funzionalistica all'IA *incorporata* nel robot. Il robot, sotto questo profilo, si presenta come un corpo artificiale dotato di una mente artificiale e non come una mente artificiale disincarnata e isolata dal mondo. Il futuro della robotica più ambiziosa, quella che mira alla costruzione di macchine dotate di intelligenza, autonomia, emozioni e, forse, coscienza, potrebbe dunque dipendere dalla comprensione del significato cognitivo delle azioni semplici, incarnate e immerse nel contesto ambientale che compiamo di continuo nella vita di tutti i giorni. Le descrizioni e gli strumenti usati in IA sono "alti e deboli": occorre integrarli con descrizioni e strumenti "bassi e forti", che riflettano e riproducano il nostro enigmatico e sfuggente "esserci nel mondo".

Ci si accorge inoltre che la realtà è troppo complessa per sopportare descrizioni semplici: i tentativi di estrometterne l'osservatore e di purificare troppo i fenomeni spesso naufragano contro l'insignificanza dei risultati ottenuti. La molteplicità delle descrizioni e dei punti di vista, che appariva un deprecabile difetto epistemologico e metodologico, oggi si rivela non solo come unico mezzo descrittivo ma addirittura come fonte di ricchezza interpretativa e di significato esistenziale. Moltiplicare i linguaggi e gli strumenti, le impostazioni e i percorsi significa sostituire alla ricerca di una congetturale linearità del mondo, da esprimere in catene causali semplici, la costruzione una rete complessa, intramata di assonanze e di analogie e pullulante di circoli di retroazione e di parallelismi, che si rivela come un'approssimazione molto migliore della realtà. La complessità è forse il vero fondamento costitutivo dei saperi e delle culture e l'unica impostazione che può restituire senso globale all'attività di ricerca.

Estetica ed etica: Avatar

> questa
> bella d'erbe famiglia e d'animali.
> U. Foscolo, *Dei sepolcri*

Torniamo al corpo, con tutta la sua carica simbolica, estetica, erotica ed espressiva. Oltre a essere la nostra prima e più importante interfaccia con la realtà, il corpo è anche la teca delle nostre esperienze e il deposito in cui si accumula quel distillato archeologico dell'esistenza che è il *senso*. Di conseguenza il corpo è un vero e proprio *dispositivo semantico*, è la bussola che ci guida nel mondo consentendoci di preservare la nostra pienezza e suggerendoci come dirigerci verso ciò che è *bello e buono*.

L'endiadi che accumuna bello e buono, estetica ed etica, ha profonde radici evolutive e sistemiche, che tento di riassumere in queste definizioni:

> L'estetica è la percezione soggettiva (anzi, intersoggettiva) del nostro legame immersivo con l'ambiente, legame caratterizzato da una profonda ed equilibrata armonia dinamica. Questo legame si esplica nel riconoscimento, in primo luogo sensibile ed emotivo, degli oggetti belli.

> L'etica è la capacità, soggettiva e intersoggettiva, di concepire e compiere azioni capaci di mantenere sano ed equilibrato il legame dinamico immersivo con l'ambiente. Queste azioni mantengono e incrementano la bellezza.

In questa visione naturalistica, l'estetica è legata a doppio filo con l'etica. Esse sono due facce della stessa medaglia perché derivano dalla forte coimplicazione sistemica ed evolutiva tra specie e ambiente e sono entrambe "rispecchiamenti" in noi di questa coevoluzione. Se l'estetica è il sentimento (inter)soggettivo dell'immersione armonica (cioè vitale) nell'ambiente e l'etica è il sentimento (inter)soggettivo di rispetto per l'ambiente e di azione armonica con esso, allora l'etica ci consente di mantenere l'estetica e l'estetica ci serve da guida nell'operare etico. Etica ed estetica affondano le loro radici nella nostra storia evolutiva, anzi nella *coevoluzione* tra noi e l'ambiente. Questo innesto evolutivo primordiale riguarda gli *oggetti* belli, mentre i *concetti* belli, per esempio quelli che alcuni ritrovano nella matematica, sono molto più recenti sotto il profilo della filogenesi e posteriori nell'ontogenesi, quindi il riconoscimento della loro eventuale bellezza è più difficile, passa per la razionalità, è meno spontaneo e richiede un addestramento individuale specifico. Invece, nel caso degli oggetti naturali, questo addestramento l'hanno compiuto per noi le generazioni passate. Vi è qui un residuo di platonismo: gli oggetti belli sono da noi *riconosciuti*, poiché sono stati racchiusi nello scrigno della memoria di specie grazie alla millenaria contemplazione dei nostri antenati.

Consideriamo ora il film *Avatar* di Cameron. In esso l'estetica si esplicita nelle splendide danze (non trovo termine più adeguato, anche quando si tratti di imprese venatorie o guerresche) che i Na'vi intrecciano tra loro e con le altre creature di Pandora, il loro pianeta: alberi e ikram e simil-cavalli e via dicendo, in un tripudio di panpsichismo e di empatia manifestata nello *splendore dei fenotipi*. Si capisce che su Pandora, come e forse più che sulla Terra, il corpo è il prodotto raffinatissimo di una lunga co-evoluzione che l'ha adeguato e *intonato* alle altre creature. Esso ha superato le prove più ardue della selezione e si è armonizzato all'ambiente come il delfino all'acqua o il falco all'aria.

La perfezione di questo adeguamento, di questa immersione coinvolgente, trova le sue manifestazioni più alte nell'*albero-casa*, il gigantesco essere vegetale che ospita tra le fronde rigogliose una fitta colonia di nativi in una simbiosi arcadica e pastorale, e soprattutto nell'*albero delle anime*, luogo sacro alla divinità femminile Eywa. L'albero delle anime è l'emblema del legame tra tutti gli esseri viventi di Pandora, è la celebrazione visibile di una sorta di *panteismo immanente nelle connessioni* che legano ogni creatura a ogni altra come una gigantesca rete neuronale. Al pari di un'immensa creatura, il pianeta tutto sembra animato da un'attività vitale collettiva, retta da meccanismi simbiotici e omeostatici, che ricorda l'ipotesi *Gaia* di James Lovelock e riecheggia le concezioni della *mente* di Gregory Bateson.

Esempio di questo vertiginoso collegamento fisico-empatico, anima-corporale, è il vincolo che si stabilisce istantaneo quando un Na'vi unisce la propria treccia a quella di un altro o all'appendice cordiforme di cui sono provvisti gli animali: un vincolo inscindibile d'amore e d'alleanza, per il quale corrono messaggi che trascendono le parole e che instaurano una sorta di comunicazione laterale o sotterranea nella quale, sembra, non si può mentire.

Il corpo dei Na'vi

Se sapessi dirlo non avrei bisogno di danzarlo.

I. Duncan

Ma prim'ancora che ganglio dell'interazione comunicativa e dinamica con le altre creature, il corpo dei Na'vi è splendido in sé: grande, flessuoso, forte, si esibisce quasi nudo (e non del tutto nudo per un residuo forse di delicatezza, forse di puritanesimo), è dotato di una coda nervosa, palpitante e vibratile (direi *espressiva*) ed è colorato o meglio striato d'azzurro: colore che ricorda il sangue dei nobili e i bambini indaco, richiami cromatici che sanno di fiaba (si ricordi Barbablù) e di nostalgica mitologia arcadica e new age: l'azzurro è anche il colore del pianeta Terra che gli uomini, nel film ma in parte anche nella realtà, hanno reso inabitabile. Al di là del cromatismo, molti sono nel film i rimandi simbolici, culturali, mitologici e leggendari, che ne fanno un'opera di *fantasy* forse più che di fantascienza.

Al confronto dei magnifici Na'vi, i corpi degli umani appaiono meschini, deboli e scialbi: anche il possente colonnello Quaritch, per affrontare le insidie di Pandora, deve indossare (o farsi inghiottire da) un gigantesco esoscheletro che ne moltiplica le energie e la prestanza. I corpi umani sono fragili e delicati, quando non addirittura infelici e rattrappiti, come nel caso del protagonista Jake Sully che, con un'intuizione brillante, il regista confina su una sedia a rotelle per poi regalargli, a risarcimento, un corpo sfolgorante nella dimensione dell'avatar.

Il contrasto tra corpi umani e corpi pandoriani accentua l'ammirazione e la simpatia che lo spettatore prova per i nativi e di conseguenza per Jake-avatar rispetto a Jake-uomo: infatti già all'inizio, prim'ancora che i terrestri dimostrino tutta la loro malvagità guidata dalla cupidigia e sostenuta, secondo una tradizione antica e un po' stereotipata di aggressività, da una tecnologia possente ma devastante, Cameron ci fa parteggiare per i Na'vi grazie soprattutto a quel loro corpo di cui – potenza di una simulazione virtuale davvero straordinaria! – par di sentire la pelle in un contatto che sa di delfino o di altro liscio animale marino e favoloso, grazie all'espressività di quegli occhi gialli, intrisi di felinità e di animalesca dolcezza, grazie al sorriso o al ghigno belluino che apre la bocca piccola sulla chiostra smagliante dei denti aguzzi. E il primo sorriso che la guerriera Neytiri rivolge a Jake, dopo tanto sfoggio di animosità e di bellicosa destrezza, è colmo di una soavità struggente e straripante di promesse d'amore. E ciò nonostante le mobili orecchie aguzze e il largo naso camuso.

L'avatar

> o Bharata, ogni volta che la virtù (dharma) declina
> e il vizio (adharma) predomina, Io M'incarno come un Avatar.
> *Bhagavad Gita*

Il corpo è il protagonista dell'idea di avatar. Nella religione induista, *avatar* (che significa "disceso") è l'incarnazione di un dio (di solito Vishnu) in un corpo umano o animale al fine, per esempio, di opporsi alle forze demoniache e al declino della giustizia. Gli avatar sono intermediari tra l'essere supremo e i mortali. Nel film l'avatar è un corpo sintetico (un prodotto della vita biologica artificiale), derivante da una manipolazione che mescola il patrimonio genetico di un uomo con quello dei Na'vi. Nel suo avatar l'uomo può "discendere", cioè incarnarsi, quando il suo corpo originale è preda di un coma profondo: è un trapianto non di corpo, bensì di mente, o di spirito. O, visto il sapore *fantasy* del film, di anima.

Splendida la scena in cui la mente di Jake si trasfonde per la prima volta nel suo avatar, animandolo con uno slancio violento, barbarico, in cui si manifesta tutta la gloria ferina e primitiva di possedere finalmente un corpo integro e potente, agile e obbediente (obbediente, a vero dire, dopo un po' di esercizio), fornito di un'appendice caudale selvaggiamente sferzante e pericolosamente robusta. E, si osservi, il corpo è ancora al centro della promessa che il colonnello Quaritch fa a Jake di dargli un paio di gambe nuove, gambe vere, al posto delle sue, paralizzate, se tramite l'avatar l'ex *marine* gli porterà, da Pandora e dai Na'vi, notizie utili allo sfruttamento dei giacimenti del prezioso *unobtanium*.

Tale è il fascino delle immagini, la ricchezza delle sensazioni visive – sconfinanti in quelle tattili per una sorta di contiguità o esondazione sinestetica – che la curiosità di sapere come funziona "davvero", cioè nella finzione cinematografica, l'interfaccia mentale che collega uomo e avatar scivola in secondo piano: durante la proiezione, sedotto dalle immagini rapinose, non ho mai pensato alle connessioni tra cervello e computer che oggi cominciano a essere sperimentate nella realtà, non virtuale, dei laboratori. Inoltre la potenza della visione esige che la tecnologia esibita sia quella delle macchine che manipolano materia ed energia: ruspe, elicotteri, missili, robot, esoscheletri: tutto gigantesco, micidiale, ferrigno, catafratto, fragoroso, rombante. Mentre le macchine della mente, computer e via dicendo, che pure ci sono, appaiono recessive: essendo meno spettacolari e meno rumorose delle altre, rimangono inevitabilmente nascoste. Anche questa preferenza è un'indicazione dell'egemonia, nel film, del corpo.

La soglia

> Soglia: oh, pensa che è, per due che si amano
> logorare un po' la propria soglia di casa già alquanto consunta,
> anche loro, dopo dei tanti di prima,
> e prima di quelli di dopo… leggermente.
> R. M. Rilke, *La IX Elegia duinese*

L'avatar si anima quando l'uomo che in esso s'incarna è in catalessi: la mente trasmigra e l'avatar prende vita, come un sognante Golem del futuro. Chiuso nella sua teca, attraverso il suo splendido sosia, Jake vive un'altra esistenza, più dinamica e soda, nei boschi di Pandora. Bisogna supporre che l'avatar abbia una vita propria o almeno una libera capacità decisionale, che gli consenta di far fronte alle circostanze anche rischiose in cui può venire a trovarsi. Dunque l'avatar possiede in sommo grado sia la capacità di apprendere (si veda il duro addestramento cui è sottoposto dagli indigeni Jake-avatar fino alla sua promozione a guerriero Na'vi) sia l'autonomia di comportamento che stiamo tentando di instillare nei nostri robot. Ma tra robot e avatar c'è una differenza essenziale: il primo è tutto artificiale, il secondo, a quanto è dato capire, è un prodotto della manipolazione biologica che si sviluppa da un germe organico, da una mistura di DNA terrestre e na'vi, quindi è in grado (siamo nel campo della fantascienza) di provare sentimenti e di rispecchiarsi in una coscienza.

Comunque sia, la grande libertà, l'esperienza vitale di cui Jake, chiuso nel suo sarcofago, gode per interposto corpo come in un sogno profetico, ha una conseguenza importante: la *dualità* dei corpi in cui di volta in volta abita la sua mente provoca col tempo una *confusione* d'identità. L'unità psichica iniziale di Jake si spezza e nel suo stato umano l'ex *marine* comincia a porsi domande inquietanti: sono Jake-uomo che riceve messaggi onirici dall'avatar mandato a esplorare Pandora, oppure sono Jake-avatar che ogni tanto sogna di essere un uomo segregato nella base degli invasori terrestri? La vita intensa che conduce *sub specie* di avatar gli appare sempre più come la vita vera, mentre la vita a basso regime che conduce tra gli umani regredisce allo stadio larvale. Questa confusione d'identità ricorda il sogno di Chuang Tzu narrato da Borges:

> Chuang Tzu sognò che era una farfalla e non sapeva, destandosi, se fosse un uomo che aveva sognato d'essere una farfalla o una farfalla che sognava d'essere un uomo[2].

Ma ricorda anche il caso del dottor Jekyll e mister Hyde. Nella storia di Robert Louis Stevenson tutto comincia con il riconoscimento espli-

---

[2] J.L. Borges, *Nuova confutazione del tempo*, in "Altre inquisizioni, Tutte le opere", a cura di D. Porzio, vol. I, Meridiani Mondadori, Milano, 1984, p. 1085.

cito da parte di Jekyll della dualità (anzi, oggi lo sappiamo, molteplicità, come del resto intuì Luigi Pirandello) dell'uomo:

> Giorno dopo giorno, e attraverso le due entità del mio spirito, quella morale e quella intellettuale, mi avvicinai sempre più a quella verità la cui parziale scoperta mi condannò a una spaventosa catastrofe, e che riconosce come l'uomo non sia unico, bensì duplice[3].

Poi viene a Jekyll l'idea di separare le due personalità, di cui una è buona e l'altra malvagia e depravata. Dopo esserci riuscito, passa dall'una all'altra e comincia a gustare il delizioso frutto del vizio, distruggendo il proprio equilibrio psichico. Attratto sempre più dalle dolcezze del peccato, Jekyll trova via via più difficile abbandonare Hyde e tornare in sé. Qualcosa di simile accade a Jake in *Avatar*: gli è sempre più arduo tornare uomo e preferisce di gran lunga restare tra i Na'vi. Non sono le lusinghe del peccato ad attrarlo, come nel caso di Jekyll, bensì la bontà, la fierezza, l'ingenuità e la vicinanza alla natura che ha scoperto negli indigeni. Pandora gli appare come un mondo gentile e incontaminato, mentre il suo mondo d'origine e la sua stirpe gli appaiono sempre più come il ricettacolo della violenza e della nequizie.

Il passaggio che la mente di Jake compie dall'uomo all'avatar e viceversa è la trasgressione ripetuta di una *soglia*. E a ogni passaggio, come dice Rilke, la soglia si logora un po'. Nel film questo logoramento ha per effetto la progressiva seduzione di Jake: il ritorno al suo stato umano, che dovrebbe essere quello autentico, gli è sempre più difficile. Si radica in Pandora, nella comunità dei Na'vi, vuole diventare uno di loro, s'innamora di Neytiri e si propone di sposarla: come una droga allucinogena e benigna, il pianeta alieno lo affascina e lo conquista, Jake dimentica la propria origine e tradisce il popolo dei terrestri.

---

[3] R.C. Stevenson, *Romanzi, racconti e saggi*, a cura di A. Brilli, Mondadori, Milano, 1982, pp. 627-628, 641.

Il valore di *Avatar* sta nella sconvolgente bellezza delle scene, nella resa "epidermica" delle ambientazioni virtuali (si pensi alla regione delle *montagne fluttuanti* che ricorda certi paesaggi cinesi, alla straordinaria maestosità dell'albero-casa, al volo rapinoso del Turuk e alla ricchezza espressiva e dinamica dei Na'vi), sta nelle sensazioni tattili e materiche che inondano e letteralmente sopraffanno lo spettatore. Un altro aspetto interessante, anche se meno spettacolare, sta nella ricreazione del mondo di Pandora: non soltanto la flora lussureggiante e la fauna esotica, non troppo dissimili da quelle terrestri per una sorta di convergenza evolutiva, vista la somiglianza chimico-fisica dei due pianeti (la rigogliosa dovizia floro-faunistica del pianeta alieno ricorda la foresta amazzonica), non soltanto la straordinaria vitalità e bellezza dei Na'vi, ma anche la descrizione della loro civiltà: la lingua, i costumi, le tradizioni, la religione, la fierezza e il senso dell'onore, i riti, la simbiosi con gli animali e la pietà per la selvaggina uccisa. È un po' l'operazione che, su altra scala e con risultati più organici, ha compiuto Tolkien, agevolato dalla sua profonda cultura linguistica e folclorica, dando vita, nel *Signore degli Anelli* e in altre opere, al mondo *fantasy* della *Terra di Mezzo*.

Il rasoio di Occam

Il linguaggio della logica agli uomini concreti non serve. Primo perché l'esistenza non è logica e non può servirsi di simboli inequivocabili, creati per rispondere ai principi di identità e non contraddizione; e poi perché l'uomo concreto non solo non si propone di comunicare verità astratte, ma ha bisogno di esprimere sentimenti ed emozioni, cercando di agire sull'anima degli altri, incitandoli alla simpatia o all'odio, all'azione o alla contemplazione.

E. Sabato, *Lo scrittore e i suoi fantasmi*

A questo punto s'impongono due considerazioni. La prima riguarda la florida esuberanza della vita su Pandora, suggerita dal rigoglio di flora e di fauna che è sotto i nostri occhi qui sulla Terra. Sembra che la razionalità dell'uomo si sia adoperata negli ultimi tempi contro questa sovrabbondanza, operando una sorta di riduzione ai minimi termini in nome di un modello logico-matematico che aborre gli sprechi e tentando di fondare sul razionalismo anche la storia, la giustizia, la cultura e la società, noncuranti dei guasti che questa pretesa, spinta a eccessi non difficili da raggiungere, ha procurato.

Alcuni vorrebbero ridurre la vita umana a un seguito di operazioni esatte, logiche e razionali, vorrebbero cioè eliminare le attività superflue (rispetto a che cosa?), ingiustificabili (secondo quali ragioni?), imprecise (rispetto a quale metro?). Con ciò, credo, eliminerebbero la vita stessa, ridurrebbero la sua straripante e *irragionevole* copiosità a un istante brevissimo, a un punto secco, privo di dimensioni e di svolgimento. Eliminerebbero ogni deviazione, ogni errore, ogni contesa, ogni esperienza, ogni apprendimento, per sostituire questa florida e rigogliosa polifonia a un'unica nota: una nota, e una noia, mortifera. Nel romanzo *La gerarchia di Ackermann* ho scritto:

Nello stesso momento molti uomini e molte donne camminano, mangiano qualcosa, bevono, parlano. Alcuni, pochi vista l'ora, fanno l'amore o dormono, altri sono a letto ammalati, parecchi sono al mare dove nuotano, si bagnano o semplicemente prendono il sole. Altri ancora sono in macchina o in autobus, o salgono in treno, vendono o comprano qualcosa, leggono libri o giornali, s'incontrano per strada e si salutano, fermandosi a scambiare qualche parola o impegni di prossime visite e telefonate, esplicano insomma una vasta e differenziata attività, difficile da esprimere con una formula riassuntiva e altrettanto difficile forse da giustificare razionalmente, un'attività in gran parte gratuita e superflua, che fornisce benefici e soddisfazioni marginali e certo non proporzionati all'impegno profuso, ma che non si potrebbe interrompere e neppure ridurre di tanto se non con grave nocumento di qualcosa di imponderabile ma sostanziale. Questo qualcosa si potrebbe, senza esagerare troppo, identificare con la natura umana, o meglio con il funzionamento dell'umanità. Come se questa complicata ed eterogenea macchina, l'umanità, per produrre quel po' che produce, avesse bisogno di sperperare una gran quantità di energia in una sorta di attrito fatto di piccole azioni ripetute, di chiacchiere, di futili contese, di cavilli, di letture inutili, di scritture ancora più inutili, una sorta di pulviscolo sonnolento e disordinato che inviluppasse una gracile ossatura navigante verso un dubitoso e generico progresso. Ma se, animato dalle migliori intenzioni, un rivoluzionario ingegnere sociale tentasse di aumentare il rendimento della macchina eliminando in tutto o in parte quel polverino di azioni in apparenza inutili per conservare solo le più pratiche, le più solide, quelle capaci di aumentare il valore di qualche grandezza importante, la ricchezza, per esempio, o il prodotto nazionale lordo, o l'erogazione di energia elettrica, o altro di ben tangibile, la macchina, pur accelerando a dismisura il suo movimento, perderebbe, con l'attrito, il suo carattere più profondamente umano, quello appunto di girare a vuoto, per mettersi a girare a vuoto in un senso molto più sinistro e spaventoso, nel senso cioè dell'efficienza meccanica. Strappata al regno del disordine ed entrata in quello dell'esattezza, la macchina compirebbe progressi molto più rapidi, ma verso una meta disumana, nella quale solo l'ingegnere sociale si riconoscerebbe. Tutto ciò ha forse a che fare con la natura del nostro corpo, fatto di carne, di sangue, di grassi, e composto in massima parte di acqua: un corpo semiliquido, sfuggente, deteriorabile, un corpo insomma impreciso, anzi casuale, nella forma e nelle funzioni. Un corpo che può concepire l'esattezza e aspirarvi soltanto con la fantasia più inesatta perché, nella pratica, questa famosa e vagheggiata esattezza, esattezza comunque concepita da un cervello sfumato e assai poco esatto, si stempera pur sempre in una serie di gesti sfocati, di parole imprecise, di atti involontari, nella tranquillizzante palude di una relatività senza contorni e senza drammi[4].

Si pensi al rasoio di Occam, a quell'odioso strumento da barbitonsore con il quale i logici si dilettano a estirpare qualunque eccedenza del

---

[4] G.O. Longo, *La gerarchia di Ackermann*, Mobydick, Faenza, 1998, pp. 122-123.

pensiero: gli enti non si devono moltiplicare oltre il necessario (ma il necessario *per chi*?). Ebbene in natura non c'è nulla del genere, non si riscontra questa meschina avarizia, questa occhiuta spilorceria: anzi le specie e gli individui si moltiplicano allegramente, in un florido rigoglio che si oppone a ogni tentativo di *reductio ad unum*. In base al rasoio di Occam potremmo chiederci: che cosa ce ne facciamo dell'ippopotamo, visto che c'è già il rinoceronte? E ancora: che cosa ce ne facciamo di Pietro, poiché c'è già Paolo? E l'esuberante moltiplicazione di enti, di specie e di individui in cui la natura fiorisce e si compiace si riscontra anche nella società, nel cosiddetto consorzio umano, nelle sue istituzioni dal funzionamento faticoso ed entropico: dalla scuola alla giustizia, dai trasporti al sindacato. La parola, tipico strumento antientropico, ordinativo, razionalizzante e semplificante, deve cedere di fronte al reale entropico, disordinato, ribollente, e anzi in questo contatto avvampato si trasforma essa stessa in uno stimolatore del caos, dell'eccedenza, che sono le vere sorgenti di novità e di vita.

La seconda osservazione riguarda il dislocamento del sé provocato dal passaggio da un corpo all'altro. Tra le creature contemplate dai futurologi nel vivaio post-umano, si annovera il *cyborg*, termine derivante dalla crasi di *cibernetico* e *organico* e che indica gli esseri derivanti dall'inserzione di protesi artificiali in un organismo animale, in particolare umano. Tra queste protesi si possono annoverare organi di senso, organi effettori, inserzioni cerebrali e interfacce cervello-computer. Queste protesi non mirano soltanto a supplire a capacità perdute: la loro caratteristica più tipica è che sono in grado di potenziare ed estendere le funzioni naturali di sensibilità, movimento o cognizione. Si sta cioè costituendo una serie di collegamenti o interfacce tra uomo e macchina che preludono a una profonda trasformazione sia dell'uomo sia dell'ambiente. Tra le interfacce sono molto interessanti quelle che collegano il cervello al computer, le quali promettono cospicui benefici terapeutici per esempio nel caso di malattie neurodegenerative. Ma esse pongono anche interrogativi inediti: questi impianti corticali raccolgono segnali che possono comandare i movimenti di braccia e gambe robotiche e in futuro si potrebbero usare per indagare la percezione di avere (o di essere) un corpo e del luogo in cui questo corpo è situato.

Un'interfaccia cervello-robot potrebbe assumere il controllo e la manipolazione delle aree cerebrali che presiedono alla coscienza corporea: allora non solo il confine tra uomo e macchina diverrebbe sfocato, ma la stessa identità individuale subirebbe modificazioni, dal momento che i segnali corporei sono cruciali per la definizione consapevole del sé esperienziale. Insomma il potenziamento cognitivo ottenuto dalla simbiosi cervello-macchina potrebbe causare una devastante perdita d'identità spaziale e corporea, le cui conseguenze psico(pato)logiche potrebbero essere gravi. È un problema che ricorda quello di Jake Sulley, scisso tra il suo corpo e il suo avatar, e che assume venature inquietanti.

L'odissea del corpo

Fu un attimo, ma l'eternità. Vi sentii dentro tutto lo sgomento delle necessità cieche, delle cose che non si possono mutare: la prigione del tempo; il nascere ora, e non prima e non poi; il nome e il corpo che ci è dato; la catena delle cause; il seme gettato da quell'uomo: mio padre senza volerlo; il mio venire al mondo, da quel seme; involontario frutto di quell'uomo; legato a quel ramo; espresso da quelle radici.

L. Pirandello, *Uno, nessuno e centomila*

Barbara ebbe l'improvvisa e terribile convinzione che la lingua non avesse alcuna importanza e che nulla, in fin dei conti, importasse eccetto il corpo, il corpo umano e il corpo di altre creature e oggetti: che altro esisteva?

J.C. Oates, *Desideri esauditi*

Ma il recupero del corpo si accompagna a fraintendimenti rischiosi e a derive in cui la moda, il denaro e la superficialità si mescolano alle aspirazioni salutistiche e alle manipolazioni mediche e genetiche. Denigrato e disprezzato dalla filosofia greca, che fin da Platone aveva teorizzato la superiorità dell'anima e della mente sul suo corruttibile supporto, guardato con sospetto dal cristianesimo per la sua irresistibile propensione al peccato, considerato con sufficienza da Cartesio e da tutti i suoi figli e nipoti, oggi, infine, il corpo è esposto sulle bancarelle del mercato totale dove, squartato e spezzettato, diviene oggetto di cure modaiole, di curiosità spettacolare e di contrattazione commerciale.

Il corpo si trova in una situazione ambigua ed è al centro di forti contraddizioni. Da una parte viene rivalutato come arca d'intelligenza e di conoscenze implicite e primordiali, in opposizione alla mente disincarnata e troppo fragile vagheggiata dall'IA funzionalistica, ma allo stesso tempo se ne ribadisce l'inferiorità, visto che la (ri)produzione del corpo viene considerata, come sempre e dovunque, gratuita e quasi banale. Da parte di medici e biologi, di ingegneri e tecnici, il corpo è teatro di una sperimentazione trasgressiva e amorale che per alcuni ci sta portando verso un futuro vertiginoso di semidèi e che per altri all'opposto sconfina nella profanazione di ciò che abbiamo di più intimo e individuale. La gelosa conservazione del corpo, la difesa della sua integrità, la ricerca del suo benessere all'interno di un orizzonte temporale finito e armonico sembrano oggi cedere a sinistre pressioni eugenetiche all'insegna di un'immortalità che non gli può appartenere e che spinge alla sua ibridazione tecnologica di stampo ciborganico.

Intorno al corpo si sviluppa un interesse quasi morboso, che si manifesta nella moda delle ginnastiche, dei massaggi, della cosmesi, della perforazione, della deformazione e della mutilazione. La cura maniacale e spesso aberrante del corpo, dal trucco alla depilazione alla chirurgia estetica, è un aspetto molto appariscente dell'artificiale e sostiene un imponente indotto commerciale. Tutto ciò si accompagna a un'irrimediabile svalutazione del "naturale", o meglio a una sua progressiva *confusione* con il tecnologico, che porta a integrare e in prospettiva a sostituire il corpo con le macchine, le vere depositarie dell'incorruttibilità, dell'olimpica serenità analgesica e, domani, forse, dell'immortalità. Il corpo diviene oggetto di sperimentazioni artistiche, diviene soggetto, oggetto e luogo di spettacolo, la sua anatomia, le sue funzioni, i suoi organi vengono disintegrati e scrutati analiticamente nella prospettiva di curarli, correggerli e modificarli, potenziandoli o sopprimendoli, in vista di un totale affrancamento dal retaggio bioevolutivo. Tutto ciò all'insegna di potenti spinte economiche e di mercato e di aspirazioni individuali al miglioramento e al rinvigorimento. Questo riduzionismo corporeo non deve stupire: dopo tanti secoli in cui si sono vagheggiate schiere di anime senza corpo, è naturale che oggi ci si trastulli con legioni di corpi senz'anima.

Come abbiamo visto, il corpo è portatore di conoscenza, anzi di una conoscenza più ampia e profonda di quella consapevole che la scienza ha finora estrinsecato ed espresso in forma linguistica: il fatto che siano stati foggiati strumenti matematici capaci di formalizzare, sia pure senza il confortevole sostegno dell'intuizione, anche certe situazioni limite o "patologiche" rispetto alla normalità quotidiana (i paradossi della meccanica quantistica e i fenomeni caotici, che sempre più si rivelano onnipresenti in natura) può essere un segno che la nostra *struttura biologica* supera, quanto a capacità di comprensione inconsapevole, l'abilità di descrizione e interpretazione che finora siamo riusciti a esplicitare in forma afferrabile e razionale. In altre parole, la descrizione formalizzata di quei fenomeni, che sfuggono alla comprensione normale, potrebbe avere la sua scaturigine nel nostro corredo biologico, in una zona inaccessibile alla consapevolezza e alla razionalità esplicita, e nella nostra immersione nel contesto della natura.

Se le cose stanno così, che cosa c'impedisce di pensare che anche gli strumenti che stiamo costruendo, quando superino un certo livello di complessità e di interazione comunicativa con gli esseri umani, siano in grado di (farci) compiere un balzo cognitivo? Di (farci) scoprire cioè qualcosa di radicalmente nuovo e originale nella natura oppure nel mondo artificiale che ci stiamo costruendo intorno e di (farci) attuare una svolta conoscitiva radicale? Questa svolta conforterebbe l'ipotesi che si stia profilando uno stadio evolutivo ulteriore dell'umanità, almeno sotto il profilo cognitivo. Questo nuovo stadio evolutivo consisterebbe nella formazione di una *creatura planetaria* risultante dall'integrazione di uomini e macchine "intelligenti". Di questa creatura planetaria internet potrebbe essere il primo nucleo embrionale.

Scienza, realtà e rappresentazione

La scienza ha promesso la felicità? Non credo. Ha promesso la verità, e la questione è sapere se con la verità si farà mai la felicità.

E. Zola

Strano come la scienza che ai vecchi tempi sembrava inoffensiva si sia trasformata in un incubo che fa tremare tutti.

A. Einstein

La mania della verità, propria di noi occidentali, è in realtà un'afflizione.

G. Steiner, La nostalgia dell'assoluto

L'Occidente è abituato a valutare gli uomini basandosi solo sulla razionalità, sull'efficienza e sulla competenza professionale. Ma la storia dimostra che le società complesse hanno bisogno di altri criteri: bisogna tener conto delle relazioni tra le persone, delle loro aspirazioni, dei loro sentimenti, tentando di unire illuminismo e romanticismo.

D. Brooks

La rivalutazione del corpo come dispositivo cognitivo e semantico, prodotto dell'evoluzione e innestato nell'ambiente si colloca in un quadro più ampio, che coinvolge il mutamento epistemologico che sta investendo la scienza. Per tradizione la scienza è considerata un'impresa collettiva tesa a fornire descrizioni sempre più complete, precise e univoche di una soggiacente "realtà", riducendo via via l'ambiguità e la sfocatezza delle immagini non scientifiche, o pre-scientifiche, del mondo. Inoltre l'impresa scientifica dovrebbe consentire previsioni esatte, permettendoci il controllo dei fenomeni e la costruzione del futuro più desiderabile. La tradizione scientifica ha così legittimato una delle aspirazioni (o illusioni?) più tipiche e ossessive dell'Occidente: quella verso la razionalità perfetta e il dominio totale della natura.

Questa aspirazione s'intreccia inestricabilmente con la brama della Verità, intesa come coincidenza totale tra la realtà e la sua rappresentazione in noi. È la forza invincibile della Verità che ci autorizza a dominare, e spesso a violentare, la Natura. Inoltre la Verità ci promette un avvicinamento asintotico e inesorabile al traguardo dell'onniscienza: nonostante la consapevolezza che ogni conseguimento è provvisorio, lo scienziato non conosce la miseria dell'*ignorabimus*. Ciò che oggi non sappiamo un giorno sarà conosciuto.

L'accumulo progressivo di conoscenze razionali, precise e irrefragabili lungo la strada di un indefinito ampliamento della conoscenza ha certo natura storica, ma nella visione tradizionale i risultati di tale accumulo si svincolano dalla storia per assumere carattere assoluto e universale. La relatività dei contesti in cui avvengono le scoperte scientifiche è puro accidente, trascurabile di fronte all'immutabilità delle leggi di natura, così com'è pura apparenza la molteplicità confusa dei fenomeni di fronte alla solida unità delle descrizioni e delle leggi che via via la scienza disvela. L'idea che dietro la pluralità fenomenologica esistano leggi di natura semplici, perenni e universali è un'ipotesi metafisica di enorme portata, ma non meno impegnativo è il postulato che noi possiamo scoprire queste leggi con la nostra particolare epistemologia e sulla base della nostra limitatissima esperienza.

Per quanto ne sappiamo, fu Talete (640-547 a.C.) il primo a concepire il pensiero enorme che le manifestazioni della Natura fossero incarnazioni diverse di un principio unico, che lui identificò con l'acqua. Non dobbiamo sorridere di questa ingenuità dall'alto delle nostre conoscenze: anche oggi i fisici si sforzano di trovare il principio primo e unico della realtà e tentano di costruire le "teorie del tutto" o di giustificare un'origine unitaria dell'universo a partire da un'immensa deflagrazione primigenia (una sorta di puntiforme Età dell'Oro cosmica). L'impulso cui obbediva Talete e che anima gli scienziati odierni è riconducibile a un principio di economia che sta tutto dentro di noi: di fronte alla sconfortante molteplicità del mondo, che minaccia di travolgerci in ogni istante, dobbiamo difenderci. E lo facciamo grazie ai nostri sensi e ai nostri strumenti cognitivi, potenti filtri che eliminano gran parte degli stimoli esterni. Senza questi provvidi depuratori saremmo travolti dalle perturbazioni ambientali e crolleremmo.

La filosofia di Talete, e poi tutta la filosofia, nasce dunque da un bisogno di sopravvivenza: per sopravvivere alla complessità rimbombante e rutilante del mondo, ne costruiamo dei modelli semplificati e lo facciamo da sempre con svariati artifici: che cosa sono i miti, la poesia, le leggende, le arti figurative, la scienza, la stessa tecnologia se non strumenti per costruire mondi, mentali o concreti, a misura d'uomo, dove poter abitare più agevolmente che non nel mondo dato, feroce e aggressivo? Sono tutte forme di rappresentazione giustificativa che sostituiscono alla straripante abbondanza della realtà percepita sommari più o meno sintetici, modelli più o meno impoveriti. E spesso questi modelli si sovrappongono alla realtà, nascondendola, e facendocela dimenticare: spesso scambiamo le nostre immagini o interpretazioni del mondo con il mondo. Come ha affermato ripetutamente Gregory Bateson, riprendendo un aforisma di Alfred Korzybski, *la mappa non è il territorio*.

Caso e determinismo

> Scienza è credere nell'ignoranza degli esperti.
> *R. Feynman*

> Penso di poter affermare che nessuno capisce la meccanica quantistica.
> *R. Feynman*

La natura, così come oggi siamo in grado di capirla, si comporta in modo tale che risulta fondamentalmente impossibile prevedere esattamente cosa succederà in un dato esperimento. È una cosa orribile. Infatti i filosofi avevano stabilito come uno dei requisiti fondamentali della scienza che nelle stesse condizioni debba verificarsi la stessa cosa. Questo è semplicemente falso: non si tratta di una condizione fondamentale della scienza. Il fatto è che non succede la stessa cosa, e possiamo trovare solo una media dei risultati, con metodi statistici. Ciò nonostante, la scienza non è completamente crollata. Tra l'altro, i filosofi dicono un sacco di cose su cosa sia assolutamente necessario per la scienza, ed è sempre (per quello che si può vedere) piuttosto ingenuo, e probabilmente sbagliato.

R. Feynman, Sei pezzi facili

Il bisogno di unità e di ordine che è alla base delle costruzioni scientifiche si è manifestato anche sotto il profilo metodologico. Infatti in tutti i settori della ricerca si è coltivata l'aspirazione verso un metodo ideale, preciso e rassicurante, che è stato identificato con quello delle scienze esatte. I grandi successi descrittivi e predittivi di queste discipline hanno alimentato da una parte una certa supponenza nei fisici e dall'altra un certo senso d'inferiorità in biologi, sociologi, psicologi e via dicendo: supponenza e soggezione derivanti dall'ipotesi più o meno tacita che il "vero" metodo della ricerca fosse quello della fisica, basato sul riduzionismo, l'oggettività, la riproducibilità sperimentale e via dicendo, e volto alla determinazione di leggi precise e universali, esprimibili con relazioni matematiche. E anche se oggi la visione che della fisica e dei suoi metodi hanno gli stessi specialisti è soggetta a profonde trasformazioni, paradossalmente le scienze dell'uomo aspirano ancora a questa austera purificazione e cercano di mutuare un linguaggio matematico che è stato foggiato e collaudato con intenti e per scopi molto diversi e di adottare metodi e concetti troppo semplici per essere di qualche utilità di fronte alla complessità dei loro oggetti.

La crisi del paradigma formalizzante è piuttosto evidente proprio nelle scienze esatte. In fisica si sono scoperti fenomeni e si sono formulate teorie che ci obbligano a riconoscere che l'incertezza, il caso, l'irreversibilità sono caratteri intrinseci della realtà fenomenica e non illusorie distorsioni dovute alla nostra limitatezza. L'ordine, la regolarità e il determinismo, che sembravano la norma, sono invece ideali inattingibili, introdotti dalle nostre semplificazioni. Laplace era convinto che il caso fosse soltanto il nome della nostra ignoranza e che con il progredire delle conoscenze si sarebbe passati via via da una descrizione probabilistica a una deterministica, basata sull'inesorabile legge di causa-effetto, e non solo nell'ambito dei fenomeni naturali: anche le vicende umane sarebbero rette da meccanismi ferrei che non lascerebbero spazio al libero arbitrio, un'illusione alimentata ancora una volta dalla nostra inettitudine. Per Laplace, conoscendo lo stato dell'universo in un dato istante, un'intelligenza infinita sarebbe stata in grado di prevederne l'evoluzione (passata e futura) in tutti i particolari: è dunque solo la finitezza delle nostre capacità che ci obbliga a ripiegare sulla probabilità e sul caso.

Ma la *meccanica quantistica* ci propone un quadro radicalmente diverso: la descrizione probabilistica dei fenomeni naturali non è solo un'approssimazione cui ci costringe la nostra ignoranza: infatti la realtà stessa ha carattere indeterminato. Inoltre la meccanica quantistica mette in luce che tra soggetto e oggetto di osservazione vi è un legame indissolubile ed essenziale, nel senso che il processo di osservazione non solo modifica il soggetto, che ricava informazione, ma modifica anche l'oggetto, che non esce indenne dall'interazione. E, in più, modifica anche gli strumenti osservativi, le strategie e le impostazioni che il soggetto adotta nell'accostarsi agli oggetti. Infine, e più sottilmente, i criteri usati dal soggetto per ricavare informazioni dall'oggetto, per interrogarlo, condizionano le risposte che ne riceve. Gli oggetti dunque si rivelano compositi, molteplici, polimorfi e ci presentano una fisionomia che dipende dall'angolo di osservazione, dalla prospettiva scelta, dagli strumenti usati, dal contesto preparato. Sollecitata, la natura risponde in modi che dipendono dalle domande.

Il mondo dell'informazione

> Quale struttura connette il granchio con l'aragosta, l'orchidea con la primula e tutti e quattro con me? E me con voi? E tutti e sei noi con l'ameba da una parte e con lo schizofrenico dall'altra?
>
> *G. Bateson*

Una situazione analoga si presenta nel mondo dell'informazione e della comunicazione. Scoperto e indagato esplicitamente dalla metà del '900, questo universo si presenta, sotto il profilo epistemologico, distinto da quello fisico, dove regnano forze, masse, urti e quantità di moto. L'informazione non è assoluta, dipende dal destinatario oltre che dalla sorgente d'informazione. Il mondo della comunicazione è il mondo del vivente, in particolare dell'uomo, e in esso hanno cittadinanza concetti come la forma, l'ordine, il significato, l'organizzazione, la struttura, la relazione e la bellezza: concetti che la fisica ha quasi sempre ignorato se non addirittura respinto tra le cosiddette "qualità secondarie" e quindi trascurabili. Non potendo essere sottoposti a misura quantitativa, questi concetti sono stati messi al bando, ma questo ostracismo ha determinato un impoverimento del sapere fornito dalla scienza, o meglio ha caratterizzato la scienza in negativo, rendendola cieca alle *qualità*. La nostra ossessione misurativa rischia di farci confondere il diamante con la grafite o, peggio ancora, non ci fa apprezzare l'immensa differenza che corre tra una goccia e una lacrima.

Il mondo dell'informazione e il mondo delle masse e delle forze non sono da considerare separati: tra i due ci sono legami forti, se non altro perché l'informazione non può esistere o essere trasmessa senza un supporto materiale o energetico. Ma l'informazione non può essere ridotta al suo supporto fisico, perché essa vive nel *rapporto* con il destinatario, con le sue capacità di rilevazione, con la sua storia con i suoi interessi: questo carattere relazionale dell'informazione la rende un concetto e un fenomeno complesso, che non sopporta l'impostazione riduzionistica tipica della fisica. Allo studio dell'informazione diede contributi importanti Gregory Bateson (1904-

1980). Bateson propose di chiamare *Pleroma* il mondo della materia
e delle forze e *Creatura* il mondo dell'informazione e della struttura.
Nel Pleroma regna l'opacità pesante e indifferenziata della materia,
mentre nella Creatura l'attività organizzatrice dell'uomo identifica e
distingue le cose, assegna i nomi e introduce leggi e distinzioni. Nella
Creatura ogni cosa può rappresentare ogni altra cosa e divenire perciò un *simbolo,* aprendo le prospettive amplissime del *significato* e
consentendo ogni sorta di gioco linguistico, in un intreccio elusivo
di sintassi e semantica, di messaggi e metamessaggi. Il significato di
una cosa non le è intrinseco, ma le è conferito dall'attività simbolica
degli esseri viventi, in particolare dell'uomo. In questo senso si può
dire che il linguaggio "crea" il mondo. E quando dico linguaggio non
intendo solo la lingua: la comunicazione è un fenomeno universale,
che si serve di codici svariati, di cui si trovano tracce nelle porzioni più
umili e lontane della natura.

La complessità

> I quark sono particelle elementari, gli ingredienti del nucleo atomico.
> […] Il giaguaro rappresenta per contro la complessità del mondo che
> ci circonda, specialmente quando si manifesta nei sistemi complessi
> adattativi. Prese assieme, queste due immagini, il quark e il giaguaro,
> mi sembrano esprimere perfettamente i due aspetti della natura che
> io chiamo "il semplice" e "il complesso": da un lato le leggi fisiche che
> governano la materia e l'universo e dall'altro il ricco tessuto del
> mondo che percepiamo direttamente e di cui siamo parte.
>
> M. Gell-Mann, *Il quark e il giaguaro*

La scienza contemporanea ci presenta dunque un'attenuazione del determinismo, una svolta verso il costruttivismo, sia pur debole, un principio di accoglimento del soggetto, delle qualità e della storia. Ho
finora attribuito questa virata alla meccanica quantistica e alla teoria
dell'informazione, ma accanto a questi due fattori dobbiamo men-
zionarne un terzo, importantissimo: la *complessità,* ampio territorio

oggetto di studi innovativi rispetto alla scienza tradizionale. Come si vede, la trasformazione epistemologica nasce dal seno stesso della scienza, è conseguenza dei suoi sviluppi e delle sue conquiste, ma è stata anche favorita e accelerata dai progressi della *tecnologia*. Senza voler entrare nell'intricato rapporto tra scienza e tecnologia, possiamo tuttavia affermare che la costruzione di strumenti di osservazione sempre più raffinati e precisi e soprattutto l'invenzione dell'elaboratore elettronico hanno determinato una vera e propria rivoluzione nelle scienze e, di conseguenza, nella visione che abbiamo del mondo e del nostro rapporto immersivo con esso, di quella profonda *consanguineità* tra noi e la natura che sta alla base dell'etica e dell'estetica.

Se la tecnologia ci ha permesso di affinare la percezione della nostra immersione sistemica nella natura, lo ha fatto soprattutto rivelandoci la *complessità*: il mondo delle relazioni causa-effetto non lineari, delle retroazioni, della sensibilità dell'evoluzione dei sistemi alle condizioni iniziali, degli attrattori periodici e degli attrattori strani, del caos deterministico, dei fenomeni emergenti, dell'autopoiesi, dell'auto-organizzazione, della sinergetica…

Lo studio della complessità ha prodotto una vera e propria rivoluzione *epistemologica*, poiché ha sostituito alla ricerca dell'unico "vero" punto di vista descrittivo una pluralità di impostazioni e di prospettive tra loro articolate e integrate, e non riducibili l'una all'altra. E queste descrizioni sono compiute da un soggetto, che vi porta dunque tutta la sua individualità storica, culturale e strumentale. L'immagine di qualunque oggetto dell'esperienza ci appare quindi come una *costruzione* mentale da cui non è possibile estromettere l'osservatore. Questa concezione costruttivista dell'epistemologia, che accomuna meccanica quantistica, mondo della comunicazione e complessità, comporta una profonda modifica del rapporto tra oggetto e soggetto della conoscenza, e contribuisce a un ritorno della *storia*.

Nella concezione costruttivista che si va delineando, la scienza non è più vista solo come una scoperta progressiva del segreto del mondo, bensì una scoperta progressiva e parallela del sé: come in biologia si parla ormai di *coevoluzione*, cioè della complessa relazione co-implicativa tra specie e ambiente, così anche in epistemologia il legame tra soggetto e oggetto è di tipo involutorio, coevolutivo. In questa prospettiva lo studio della natura e dell'uomo nella natura, subisce una profonda metamorfosi: la ricerca non è più soltanto finalizzata all'accumulo delle conoscenze, ma diventa anche un tentativo di dare al mondo e al sé-nel-mondo un *senso*, recuperando all'impresa scientifica uno spessore culturale ed esistenziale che la riscatti dall'appiattimento legato alla dicotomia atemporale del vero e del falso.

Ci si accorge insomma che la realtà è troppo complessa per sopportare descrizioni semplici: i tentativi di estrometterne l'osservatore e di purificare troppo i fenomeni spesso naufragano contro l'insignificanza dei risultati ottenuti. La ricerca non è più solo ricerca di dati oggettivi e costruzione di modelli interpretativi dei fenomeni naturali, ma è ricerca del senso: il senso della vita e, in parallelo, la costruzione tenace, umile e presaga, di una *vita di senso*.

Le cinque "E"

Gli esperti sono capaci di spiegarci qualunque cosa, eppure comprendiamo sempre meno la nostra vita. In breve, viviamo in un mondo postmoderno, dove tutto è possibile e quasi nulla è certo.

V. Havel

Stiamo imparando sulla nostra pelle che l'organismo che distrugge il proprio ambiente distrugge sé stesso.

G. Bateson, *Verso un'ecologia della mente*

Il bello e il brutto, il letterale e il metaforico, il sano e il folle, il comico e il serio... perfino l'amore e l'odio, sono tutti temi che oggi la scienza evita. Ma tra pochi anni, quando la spaccatura fra i problemi della mente e i problemi della natura cesserà di essere un fattore determinante di ciò su cui è impossibile riflettere, essi diventeranno accessibili al pensiero formale.

G. Bateson, M.C. Bateson, *Dove gli angeli esitano*

Credere che faccia parte del patrimonio stabile dell'umanità soltanto ciò che è comprensibile per via razionale, o addirittura soltanto ciò che è scientificamente dimostrabile, è un errore che comporta conseguenze disastrose [...] che induce a gettare a mare l'ingente tesoro di conoscenze e di saggezza contenuto nelle tradizioni di tutte le antiche culture e nelle dottrine delle grandi religioni universali [e a] vivere nella convinzione che la scienza sia in grado di dar vita dal nulla, unicamente per via razionale, a una intera cultura, con tutto ciò che essa comporta.

K. Lorenz, *Gli otto peccati capitali della nostra civiltà*

Viviamo in una dittatura del calcolo pur vedendone i limiti. Per questo abbiamo l'esigenza di rifondare l'umanesimo. Unire Illuminismo e Romanticismo è la sfida del secolo.

E. Morin

Molti hanno oggi la sensazione che lungo il cammino della civiltà si sia compromesso l'equilibrio tra uomo e ambiente e che questa perdita sia causa di sofferenza. La ripresa dell'equilibrio, ammesso che sia auspicabile e possibile, andrebbe ricercata attraverso un recupero della totalità del corpo-mente, al di là della polarizzazione computante ed efficientistica. Si tratta di rivalutare i contesti, la storia, le tradizioni, l'espressività, il corpo, le emozioni, temperando l'esasperazione della razionalità computante e rinunciando all'efficienza a ogni costo, riducendo per quanto possibile la mediazione filtrante della tecnologia e del calcolo e tornando per quanto possibile all'immediatezza dei rapporti e al contatto personale e corporeo. Bisognerebbe insomma recuperare una visione globale, valoriale, armonica del mondo e di noi nel mondo, capace di esprimere valori autenticamente *ecologici* secondo il dettato di Gregory Bateson.

Si tratta di non sacrificare all'avidità e al consumo gli elementi fondamentali per la salute psicofisica della persona, che individuo in cinque "E": *Estetica, Etica, Emozione, Espressione, Esperienza*, cinque "E" tra loro legate da una storia evolutiva e culturale che non può e non deve essere cancellata. Non è facile, lo ammetto: il sistema ha imboccato una strada di accelerazione progressiva e il suo rallentamento implicherebbe sofferenze ulteriori, anche se d'altro tipo. Per di più, le cinque "E" non sono costanti, quindi la loro salvaguardia non va intesa in senso statico, bensì dinamico, armonico e coevolutivo: non si tratta di conservare, ma di far coevolvere in giusto ritmo e misura, non permettendo che le componenti razionali prendano il sopravvento. Come fare? Intessendo piccole reti solidali, costruendo piccole ecologie locali, interstiziali, culture marginali ma raffinate, che privilegino l'essere, la bellezza, la gratuità, la solidarietà, le risorse spirituali, il sapere artistico, poetico e narrativo. La totalità intessuta di queste reti potrebbe far concorrenza alla grande Rete, anzi potrebbe farsela alleata, sfruttarla per i propri fini. Ciascuno di noi può fare qualcosa in questo senso, per esempio rivalutando le emozioni.

Le emozioni sono per noi umani un tratto costitutivo fondamentale, inseparabile dalle altre nostre caratteristiche. Le emozioni sono strettamente intrecciate alla razionalità computante, ma anche alle funzioni fisiologiche, alla memoria, all'esperienza, sono profondamente innestate nel corpo, inteso sia come insieme di organi sia come depositario della nostra identità e della nostra storia. Le emozioni sono tanto pervasive che ogni nostro atto si colora di esse e ogni nostra relazione con noi stessi e con l'"altro" ne è condizionata. L'opposizione tra emozioni e razionalità è tutta da rivedere: è stato dimostrato che le persone che in seguito a un trauma abbiano perso le facoltà emotive non riescono a esercitare la loro razionalità, che risulta gravemente compromessa anche di fronte a problemi elementari.

Conclusione

In realtà non c'è nessuna conclusione: il discorso sul corpo e sul rapporto tra il corpo e la mente, tra l'umanesimo e la razionalità computante, è un discorso che non si arresta, che si rimodula e si trasforma di continuo. Eppure qualche punto fermo è stato raggiunto: l'importanza fondamentale del corpo e del suo corredo di organi e di apparati per la nostra vita e per la ricerca del senso della nostra vita. Un senso mai compiuto, ma sempre inseguito e corteggiato.

Bibliografia

1. Bateson G., *Verso un'ecologia della mente*, Adelphi, Milano, 1976 (II edizione accresciuta, Adelphi, Milano, 2000)
2. Bateson G., Bateson M.C., *Dove gli angeli esitano*, Adelphi, Milano, 1989
3. Bonifati N., Longo G.O., *Homo immortalis. Una vita (quasi) infinita*, Springer, Milano, 2012
4. Biuso A.G., *La mente temporale. Corpo Mondo Artificio*, Carocci, Roma, 2009
5. Blanke O., Aspell J.E., "Brain technologies raise unprecedented ethical challenges", in *Nature* (9 aprile 2009), vol. 458, n. 703
6. Kurzweil R., *The Singularity Is Near. When Humans Transcend Biology*, Viking, New York, 2005
7. Longo G.O., *Il nuovo golem: come il computer modifica la nostra cultura*, Laterza, Roma-Bari, 1998
8. Longo G.O., *Homo technologicus*, Meltemi, Roma, 2001
9. Longo G.O., *Il simbionte: prove di umanità futura*, Meltemi, Roma, 2003
10. Longo G.O., "L'etica al tempo dei robot", in *Mondo Digitale*, VI, 1, n. 21, pp. 3-20
11. Longo G.O., *Il senso e la narrazione*, Springer, Milano, 2008
12. Maffei L., *Il mondo del cervello*, Laterza, Roma-Bari, 1998
13. Marchesini R., *Post-human*, Bollati Boringhieri, Torino, 2002
14. Maturana H., Varela F., *Un know-how per l'etica*, Laterza, Roma-Bari, 1992
15. Negroponte N., *Essere digitali*, Sperling & Kupfer, Milano, 1995
16. Pennisi A., Falzone A., *Il prezzo del linguaggio*, Il Mulino, Bologna, 2010
17. Teilhard de Chardin P., *Il fenomeno umano*, Queriniana, Brescia, 2006
18. Waldrop Morris M., *Complessità*, Instar Libri, Torino, 1995

19. Antroposofia: una filosofia di vita per i tempi moderni

di Sergio Maria Francardo

Con il termine antroposofia[1] s'intende la ricerca spirituale inaugurata da Rudolf Steiner per cercare di dare una risposta a uno dei problemi fondamentali del mondo attuale, quello della spaccatura fra dimensione morale e dimensione scientifica. La caratterizzazione data da Steiner. "Antroposofia è una conoscenza prodotta nell'uomo dal sé superiore" mostra il compito di voler riportare i valori al centro della ricerca scientifica. La pratica antroposofica si caratterizza per aver proposto, con grande anticipo sui tempi della riflessione legata ai rischi del progresso, soluzioni molto importanti ai problemi che hanno flagellato il ventesimo secolo. L'agricoltura biodinamica ha preceduto di venticinque anni l'agricoltura biologica, essendo nata nel 1924 come risposta di Rudolf Steiner, a un gruppo di agricoltori che gli chiedeva indicazioni pratiche per risolvere i problemi, nuovi per allora, di degenerazione delle loro colture causati dall'uso dei prodotti chimici nella concimazione e nella difesa delle piante, dalle nuove tecniche di selezione e di intensivizzazione dell'agricoltura. Alcune persone gli posero delle domande; si erano accorti che la vitalità delle piante era diminuita rispetto a quella di un tempo: per esempio l'erba medica che prima aveva una durata di circa nove anni ora era ridotta a cinque anni. Analogamente un veterinario osservava che la fertilità degli animali era diminuita in modo drastico e che si diffondevano malattie prima sconosciute (per esempio l'afta epizootica). Un altro coltivatore accortosi che le concimazioni chimiche portavano a un'ec-

---

[1] Ci siamo proposti di mostrare alcune applicazioni attuali dell'antroposofia lasciando il compito a chi fosse interessato di approfondire gli aspetti storici e teorici dell'*antroposofia* o *scienza dello spirito*.

cessiva acidificazione dei terreni chiese quali nuove concimazioni portare al terreno.

L'agricoltura biodinamica oltre a recuperare pratiche tradizionali, quali il sovescio e la rotazione delle colture, si basa su una serie di "preparati" utilizzati in dosi omeopatiche, che funzionano come vere medicine per il terreno e per le piante. Ne risulta un progressivo risanamento del terreno, con un aumento di humus stabile, una qualità superiore dei prodotti[2] e parallelamente una spinta a creare comunità, per il valore dato al lavoro umano.

Oggi l'agricoltura biodinamica è praticata con successo in tutto il mondo e ottiene risultati molto importanti nelle situazioni estreme dall'Africa al Canada, dall'India all'Australia, dove ha raggiunto una grande diffusione.

Da più di ottant'anni il movimento di agricoltura biodinamica, con i suoi agricoltori e ricercatori, lavora per garantire il risanamento della terra, il rinnovamento dell'agricoltura e della vita sociale ridando al lavoro agricolo grande dignità e offrendo alimenti ricchi di forze nutritive e salutari[3].

L'antroposofia come opera per salvare o riportare in vita l'*humus*, lo strato vivente del terreno che tende costantemente a diminuire, contribuendo a salvare la fertilità del pianeta, così s'impegna per salvare l'infanzia, l'*humus dell'umanità*, con la sua pedagogia.

---

[2]   Gli Istituti di ricerca dell'agricoltura biologica FiBL Svizzera, FiBL Germania e FiBL Austria sono centri di competenza leader in materia di ricerca e di consulenza in agricoltura biodinamica e biologica. L'accento è posto non solo sulla ricerca applicata bensì anche sul trasferimento delle conoscenze alla pratica attraverso la consulenza e la divulgazione, corsi, rapporti e diversi metodi moderni di documentazione (riviste, schede tecniche, libri di consultazione, internet). Dal 1978 a Therwil vicino a Basilea, è in corso l'esperimento a lungo termine denominato DOK. In questo esperimento sono paragonati i sistemi di agricoltura biodinamica con l'agricoltura biologica e l'agricoltura convenzionale. Grazie a questo importante esperimento è stato possibile documentare la superiorità dell'agricoltura biodinamica e dell'agricoltura biologica sull'agricoltura convenzionale. I risultati sono stati pubblicati in affermate riviste scientifiche.

[3]   Per chi fosse interessato ai prodotti biodinamici, si riconoscono dal marchio DEMETER che garantisce che i prodotti alimentari contrassegnati o i loro ingredienti provengano da coltivazioni o allevamenti biodinamici. Il marchio, presente in tutti i continenti, controlla e certifica l'intera gamma dei prodotti biodinamici provenienti da tutto il mondo.

Il contributo di Rudolf Steiner al mondo dell'infanzia, la culla del senso della vita, ha influenzato la pedagogia, la pediatria e la neuropsichiatria infantile in modo talmente profondo che si sta ancora sviluppando come dimostra l'aumento crescente d'iniziative pedagogiche e mediche antroposofiche in tutto il mondo e l'interesse sempre crescente che suscita.

Nella vita di Steiner esso risale alla sua prima giovinezza.

Dall'età di quattordici o quindici anni in poi, semplicemente per poter vivere, io dovetti sempre dare lezioni private; dovetti quindi elaborarmi questa pedagogia nella pratica immediata dell'insegnamento e dell'educazione. Per esempio, quando ancora avevo ventun anni, una famiglia mi affidò l'educazione di quattro ragazzi. Fra questi, quando entrai in quella famiglia come precettore, ve n'era uno di undici anni, idrocefalo al massimo grado[4]. Egli aveva delle stranissime peculiarità. Non mangiava volentieri a tavola con gli altri, ma si alzava da tavola e andava in cucina, dove era la pattumiera, e lì mangiava le bucce delle patate, pure con la sporcizia contenuta nel recipiente. A undici anni, ancora non sapeva quasi nulla. La famiglia aveva cercato, in base all'istruzione che egli aveva avuto in precedenza, di fargli dare l'esame di ammissione a una qualche classe elementare. Ma quando egli aveva presentato i suoi esperimenti, vi era soltanto un quaderno con un grosso buco provocato da una sua cancellatura. All'esame egli non aveva fatto altro, e contava già undici anni. I genitori se ne angosciavano. Essi appartenevano alla buona borghesia, e tutti dicevano: "Il ragazzo è anormale; s'intende che tutti, in un caso simile, si sentono prevenuti contro un ragazzo di cui si parla così. Dicevano: "Bisogna che impari un lavoro manuale, non può arrivare ad altro!" Entrai dunque in quella famiglia, ma veramente nessuno mi comprese quando esposi il mio proposito: "Se mi si affida il ragazzo in piena re-

---

[4] Per idrocefalo s'intende l'accumulo di liquido cefalorachidiano (liquor) all'interno del cervello, più precisamente all'interno dei ventricoli cerebrali. Nell'800 non esisteva alcuna cura e i bambini diventavano gravemente disabili, tuttora, nonostante il progresso della medicina, la terapia dell'idrocefalo è sempre chirurgica.

sponsabilità, prometto di tirare fuori tutto quanto c'è in lui". Nessuno mi capì, eccetto la madre, per naturale capacità di vedere, e l'eccezionale medico di casa. Era lo stesso medico che più tardi, col dottor Freud, fondò la psicoanalisi, nel periodo in cui questa si trovava ancora nel suo periodo migliore, in seguito, quando essa cominciò a decadere, egli se ne staccò. Tuttavia, con lui si poteva parlare, e questo ebbe per conseguenza che il ragazzo venne educato e istruito da me[5].

Si tratta di Josef Breuer un medico eminente che fu fondatore assieme a Freud della psicoanalisi, da cui poi si distaccò.

Da questo impegno luminoso di Steiner, che per poche decine di minuti di lezione a quel ragazzo doveva prepararsi per ore, è sorta trent'anni dopo la Pedagogia Waldorf o Pedagogia Steineriana e la Pedagogia Curativa Antroposofica, che si sono diffuse in tutto il mondo.

Il risultato fu eccezionale: il ragazzo non solo riuscì a imparare, ma divenne medico. Dalla dedizione totale di Steiner verso un bambino *handicappato*[6] è nato l'atteggiamento che permea l'ideale pedagogico steineriano.

Nelle scuole steineriane, il riconoscimento dell'importanza dell'innovazione culturale come atteggiamento indispensabile, si unisce alla conoscenza della legge pedagogica, per cui l'innovazione si realizza solo in seguito a un compito che genera esperienza. Essa stimola il maestro a sottolineare tutti gli elementi di novità che l'allievo mette nell'esecuzione del compito per fare sorgere in lui la coscienza di quanto di nuovo ha guadagnato in quest'attività. Steiner ha insegnato che sia le *facoltà* sia i *limiti* di un bambino spesso si manifestano come *impedimenti*. Dietro una fatica grande, dietro un rallentamento nel

---

5   R. Steiner, *Importanza della conoscenza dell'uomo per la pedagogia e della pedagogia per la cultura*, Antroposofica, Milano, 2010.

6   Nella pedagogia curativa antroposofica è sempre stata utilizzata, fin dal 1924, l'espressione "bambini bisognosi di cure dell'anima" termine che viene usato nelle istituzioni antroposofiche in tutto il mondo. L'espressione "bisognosi di cure speciali" è utilizzata per indicare disabilità fisiche, mentali, sociali, multiple. Con tale concetto si vuole portare l'attenzione sul bisogno piuttosto che sul "difetto".

raggiungere un obiettivo può esserci un problema ma spesso si cela una *vocazione* che potrebbe sorgere. Questo cambio di paradigma nel guardare un bambino o un giovane uomo non è ancora entrato completamente nella cultura pedagogica e nemmeno nella medicina. Certo, alcuni grandi pensatori o psicologi hanno parlato della questione del carattere e del destino. James Hillman, nel *Codice dell'Anima* afferma che il nostro carattere e la nostra vocazione di vita sono qualità innate e che è la missione della nostra vita realizzare quelle spinte. La chiama "la teoria della ghianda", l'idea che le nostre vite sono formate da un'immagine particolare, come il destino della quercia è contenuto nella piccola ghianda. Si tratta d'intuizioni ma, nell'antroposofia e nelle sue applicazioni, questo principio diventa scienza applicata: *Rimuovere gli ostacoli perché si realizzi il senso di cui ogni uomo è portatore.* Questo senso ha valore per ogni uomo che sia un genio o una persona bisognosa. Rappresenta davvero la grande opportunità di cambiare valori cioè di superare i limiti posti da un pensiero debole rispetto al singolo uomo. Ogni uomo incarna un destino personale e la medicina, la pedagogia e la cultura non possono più trascurare questa conoscenza.

Nella pedagogia curativa antroposofica, apprezzata in tutto il mondo per la sua grande efficacia nella cura della diversa abilità, queste qualità latenti nel singolo sono sostenute e valorizzate.

Sono un fattore di terapia dell'intera società umana: creano legami, emozioni e sentimenti fraterni che uniscono e arricchiscono la vita sociale.

Una società, che isola e separa egoisticamente i nostri fratelli chiamati portatori di handicap, esprime un tragico meccanicismo che portava i nazisti a ucciderli e medici indegni a compiere esperimenti su di loro. Per una tale società Steiner previde lucidamente vere e proprie epidemie d'insonnia e disturbi psichici. Se si pensa che ormai decine di milioni di italiani e oltre cinquanta milioni di americani assumono psicofarmaci quotidianamente, si può dire che purtroppo stiamo vivendo la previsione di Steiner. Che differenza separa noi, società dell'edonismo e dell'esteriorità, da un brillante giovane intellettuale "in carriera"[7] che impegna tutte le sue forze a tempo pieno per occuparsi di un bambino idrocefalo! Vorrei proseguire con una breve storia che avviene quasi trent'anni dopo.

Siamo nella "sala del tabacco" della fabbrica di sigarette Waldorf Astoria di Stoccarda, è il 23 aprile 1919. Gli operai si assiepano su panche e sedie o sui grossi sacchi di tabacco allineati in fondo al salone. Il direttore della fabbrica Emil Molt presenta agli operai Rudolf Steiner che definisce "sociologo". L'uditorio era piuttosto prevenuto: "che cosa può capire un tipo simile che viene dalla sazia e neutrale Svizzera dei bisogni della gente semplice che si dibatteva tra le miserie e le difficoltà del dopoguerra?" Steiner inizia a descrivere la condizione di migliaia e migliaia di persone che vengono frustrate nelle loro energie migliori, proprio nell'età in cui le forze dello spirito e dell'anima avrebbero bisogno di cure particolari per evolvere, questo perché devono sottostare alla pressione economica che li costringe a entrare nel mondo del lavoro. Descrive poi qualcosa che ancora non esiste e cioè *una scuola unificata della durata di dodici anni, comprendente le classi elementari e superiori, aperta a chiunque, senza differenze di classe sociale.*

A questo punto si era guadagnato il cuore dei suoi ascoltatori.

È l'atto di nascita della scuola Waldorf. Il desiderio espresso a chiare lettere dagli operai di poter usufruire di una simile istituzione per i propri figli crea le basi perché la scuola venga fondata. Il giorno seguente alcuni di loro chiedono se i loro figli avrebbero potuto frequentare la scuola descritta da Steiner. Emil Molt chiese a Steiner di occuparsi della direzione pedagogica e due giorni dopo due futuri maestri della scuola ebbero il colloquio che pose le basi del lavoro futuro. L'arte pedagogica elaborata da Steiner oltre ai principi, per allora rivoluzionari, di scuola aperta a tutti, indipendentemente dalle convinzioni personali e dalla posizione occupata nella società, non

---

[7]   Steiner era una figura molto nota per avere lavorato all'opera omnia di Goethe e Schiller e all'archivio di Nietzsche; dirigeva il Magazin für Literatur, una nota rivista letteraria tedesca.

aveva niente a che fare con le ambizioni sociali e gli interessi confessionali, che di solito si collegano alla scuola privata. La scuola del futuro doveva fondarsi su una profonda conoscenza dell'uomo. Se si parte da questo principio non può che risultarne una scuola unitaria fatta per tutti gli uomini, dato che ovviamente, le leggi evolutive riguardanti il bambino tra i sette e i quattordici, sono valide per tutti. In seguito l'istruzione dovrà differenziarsi ma alcuni fondamenti culturali devono essere comuni per tutti, chiunque deve poter avere l'opportunità di ricevere la medesima formazione generale, sia che voglia diventare un lavoratore manuale sia che voglia lavorare con la mente.

Per acquisire una capacità di giudizio responsabile e autonomo, ognuno dovrebbe poter frequentare fino a circa vent'anni una simile scuola unificata e differenziata al tempo stesso.

Una scuola di questo tipo ha come unica finalità la formazione dell'uomo.

Nell'esaminare gli insegnanti non dovremmo verificare quello che sanno ma se siano in grado di stabilire un contatto fecondo con i futuri uomini che gli saranno affidati e di identificarsi con il loro animo e tutto il loro essere.

L'unico compromesso che Steiner rifiutò è sulla libertà di scegliere gli insegnanti.

Da queste premesse è nato un movimento pedagogico le scuole Waldorf appunto, che si è diffuso in tutto il mondo con una crescita, dopo la crisi drammatica dell'avvento del nazismo, che è diventata molto importante negli ultimi quarant'anni. Attualmente abbiamo oltre novecento scuole steineriane nel mondo.

Molti dei principi della scuola steineriana sono entrati in tutte le scuole dell'Occidente, anche se non possiamo nasconderci che nel terzo mondo centinaia di milioni di bambini sono costretti a lavorare e privati del gioco e di un'educazione adeguata.

Nonostante la cosiddetta "globalizzazione" della cultura, dell'economia e della tecnologia la società in cui viviamo appare sempre più esposta alla confusione delle lingue, moderna Babele, inquieta e aggressiva, lacerata da divisioni, settarismi e incomprensioni che creano insicurezza, disperazione e violenza. E tuttavia, mai come oggi l'umanità è alla ricerca di un cammino spirituale, di un linguaggio comune che la aiuti a superare le tante barriere che si sono create nel tragico XX secolo. Ogni paese del mondo, ogni gruppo etnico, ogni credo religioso è investito dai problemi derivati dall'intolleranza e dalla difficoltà di rapporti. Proprio nel terzo mondo in India come in Sudamerica le esperienze pedagogiche steineriane si stanno diffondendo con risultati entusiasmanti[8].

La pedagogia antroposofica sostiene che per educare e crescere un essere umano, qualunque siano le sue malattie, i suoi limiti, le sue esperienze traumatiche, **occorre sempre partire da una giusta e ampia immagine dell'uomo sano**.

Occorrono un'educazione e un'istruzione, che mirino non a un sapere inteso come accumulo unilaterale di nozioni, ma alla conquista di attitudini, non al coltivare doti intellettuali, ma a dare capacità di volontà. Tuttavia non si può educare la volontà e una sana intelligenza emotiva che ne è la base, se non si sviluppa una comprensione che stimoli forti impulsi emotivi e voglia di agire. Un errore frequente consiste nell'impartire ai giovani non solo troppe nozioni ma piuttosto nozioni astratte prive di vitalità, che fanno appello solo alla rappresentazione cerebrale. Steiner sostiene: "S'illude chi crede di poter formare la volontà senza coltivare la comprensione che rafforza la volontà stessa". Se c'è una cosa che stupisce gli osservatori esterni degli allievi della scuola steineriane è l'entusiasmo che esprimono per la vita scolastica[9].

---

[8] Per chi fosse interessato si segnala il libro: S. Lebert, W. Liebendorfer, *Oltre Babele*, Filadelfia, Milano, 1997. Una panoramica delle varie scuole steineriane nel mondo nelle più disparate situazioni: queste pagine sono legate da un filo rosso che accomuna esperienze, culture, aspirazioni ed esigenze diversissime, parlano di un nuovo pensiero umanistico elaborato e accolto, a seconda delle situazioni, da persone che, nel rispetto e nella fedeltà alle proprie origini e tradizioni, ne hanno tratto visioni ed energie innovatrici.

[9] Gli esiti scolastici degli alunni che le hanno frequentate in Germania sono di grande effetto. Ciò già si riflette nel fatto che nel 1990 quasi il doppio degli allievi delle scuole stei-

Nel periodo che va dalla nascita fino ai sette anni, il bambino tende ad abbandonarsi totalmente all'ambiente umano che lo circonda[10], si applica a conformare le sue forze in via di sviluppo secondo l'istinto dell'imitazione. Successivamente il bambino si apre a ricevere coscientemente ciò che agisce dall'educatore in base a un'autorità naturale. Egli accetta tale autorità perché sente che nel maestro vive qualcosa che deve vivere anche in lui.

Non si può essere maestro senza porsi con piena consapevolezza in rapporto con l'allievo, usando la trasformazione dell'istinto imitativo, tipico del bambino prescolare, nella facoltà di assimilazione fondata sul sentimento di una naturale autorità. Questa sensibilità deve dominare in tutta l'arte di educare e istruire; deve formare i programmi e vivere nello spirito che unisce educatori e allievi.

La concezione basata sulle sole rappresentazioni neurofisiologiche non consente di guardare con piena coscienza ai veri fatti dello sviluppo umano. Ciò che l'educatore fa non può dipendere, che in minima parte, dalle norme generiche di una pedagogia astratta, scritte da professori universitari e non da chi lavora sul campo.

La comprensione dell'essere umano nasce da una polarità fondamentale: fuori e dentro, abito e corporeità, guscio e nucleo.

Osservata questa contrapposizione, possiamo notare che né noi né gli altri siamo immutabili, ossia al di sopra del tempo. Nonostante ciò, oltre alla nostra momentanea e transitoria esperienza interiore sentiamo vibrare in noi la certezza che vi sia un centro duraturo sul

---

neriane (57,5%) ha raggiunto la qualificazione necessaria per gli studi universitari, rispetto agli alunni dello stesso anno che frequentano le scuole statali; e questo benché il loro lavoro non sia stato giudicato con voti per dodici anni. Un'indagine quantitativa precedente sugli ex alunni tedeschi delle scuole Rudolf Steiner (nati durante l'anno 1940/1941) rivela differenze significative fra questo gruppo e un gruppo di controllo nelle seguenti aree: maggiore mobilità geografica e sociale; maggior utilizzo del tempo libero in attività culturali, interesse nell'arte, pratica di uno strumento musicale e abilità nei lavori artigianali; interesse all'aggiornamento formativo. (Da un documento dell'Unesco, organizzazione dell'ONU dedita all'infanzia).

[10] Si pensi che i cosiddetti "bambini selvaggi", cresciuti da animali, non conquistano la stazione eretta, significa che non si tratta solo di una potenzialità geneticamente determinata ma occorre la presenza di un ambiente umano, perché possa manifestarsi.

quale le molteplici e mutevoli esperienze si orientano. Volendo distinguere tra il duraturo e il transitorio per avvicinare le qualità e le caratteristiche dell'essere uomo, occorre differenziare il momentaneo dall'essenziale, l'apparire dall'essere, la sostanza dalla casualità.

Rudolf Steiner parla di *involucri articolati* ai quali attribuisce varie caratteristiche. Essi non rappresentano l'essere stesso o il suo nucleo essenziale, ma gli servono come strumenti per agire, sperimentare e riconoscere. Fanno parte di queste manifestazioni legate al corpo l'apparenza fisica stessa, i processi legati all'età, la salute, la malattia, le abitudini, le predisposizioni, le preferenze e le avversioni, i tratti personali e molti altri aspetti che non sono da attribuire all'essere umano vero e proprio. Si tratta di una distinzione per nulla strana che fa parte dell'esperienza di ognuno. Quando soffriamo per un'emicrania non ci identifichiamo con essa, non la scambiamo per il nostro sé.

La domanda che sorge spontanea è come un aspetto possa dipendere dall'altro.

Rispetto alle soluzioni della filosofia e della psicologia che parlano di un'unità inscindibile ma anche di dualismo rigoroso, la soluzione proposta da Steiner è più complessa, ma apre prospettive importanti per educare e per autoeducarsi.

Sotto il profilo pedagogico l'essere umano non nasce una sola volta quando fuoriesce dal corpo della madre, ma progressivamente sviluppa le varie parti della propria organizzazione in modo differenziato nel tempo. Si parla di periodi di sette anni detti **settenni**, a ognuno dei quali corrisponde un processo di nascita di una delle quattro componenti dell'essere umano descritte nell'antropologia steineriana.

Per l'età evolutiva, per la scuola e la pedagogia sono fondamentali i primi tre settenni: ognuno di essi corrisponde a una nascita, con il sorgere di nuove funzioni e di nuove qualità fisiche, animiche (psichiche) e spirituali (biografiche).

Il **primo settennio** si chiude con la conclusione del lavoro sulla corporeità fisica ricevuta dal modello ereditario dei genitori, ora quel corpo può dare luogo a una nuova nascita. Inizia il secondo settennio con un processo visibile del lavoro sulla sostanza minerale, l'eruzione dei nuovi denti ci dice che può svilupparsi autonomamente il corpo della vita di quell'individuo.

Ora una parte delle forze vitali può essere sacrificata per l'attività intellettuale; ogni neuropsichiatra infantile sa che tra cambio dei denti e sistema neurosensoriale c'è un parallelismo fondamentale.

La scuola non può iniziare prima dei sette anni[11], prima del cambio dei denti, prima dell'allungamento degli arti, gli strumenti della volontà; ora le mani del bambino poste sopra la testa arrivano a toccare o a coprire almeno in parte le orecchie, ora il bimbo è capace di camminare diritto sopra una corda, ora nel movimento intenzionale nell'euritmia[12] (la parola visibile), potrà esprimere un linguaggio più complesso e articolato.

Trascurare quest'aspetto porta ad ammettere alla scuola bambini troppo piccoli che fanno gran fatica e alla fine, se va bene, perderanno un anno di scuola o svilupperanno nel peggiore dei casi problemi gravi come le dipendenze o i drammatici disturbi alimentari che sono tipici di adolescenti "modello" rimasti a lungo prigionieri di un rovinoso adeguamento ai desideri degli adulti.

L'insegnamento di Steiner nella cura e nell'educazione del bambino è oggi di drammatica grande attualità. La precocità dell'educazione moderna, la mancata comprensione dei momenti giusti per

---

[11] Il sistema scolastico finlandese è considerato il migliore del mondo e **non è un caso che cominci a sette anni**. In classe, fino ai tredici anni, niente voti e le interrogazioni non hanno nulla a che fare con giudizi punitivi o selezioni. La pedagogia finlandese parte dalla convinzione che tutti i bambini possano imparare a leggere, scrivere, fare di conto e parlare tre lingue come imparano a correre e parlare, senza umiliazioni.
S'impara facendo. Un fare che è sperimentare l'apprendimento. Già Albert Einstein diceva "che apprendere significa sperimentare. Il resto è solo informazione". Proprio alcuni principi base della scuola steineriana. Secondo i dati dello studio Pisa (Programme for international study assessment), condotto su 400mila 15enni di cinquantasette Paesi, i ragazzi finlandesi sono risultati i meglio preparati in lingua, matematica e scienze.

[12] L'euritmia o parola visibile è un'arte del movimento ideata da Rudolf Steiner che esprime nello spazio tramite il movimento dei quattro arti quello che avviene nella laringe quando parliamo. Rappresenta una materia fondamentale nelle scuole steineriane dall'asilo fino alla maturità. *L'euritmia terapeutica*, che è l'euritmia praticata da terapisti con pratica ospedaliera, è molto apprezzata da fisiatri e ortopedici nel centro e nord Europa per la prevenzione della scoliosi, ma le sue indicazioni preventive e mediche sono vastissime.

impegnare le forze del corpo nella memoria, sono alla base del fenomeno della debolezza nervosa e volitiva dei nostri bambini, della loro incapacità di stare fermi.

Quali soluzioni offre la cultura contemporanea al fenomeno diffusissimo del bambino affetto da deficit dell'attenzione e ipercinesia (ADHD)? Una sostanza simile all'anfetamina il dimetildifenato (Ritalin) prescritta negli Usa a dieci milioni di bambini, la pillola dell'obbedienza: *una suggestione da gulag per il futuro dei nostri figli.* Di fronte agli evidenti effetti collaterali c'è un ripensamento dei neuropsichiatri più consapevoli, ma in cosa si traduce? Forse nel liberare i bambini dal computer e dalla tivù?[13]

Decine di migliaia di omicidi visti in video che effetto hanno sul sistema neurosensoriale di un essere che sta crescendo?

Si allunga l'asilo e si mandano i bambini a scuola a sette anni?

Si riducono i cibi eccitanti ricchi di fosfati, caffeina e additivi che creano dipendenza fisica?

Si passa dallo sport meccanico e competitivo a un'attività di movimento sana che permetta alle vaste profondità dell'organismo di esprimere il proprio linguaggio (euritmia) come fa un bimbo quando con un lavoro formidabile apprende a parlare? Si usa un abbigliamento composto di fibre naturali che collaborino con la delicata organizzazione calorica del bimbo o si veste con le stesse fibre morte e non degradabili con cui si fanno i sacchetti del supermercato?

Si usano colori morbidi e vivi che consentano ai suoi sensi di ricreare i colori nella propria interiorità o si usano colori violenti e inerti come i sintetici pennarelli che infestano vestiti e manine intasando i sogni dei nostri piccoli? **Purtroppo non si fa questo.**

I bambini vanno a scuola a cinque anni, stanno davanti alla tivù

---

[13] Si pensi a quest'articolo articolo uscito sul New York Times che ha fatto scalpore: "È la regola: gli studenti della scuola più ambita della Silicon Valley non toccano un computer, un Ipad o lo smartphone fino alla fine delle medie. Ma la cosa più curiosa è che questi ragazzi sono in gran parte figli d'ingegneri o manager impiegati nelle più famose aziende tecnologiche del mondo, dalla Apple a Google. Gente che vive di computer e gadget, ma è determinata a tenerli il più a lungo possibile fuori dall'esperienza educativa dei propri bambini". (The New York Times, *A Silicon Valley School That Doesn't Compute*, October 22, 2011)

giornate intere masticando bulimicamente cibi morti usciti da sacchetti di plastica.

Qual è la soluzione proposta per una vita da *carcerati dell'anima*?

Si propone di dare ai bambini ipercinetici un famoso antidepressivo, passando dalla pillola dell'obbedienza alla pillola della felicità, scontrandosi con la realtà dei numerosi suicidi che la terapia antidepressiva provoca negli adolescenti.

Non è questo *brave new world* di controllo chimico il futuro che l'immagine antroposofica dell'uomo sogna per i nostri bambini.

Per questo nel **secondo settennio** (dai sette ai quattordici anni) Steiner ritenne fondamentale la presenza di unico insegnante che segue e accompagna la propria classe per otto anni dalla prima all'ottava classe (la nostra terza media). La condizione umana, a differenza della macchina, trova la sua realizzazione superiore nella soggettività; la soggettività per la macchina è l'errore, la macchina è disumana perché non conosce l'errore. La facoltà di sbagliare è la più profonda delle facoltà umane.

Steiner non desiderava realizzare un uomo progettato, un modello di uomo adatto a un successo preordinato. Per l'uomo preordinato ci sono gli automi. Steiner sognava uomini liberi che trovino senso nel realizzare i propri compiti.

In questa visione dell'uomo ogni individuale esistenza ha un suo senso e un suo compito.

Laddove è carente una capacità umana come nel disabile abbiamo, secondo l'antroposofia, una qualità spirituale in un altro ambito che opera nel rafforzare i legami tra gli esseri umani.

Per questo nel movimento medico-pedagogico steineriano si parla con forte impegno dei bambini bisognosi di cure dell'anima. Una realtà antroposofica, diffusa in tutto il mondo, che agisce a vantaggio dei bambini stessi ma anche di tutto il tessuto sociale attivo attorno a loro, nel quale tali bambini si muovono risanandolo.

La mia esperienza di medico è basata sull'osservazione di bambini down accolti nelle scuole steineriane italiane dove hanno la possibilità di trovare un ambiente che li ama profondamente.

Rudolf Steiner insegna che la grande saggezza spirituale che opera nel bambino e illumina di bellezza il mondo diviene un capolavoro in tali bambini perché accentuano il tratto più prezioso della condizione del piccolo della specie umana: la grandissima lentezza nell'apprendimento.

Nel bambino down la caratteristica fondamentale è che le tappe evolutive si sviluppano in un arco di tempo lunghissimo, inizia a sedere a un anno e inizia ad alzarsi e camminare tra il secondo e il terzo anno per poi parlare tra il terzo e il settimo anno. È tutto qui, in questo ritardo nelle tre attività fondamentali: camminare, parlare, pensare che comparendo nei primi tre anni fanno sì che l'uomo diventi uomo. Questo bimbo inizia a dire a se stesso "Io" solo in età scolastica, quando si forma la seconda dentizione e il corpo vitale ha perso la sua elasticità e la sua malleabilità dell'inizio, ha semplicemente perso l'autobus e non può accedere al pensiero autonomo. Da qui vengono le tre caratteristiche essenziali di tale uomo: l'incapacità di sviluppare un pensiero astratto, la sua immaturità sessuale e la sua impossibilità di rappresentarsi la morte.

È un uomo paradisiaco, prima della caduta.

Secondo König[14] è un messaggero del mondo che abbiamo tutti lasciato e perduto – non possiamo aiutarlo poiché è lui ad aiutare noi, ma possiamo amarlo come accade nelle scuole steineriane dove sono accuditi spontaneamente dagli altri bambini che sono avidi della loro innocenza.

Mi ha colpito la recente scoperta che in un dipinto fiammingo del '500[15] intitolato *L'adorazione del Cristo bambino* sono presenti due ra-

---

[14] Un medico antroposofo che diede vita ai Centri Camphill diffusi in tutto il mondo, vedi: H. Hansmann *L'educazione nelle comunità Camphill. Principi e pratica di pedagogia curativa*, Filadelfia, Milano, 1995. In Germania ci sono oltre 10 scuole Camphill per bambini con handicap (www.camphill.de). Sono ispirate alla filosofia di Rudolf Steiner e si basano sulla convivenza tra bambini, insegnanti e terapeuti. Parte integrante della scuola è il lavoro agricolo. Tutte le strutture accettano volontari.

[15] Cfr. A.S. Levitas, C.S. Reid, *An angel with Down syndrome in a sixteenth century Flemish Nativity painting*, in "American Journal of Medical Genetics" (1 febbraio 2003), vol. 116A, n. 4, pp. 399-405, dove è apparso un articolo che parlava di una natività in un dipinto fiammingo del '500 in cui due personaggi, un angelo e un pastore, mostrano i tratti tipici della sindrome Down, rivoluzionando l'idea che la sindrome di Down risalga all'800.

gazzini – un angelo e un pastorello – con i tratti fisionomici inequivocabili della sindrome di Down: mi sembra un buon esempio di questa tensione verso la persona cui Steiner seppe dare tanto valore.

I due bambini down sono rappresentati proprio lì, vicino al Dio bambino, in una posizione assolutamente privilegiata: non solo a significare che sono parte del genere umano, ma soprattutto che, più di noi, sono vicini alla perfezione divina. Mi sembra davvero che la lentezza nel crescere sia il tratto più nobile della condizione umana, per questo la pedagogia steinerana è così rispettosa dei tempi del singolo: non ci sono obiettivi da raggiungere ma facoltà da liberare!

Ricordo una bimba che mi mostrò raggiante con orgoglio geniale il giudizio nazista[16] dell'insegnante "obiettivo raggiunto con fatica", mi disse: "Vedi lo dicono anche loro che ho fatto fatica, sono stata proprio brava!"

Ogni pediatra e ogni pedagogo conoscono e rispettano questa lentezza dell'umano rispetto all'animale che impara in fretta. Aver trasformato questa esperienza clinica in una scienza del rispetto del bambino è il frutto più prezioso dell'antroposofia per il futuro della nostra umanità. Steiner è stato una guida nel rispettare quest'attesa preziosa che consente di illuminare il mondo di spiritualità: *dobbiamo imparare di nuovo a veder nei bimbi degli angeli.*

Bibliografia

1. Francardo S.M., *Medicina antroposofica familiare*, Edilibri, Milano, 2004
2. Francardo S.M., *Rispetto del bambino è salute. Educazione quotidiana del sistema immunitario del bambino*, Novalis, Milano, 2008
3. Glöckler M., *Le doti e gli impedimenti dei bambini*, Arcobaleno, Oriago di Mira, 2002
4. Glöckler M., Göbel W., *La salute del bambino*, Aedel, Torino, 2008
5. Hansmann H., *L'educazione nelle comunità Camphill. Principi e pratica di pedagogia curativa*, Filadelfia, Milano, 2003
6. Leber S., Liebendörfer W., *Oltre babele. Pedagogia antroposofica e società*, Filadelfia, Milano, 1999

---

[16] Non ho usato a caso il termine *nazista* si pensi all'eliminazione fisica degli handicappati e dei pazzi attuata da tale regime per risparmiare cure e per garantire l'immagine della razza ariana. Dall'altra ricordo l'atroce scritta dei campi di concentramento "arbeit macht frei" (il lavoro rende liberi).

7. Steiner R., *La filosofia della libertà*, Antroposofica, Milano, 1997
8. Steiner R., *La scienza occulta*, Antroposofica, Milano, 1996
9. Steiner R., *Saggi filosofici*, Antroposofica, Milano, 1990
10. Steiner R., *Teosofia*, Antroposofica, Milano, 1999
11. Steiner R., *Educazione del bambino e preparazione degli educatori*, Antroposofica, Milano, 2002
12. Steiner R., *Corso di pedagogia curativa*, Antroposofica, Milano, 2007
13. Steiner R., *Educazione e insegnamento fondati sulla conoscenza dell'uomo*, Antroposofica, Milano, 2008
14. Steiner R., *Arte dell'educazione, Antropologia*, Antroposofica, Milano, 2009
15. zur Linden W., *Il tuo bambino*, Filadelfia, Milano 1995

Sitografia

1. www.rudolfsteiner.it
2. www.educazionewaldorf.it
3. www.scuolapedagogiacurativa.org
4. www.medicinaantroposofica.it

Da queste risorse su Internet è poi possibile ottenere indirizzi e altri riferimenti su scuole, corsi di formazione, libri, medicina antroposofica, agricoltura biodinamica e con gli altri aspetti connessi con le diverse applicazioni dell'antroposofia.

20. Sentire la fine – vedere l'inizio
di Lucilla Giagnoni

Scrivo questi appunti nella primavera dell'anno 2012, il fatidico anno della profezia maya, che tanta presa ha sul pubblico televisivo di trasmissioni catastrofiche e sull'immaginario dei giovani. Al di là del sorriso che può strapparci, in realtà sappiamo tutti che "sentiamo" di essere alla fine. Sentiamo che la nostra civiltà, così come è stata finora, non può più andare avanti. Ma se non può andare avanti, allora verso cosa deve andare?

Io non sono un sociologo, non sono un teologo né un filosofo. Non ho risposte e anche le domande (che i sapienti dicono essere il primo passo per avere risposte) non so se le so fare. Faccio l'attrice e racconto storie. Sono una narratrice. Le storie sono il mio pane, mi danno da mangiare e nutrono anche la mia anima.

Perciò partirò da una storia: la mia storia dell'Inizio e della Fine. Una piccola storia.

11 settembre 2001.

Lavoravo con mio marito, musicista, nel nostro studio di registrazione quando arriva la telefonata sconvolta di un amico che ci grida parole sconnesse: capiamo soltanto che dobbiamo accendere il televisore.

Scendo di corsa giù ma mi fermo sulla scala perché mia figlia Bianca, 5 anni, non sta più guardando i cartoni animati: è immobile con le gambe incrociate di fronte a quelle immagini incredibili, perfette come quelle di un film.

Mi accascio sulla scala e sento che è arrivato l'inferno, che la Fine è arrivata. Le migliaia di anni di evoluzione e di guerre mi dicono che cosa devo fare: scorta di cibo, farina, sale, zucchero, riunire le persone amate e chiudere le porte. L'inferno ci mette un attimo a prenderti.

Ma subito dopo un altro pensiero: sono un'artista, il compito di un artista è di trovare la via d'uscita dall'inferno, se non per sé, per gli altri. Deve avere il coraggio di guardare in faccia l'inferno per trovarne la via d'uscita. Chi lo ha fatto, meglio di chiunque altro?

Quel momento è stato, per me, un Inizio: l'inizio di una ricerca che dura ormai da più di dieci anni e che mi ha fatto scrivere tre spettacoli: "Vergine madre", "Big Bang" e "Apocalisse".

Vergine madre: un viaggio nella Divina Commedia di Dante. Un viaggio dentro l'inferno e al buio per uscire alla luce. Un viaggio per voce femminile, alla ricerca della voce femminile della Commedia. Alla ricerca della voce dell'anima. Perché quasi certamente l'anima ha una voce femminile.

Big Bang: uno sguardo a ciò che Dante ci chiede di guardare, siglando la fine dell'Inferno, del Purgatorio e del Paradiso con la medesima parola: Stelle.

Apocalisse: una riflessione sul senso della Fine e sull'ultimo libro della Scrittura cristiana per scoprire che non vuol dire affatto Fine e che la Salvezza è lì, a portata di mano. Basta saperla vedere.

Una trilogia di spettacoli: una cavalcata attraverso i linguaggi, i sistemi di rappresentazione che l'Umano si è dato da sempre, teologia, scienza, arte, per raccontare il mondo e così potervi continuare a vivere.

Perché non è il mondo a cambiare, ma il nostro sguardo.

E allora partiamo dal cambiare quello che è il punto di vista principale di ogni storia: cominciamo non dall'Inizio, ma dalla Fine…

Apocalisse

Ieri

Da qualche giorno mio padre mi diceva che aveva un piccolo lavoro da fare: che doveva andare al "campino" a spostare le sue arnie perché lì, dove le teneva, il terreno franava. Ieri per farlo si è svegliato alle cinque. Nel pomeriggio sono passata di lì e lui mi ha indicato un piccolo sciame di api che girava impazzito dove prima c'erano le arnie. Erano le api che erano uscite all'alba, prima che lui le spostasse, le arnie.

Mio padre mi ha detto: le vedi? quelle sono spacciate. Voleranno lì sopra fino a morire di fatica: non trovano più la loro arnia e non la vedono anche se è lì, solo pochi metri più su.

Io le guardavo: "industriose, affannate, stremate e... cieche"
Le guardavo...

Del Divino so questo: che ci guarda.

Oggi
Mia madre è sulla sedia a rotelle da vent'anni per una malattia.

Da sette anni è diventata anche cieca. Ma, nonostante tutto, governa ancora la casa. Istruisce e comanda tutti noi. Cucina benissimo. Solo che le ci vuole un giorno intero per pelare un peperone. Oggi mi ha chiesto di trovarle un vasetto di salsa che ha messo nel frigo. Me lo descrive in tutto per tutto, persino nel colore. Nonostante io sia donna (e le donne le sanno trovare le cose nel frigo) le devo rispondere che io non lo vedo. Allora mi dice: spostati che faccio io.

Del mondo so questo: che è ora che è qui. Basta saperlo vedere

Domani
Il regista polacco Kieslowsky nei suoi film de "Il decalogo", mentre in primo piano i protagonisti dialogano, mette sempre in secondo piano, sul fondo, una vecchina che cammina con la schiena curvissima. La puoi vedere o non vedere: con una fatica immane si china a raccogliere una bottiglia di plastica da terra e cerca di metterla nel bidone del differenziato. Le cade e la raccoglie e questo per due o tre volte con uno sforzo che proprio lei si potrebbe evitare.

Lui questo lo chiamava il Nonostante tutto. Nonostante tutto.

Dell'umano so che ha in sé questa forza divina e diabolica, che gli permette di "custodirlo" o cambiarlo questo mondo.
Nonostante tutto.

Con queste tre immagini comincia il mio spettacolo teatrale Apocalisse.

Perché uno spettacolo sull'Apocalisse? Perché Apocalisse è la parola che riempie i titoli dei giornali, che usano i politici, i commentatori. È la parola sulla bocca di tutti.

È la parola più usata nel nostro tempo:

11 settembre 2001: "Apocalisse" a New York, migliaia di vittime, c'è gente che salta nel vuoto.

20 marzo 2003: Scoppia la guerra in Iraq: "Apocalisse" nel deserto.

26 dicembre 2004: Tsunami, terremoto e vulcano in Indonesia: a Sumatra "l'Apocalisse", 400.000 vittime tra morti e dispersi.

12 maggio 2008: "Apocalisse" nella Cina meridionale terremoto di magnitudo-8, con epicentro a Wenchuan: 80.000 morti.

6 aprile 2009: L'Aquila: "l'Apocalisse" arriva nella notte.

agosto 2010: Pakistan il flagello delle alluvioni: 14 milioni di senza tetto è un'"Apocalisse".

11 Marzo 2011.

Chi può dimenticare le immagini del Giappone? L'ultima tragedia che pensavamo di chiamare "Apocalisse".

Ma che cos'è allora, l'Apocalisse?

Apocalisse, dal greco Apocalupto. Calupto significa nascondere, velare. Apo: via.

Apocalisse dunque significa togliere il velo, svelare.

E anche Re-velatio, in latino: Rivelazione, cioè rimettere il velo.

Apocalisse, che non vuol dire Fine.

E anche se ormai noi oggi a ogni nuova catastrofe diamo il nome di Apocalisse, Apocalisse è… il Mistero. Il Mistero: la Verità che sta dietro a un velo, il Mistero e la sua Rivelazione.

Per affacciarsi alla verità bisogna riuscire a sollevarlo, quel velo!

Il libro dell'Apocalisse è uno dei testi più misteriosi dell'umanità. Forse quello che ha avuto più influenza sull'immaginario popolare. La strabordante ricchezza d'immagini, di suoni, di eventi che narra, hanno alimentato nei secoli la grande letteratura (la Divina Commedia, per citarne uno, è un testo apocalittico), la musica, la pittura, la poesia, persino il cinema.

Nessuna interpretazione che ne sia stata fatta, e sono tantissime, sembra quella che possa dare un ordine definitivo al caos che lo governa, la sola che ci riporti il senso originario di questa è comunque una "profezia".

Sì, l'Apocalisse è una profezia.

Pro-fezia: la parola che precede, la parola che promette il fatto.

Perché ciò che ci vuole dire, ciò che importa, non è l'anticipazione del futuro ma la promessa, il patto che è nella Parola.

La Rivelazione, si manifesta attraverso la Parola.

Per scoprire il significato nascosto bisogna cercare tra le parole. Parlare la sua lingua. Conoscere il suo alfabeto, il codice che la compone, il cifrario con cui è scritta, e con quello, de-cifrarla.

Decifrare! Ma come?

L'ultimo libro della scrittura si chiama Rivelazione e Rivelazione, per noi, vuol dire che alla fine, tutto, sarà spiegato. Che capiremo finalmente come andrà a finire!

E, invece, no. Nell'Apocalisse non si capisce niente.

Quando pensiamo di aver finito, ecco che ci viene invece richiesto di non fermarci, di fare un salto, un salto in avanti. Oltre la fine.

Ci viene detto: se vuoi comprendere devi saper comprendere. Devi compiere un cammino che ti insegni a vedere la realtà che si cela oltre il velo.

Da cieco che sei devi imparare a vedere.

L'Apocalisse è un testo che ci chiede di compiere un cammino di conoscenza per riuscire a cambiare il nostro sguardo.

L'Apocalisse è una visione a occhi aperti dove spazio, tempo e personaggi sono molto diversi da quelli della realtà. Lo spazio non è uno spazio geografico, il tempo non è un tempo cronologico. Non si sa mai che cosa venga prima e che cosa venga dopo. Passato, Presente o Futuro, Ieri, Oggi e Domani sono mischiati insieme proprio come accade quando si sogna.

Il sogno che non è lo stato della realtà ma che è comunque verità.

La rivelazione nell'antichità passava attraverso i sogni. Dio parlava ai profeti soprattutto attraverso i sogni. I sogni che sono fatti di Visioni.

Per leggere l'Apocalisse si deve entrare a occhi aperti in una dimensione come di sogno.

Vidi un cielo nuovo e una terra nuova:
vidi la città santa, la Gerusalemme nuova, scendere dal cielo, [...]
pronta come una sposa adorna per il suo sposo.
Il suo splendore è simile a quello di una gemma preziosissima, come pietra di diaspro cristallino.
È cinta da grandi e alte mura con dodici porte:
A oriente tre porte, a settentrione tre porte, a mezzogiorno tre porte e a occidente tre porte.
La città è a forma di quadrato: le mura sono costruite con diaspro e la città è di oro puro, simile a terso cristallo.
I basamenti delle mura della città sono adorni di ogni specie di pietre preziose. Il primo basamento è di diaspro, il secondo di zaffìro, il terzo di calcedònio, il quarto di smeraldo, il quinto di sardònice, il sesto di cornalina, il settimo di crisòlito, l'ottavo di berillo, il nono di topazio, il decimo di crisopazio, l'undicesimo di giacinto, il dodicesimo di ametista.
Le dodici porte sono dodici perle; ciascuna porta è formata da una sola perla.
E la piazza della città è di oro puro, come cristallo trasparente.
In essa non vidi alcun tempio:
La città non ha bisogno della luce del sole, né della luce della luna:
Le nazioni cammineranno alla sua luce,
e i re della terra a lei porteranno il loro splendore.

Le sue porte non si chiuderanno mai durante il giorno, perché non vi sarà più notte.

Perché non vi sarà più maledizione.

L'ultimo libro della Bibbia finisce con la visione di una Città.

Non finisce con la visione del cielo o con la visione di un giardino (di un Paradisios) ma l'Apocalisse è una Città. Nuova, aperta, dalle porte spalancate.

Una Città che scende quaggiù, sulla terra. Non è lassù, alta nel cielo.

È qui, c'è sempre stata, e si svela a chi voglia e sappia vederla.

La salvezza non è solitudine, è stare insieme, è Città.

Una Città solida che si fonda sulla pietra.

C'è una parola in ebraico, Emet, che vuol dire Verità che viene dal verbo aman che vuol dire: mi fondo sulla pietra, sono saldo perché mi affido. Aman da cui viene Amen, che vuol dire: sì, mi fido.

Perché la verità non può esistere da sola, non è mai assoluta, ma deve posarsi, salda come su una roccia a cui si affida. La Città si fonda sulla pietra come la verità si fonda nell'unione, nel legame, nella fiducia.

Nella fiducia, "nonostante tutto": è nel gesto della vecchia che nonostante la malattia, la fatica, il dolore, tira su la schiena, si alza sulla punta dei piedi per mettere la bottiglia di plastica al giusto posto.

È nel gesto dei miei vecchi, dei miei nonni contadini, che hanno sudato per far studiare mio padre, che ha fatto studiare me, è nel gesto di mia nonna che mi ha tirata su a divina commedia e preghiere, è nel gesto di mia madre che mi ha consolata ad ogni pianto, mi ha curata ad ogni piccola malattia ed è in tutti i gesti oggi della sua grande malattia, della sua cecità che sa vedere, è nel gesto di mio padre che la cura ogni giorno come se fosse un motore da poter far ripartire, come se fosse un'ape regina.

Tutti gesti che con fiducia mi hanno fatta Figlia cioè Essere Umano.

È il mio gesto di Figlia che nonostante tutto, appena posso, ogni sera, in teatro, chiesa, scuola o piazza io racconto queste storie.

È il nostro gesto di Figli che nonostante tutto siamo ora qui, insieme.

È prezioso questo essere insieme.

Come api che costruiscono nell'aria la loro città di cera, instancabili e fragili, ma producono miele; sulla fiducia noi costruiamo la città qui sulla terra.

Amen che vuol dire: "Sì, ho fiducia; Sì mi fido".

Chi ha sete, venga; chi vuole, prenda gratuitamente l'acqua della vita.

Vieni? Sì, Sì.

Amen.

Così si conclude "Apocalisse", l'ultimo mio lavoro della trilogia.

E ora passiamo al secondo, al lavoro di mezzo: "Big Bang".

Big bang

Già con lo spettacolo Big Bang volevo in realtà capire come andrà a finire, ma per far questo ho dovuto invece guardare a come tutto ha avuto inizio.

Ho guardato agli Inizi della Creazione con gli occhi della Scienza, della Teologia, della Poesia.

Tre sguardi e tre lingue che ho cercato di parlare: la lingua del testo sacro, la lingua delle formule scientifiche, la lingua del teatro.

Il testo sacro di riferimento della nostra cultura sulla creazione è il Libro della Genesi: il primo e il secondo capitolo in cui si narra della creazione del mondo e dell'umano.

La lingua con cui è scritto è un ebraico antico di 3000 anni.

Le lettere dell'alfabeto ebraico sono ciascuna un mantra capace di aprire mondo. Ogni lettera è un numero.

Perciò, il sapiente ebreo che leggeva il testo sacro poteva nello stesso tempo vedere un racconto, o un insieme di numeri che davano il senso di una struttura architettonica fatta di corrispondenze numeriche perfettamente congegnate. Come evidentemente è finemente congegnato l'universo.

Una lingua che non ci è mai stata veramente restituita con una traduzione che ne rispettasse la ricchezza semantica e la forza.

Se pensiamo che dell'antico ebraico, dai testi, noi conosciamo circa 5.000 parole, che l'italiano ne ha 150.000 e che l'inglese ne ha 450.000 ci rendiamo conto di quale densità hanno le parole di quell'antica lingua.

Per un antico ebreo la parola "cielo" come la parola "terra" evidentemente non hanno lo stesso significato che hanno oggi per noi, che abbiamo messo il piede sulla luna. Per esempio: la parola "costola", in realtà non compare mai nella Bibbia: viene usata sempre col significato di "fianco", di "lato" (fianco di una nave, lato di una casa ecc.) e allora perché quando si tratta della creazione della Donna deve diventare "costola"?

È evidente che se si traduce con "fianco" la storia assume tutta un'altra piega: Dio non vuole che l'umano rimanga solo e gli fa un aiuto che lo rispecchi, con cui specchiarsi, che gli permetta di capire chi è.

Lo addormenta e nel torpore gli apre un fianco. Qualcosa che non gli sta già davanti, che non viene prima, che non viene dopo di lui. Qualcosa che lo affianchi per affacciarsi su di lui. A quel punto anche tradurre con la parola "Donna" l'idea di questo rispecchiamento forse è riduttivo. Soprattutto perché l'a-Addam non è l'uomo, non è un maschile singolare: è l'Umano. Sembrano sciocchezze, ma millenni di storia delle donne forse sarebbero stati diversi. E non solo delle donne.

Qual è invece il linguaggio della scienza? La scienza si esprime con le formule.

La lingua del testo sacro è fatta di lettere che sono numeri.

La lingua della scienza è fatta di formule che sono lettere e numeri.

E poi c'è la lingua del Teatro. Che non ha bisogno di spiegazioni, se non la si capisce più con la testa perché le sue parole suonano antiche, la si deve capire col cuore.

Dante è stato forse l'ultimo a parlare contemporaneamente, in una stessa opera questi tre linguaggi: la Divina Commedia è un trattato teologico, è un trattato scientifico, è altissima poesia.

Io, che non sono Dante, non sono riuscita a fonderli, ma ho cercato dei punti di contatto, ho cercato il dialogo, con risultati che mi hanno sorpresa moltissimo.

Una sorpresa è stata anche la storia che questa ricerca mi ha rivelato. Una mia storia, un delicato disegno che emerge dal caos: il rapporto con mia figlia.

Mia figlia è la mia Luce, il mio Buio, il mio Inizio e la mia Fine.

La prima volta che ho visto mia figlia ero incinta di tre mesi. Alla prima ecografia.

Ero molto emozionata, volevo vedere il suo volto. Che occhi, che naso, che bocca. Ci avrebbe sorriso?

Ci avrei visto qualche somiglianza? Mi aspettavo che ci facesse ciao con la manina, ci sono bambini che fanno viva con le dita.

La mia migliore amica fra l'altro mi aveva detto che alla sua "creatura" erano risusciti a misurare la lunghezza della tibia e risultava così fuori dalla norma che aveva deciso di chiamarla… Olivia, se fosse stata una femmina. Come la fidanzata di Braccio di ferro. Le è nata una femmina.

Che nome avrebbe portato la mia? E quale sarebbe stato il suo destino?

Il gel sulla pancia era freddo e subito ho sentito qualcosa ritirarsi dentro di me.

Eh, no, non ti nascondere, eh!

Ora noi ti mandiamo dei segnali, ti bombardiamo di ultrasuoni e tu ci rimandi l'eco, ti fai vedere, ti manifesti. D'accordo?

La chiarezza di un'ecografia dipende dalle capacità di chi guarda: deve avere spirito di osservazione, manualità, esperienza e una buona cultura dell'immagine…

La dottoressa ficcava lo sguardo dentro al buio.

Avanti, pensavo, avanti rivelati. Mi aspettavo chissà che cosa ma alla semplicità di quelle poche parole che stava per dire

Io… non ero affatto preparata

È uno…

È vivo…

È femmina!
È venuta alla luce in un'esplosione
ha respirato a pieni polmoni
È esploso il suo primo grido,
era un inno alla creazione
che urla il godimento intenso del sentire
Con la pelle perché la luce è calore.
Con gli occhi perché la luce è luce.
L'ho chiamata Bianca.
Ho chiamato mia figlia Bianca.
Come la luce.

Quando in principio di ogni cosa Elohim (Tutta la divinità) creò il cielo e la terra,

La terra era informe e deserta e le tenebre incombevano sull'abisso, mentre lo spirito di Tutta la divinità sovrastava la superficie delle acque.

Allora Tutta la divinità-Elohim disse: "Sia la luce!". *E uguale MC al quadrato.*

E la luce fu.

In quasi tutti i racconti di creazione da indiani a quelli maori a quelli andini, si dice che la luce è la prima cosa che viene creata.

Le narrazioni sono diversissime certamente, il mondo può nascere da un sogno, da un pianto, da un riso, da un rapporto d'amore, da una tartaruga come in un mito indiano e africano.

Nel libro della Genesi si racconta che il mondo nasce dalla "Parola".

Elohim-Dio – o meglio – Tutta la divinità, disse…

La prima vera azione che fa Elohim-Tutta la divinità è parlare.

"In principio era la Parola e la Parola era presso Dio".

Tutta la divinità disse: "Sia la luce!" e la luce fu.

Intorno c'è caos informe, Tutta la divinità parla e con la Parola crea la luce.

Crea la luce dal nulla? No, la sottrae al buio dell'abisso.

"Quando, in principio…" e questo principio è un punto informe, che c'era già e non era spazio, non era tempo, era tenebra sull'abisso.

La luce fu. La parola fece luce, illuminò quello che c'era: una voragine e lì Dio guardò. Nel Buio.

E vide che era cosa buona.

Lì si spinge anche il nostro sguardo.

Come hanno fatto i sapienti del libro della Genesi,

come fanno da sempre i poeti,

come ha fatto Dante,

come ha fatto Shakespeare,

come fanno gli scienziati,

come ha fatto Einstein:

Perché la Verità, forse per noi inaccessibile, sta là, in fondo al buio.

"Sia la luce e la luce fu", suona, se lo si pronuncia in ebraico, come il pianto di un bambino che nasce.

Dal buio alla luce è il percorso del bambino che nasce...

Ogni bambino la sua stella…

e quindi uscimmo a riveder le stelle, puro e disposto a salir a le stelle, l'amor che move il sole e l'altre stelle.

Perché Dante ci chiede di guardar le stelle? quale linguaggio misterioso custodiscono o rivelano?

Prima o poi tutti alziamo lo sguardo al cielo. Il cielo è di tutti. Più che la Terra. Basta una notte chiara, limpida come può essere questa notte con le stelle luminose più che mai. Se non facesse freddo resteremmo lì incantati, in silenzio tutta la notte…

Ed ecco le Domande… di tutti, da sempre.

Quando ha avuto inizio tutto questo? E perché? Di cosa è fatto l'universo? Di cosa siamo fatti noi? E dove, come, quando, perché finirà?

Domande da bambini. Di chi non sa niente.

E noi, che cosa sappiamo noi?

Sappiamo che siamo all'interno di un organismo stellare che chiamiamo galassia in cui ci sono 100 miliardi di stelle come il nostro sole, e che ci sono almeno cento miliardi di galassie come la nostra che ruotano nel cielo. Sappiamo che il nostro orizzonte visibile è di 14 miliardi di anni luce, e che diventa sempre più grande e che la fuga in ogni direzione è in progressiva e inarrestabile accelerazione. Sappiamo che siamo alla soglia di qualcosa di grande perché sappiamo che non sappiamo la formula che metta d'accordo Meccanica quantistica che descrive l'evoluzione delle particelle subatomiche e Relatività Generale che descrive i movimenti delle galassie.

Sappiamo che forse prima o poi ci perderemo di nuovo nel buio

il silenzio di questi spazi infiniti mi sgomenta: Angoscia e Fascino, Paura e Desiderio.

Paura del Vuoto fuori e dentro di noi e Desiderio di colmarlo.

Il Desiderio di conoscere è cercare di colmare una Lacuna, il Vuoto che ci separa dal nostro Principio Primo. Ciò di cui noi siamo parte.

Il Mistero che le Stelle custodiscono là in fondo al buio, quel buio da cui abbiamo avuto origine.

I Bambini hanno paura del buio, ma ci vuole il buio per veder le Stelle.

Come Bambini abbiamo bisogno di semplicità, di armonia, abbiamo bisogno di far andar d'accordo le cose, abbiamo bisogno di Conciliare la Luce con il Buio, il Piccolo con il Grande, l'Inizio con la Fine, il tempo dell'universo con il nostro Tempo.

Siamo fatti del carbonio fertile disseminato dalle Stelle, noi. Siamo fatti di polvere di Stelle.

E se le Stelle, sono l'infinito noi siamo parte di questo infinito. Guardando le Stelle ci rispecchiamo.

I cieli narrano la gloria di Dio e l'opera delle sue mani è raccontata dal firmamento.

Il firmamento racconta e i cieli narrano dice il salmo 19.

Possiamo sperare che quest'infinito sia qualcosa a cui affidarsi?

Che il naufragar sia dolce in questo mare?

Con le mani incrociate sul mio grembo, provo ora un sentimento di tenera, timida gioia. È quasi un nulla, eppure mi avvicino con la cautela tipica di chi ha paura, alla cosa più violenta che mi sia mai accaduta: la Fiducia, forse questo è il suo nome.

Io ora so che non raggiungerò mai la mia radice, ma che la mia radice esiste. Non conoscerò mai il Mistero che sta là in fondo al buio, ma so che una verità c'è.

E sono adesso così più grande che non mi vedo ormai più. Finalmente mi estendo al di là della mia sensibilità.

Come bambini seguiamo la nostra Stella, ripetiamo il nostro nome e diamo nome e luce al mondo.

Come i bambini, gli scienziati osservano i giochi dei numeri, delle Stelle e scoprono nomi nascosti.

Come i bambini, i poeti volano tra le Stelle fuori di sé inventano nomi nuovi, catturando la vita nelle parole.

Come i bambini: i bambini hanno Fiducia.

Dio ha Fiducia: "Sia la luce e la luce fu".

Così finisce lo spettacolo Big Bang, seconda tappa di questo viaggio dalla Fine agli Inizi.

Vergine madre

Nel mezzo del cammin di nostra vita
mi ritrovai per una selva oscura,
chè la diritta via era smarrita.

Il viaggio di rivelazione forse più profondo che sia mai stato immaginato da un uomo è un percorso dal buio di una selva oscura, dal buio della voragine dell'Inferno alla visione della luce di Dio. Il poeta ficca lo sguardo in quella luce, e fino all'ultimo tenta uno sforzo di comprensione umana e logica, direi scientifica, del Mistero. E nell'avvicinarsi al Mistero, sollevati tutti i veli, ogni suo Desiderio trova pace.

E io ch'al fine di tutt'i disii
appropinquava, sì com'io dovea,
l'ardor del desiderio in me finii.

L'essere Umano è Desiderio. È vuoto, è mancanza.

Nel cuore degli uomini c'è una lacuna che ognuno di noi nel corso della sua vita cercherà di colmare.

Un bisogno.

Questo è il desiderio.

La continua percezione di una mancanza.

Si desidera ciò che non si ha, o che non si ha più.

Desiderare è una nostalgia, tornare a qualcosa che si è lasciato, o si è perduto, verso un tempo e un luogo originario. Il luogo dove tutto ha avuto inizio.

Il viaggio nel buio attraverso la discesa negli inferi è appunto un viaggio verso l'origine, verso il Principio Primo.

Desiderare: De-siderare essere senza Stelle: ossia sentirne la mancanza.

Dopo il buio: le Stelle.

Le Stelle sono la luce, la luce nel buio. Le Stelle sono l'orientamento, indicano la rotta.

In Paradiso tutto è luce, tutto ha luogo.

In Paradiso Dante appaga tutti i suoi Desideri ("l'ardor del desiderio in me finii") e l'appagamento avviene con la visione di Dio. Dio è il tempo e il luogo originario. Dio, dice Dante, è il "fine di tutti i disii". Dio, o ciò che noi chiamiamo Dio, è ciò di cui abbiamo nostalgia.

E il poeta ora vede: in un unico punto di luce vede tutto ciò che esiste, *sustanze e accidenti e lor costume*, vede l'universo statico, l'universo in movimento, il presente, il passato, il futuro, vede un affastellarsi di immagini che il più grande poeta di tutti i tempi ci dice di non riuscire a dire, ma l'ultima delle immagini, quella è chiarissima: alla fine del viaggio, inferno, purgatorio, paradiso, nel fondo della luce di Dio vede…

l'immagine dell'Uomo, vede l'immagine del nostro Volto.

Con il nostro Volto in piena Luce finisce il Viaggio.

È o non è un grande Inizio?

i blu – pagine di scienza

Volumi pubblicati

R. Lucchetti *Passione per Trilli. Alcune idee dalla matematica*

M.R. Menzio *Tigri e Teoremi. Scrivere teatro e scienza*

C. Bartocci, R. Betti, A. Guerraggio, R. Lucchetti (a cura di) *Vite matematiche. Protagonisti del '900 da Hilbert a Wiles*

S. Sandrelli, D. Gouthier, R. Ghattas (a cura di) *Tutti i numeri sono uguali a cinque*

R. Buonanno *Il cielo sopra Roma. I luoghi dell'astronomia*

C.V. Vishveshwara *Buchi neri nel mio bagno di schiuma ovvero L'enigma di Einstein*

G.O. Longo *Il senso e la narrazione*

S. Arroyo *Il bizzarro mondo dei quanti*

D. Gouthier, F. Manzoli *Il solito Albert e la piccola Dolly. La scienza dei bambini e dei ragazzi*

V. Marchis *Storie di cose semplici*

D. Munari *novepernove. Sudoku: segreti e strategie di gioco*

J. Tautz *Il ronzio delle api*

M. Abate (a cura di) *Perché Nobel?*

P. Gritzmann, R. Brandenberg *Alla ricerca della via più breve*

P. Magionami *Gli anni della Luna. 1950-1972: l'epoca d'oro della corsa allo spazio*

E. Cristiani *Chiamalo x! Ovvero Cosa fanno i matematici?*

P. Greco *L'astro narrante. La Luna nella scienza e nella letteratura italiana*

P. Fré *Il fascino oscuro dell'inflazione. Alla scoperta della storia dell'Universo*

R.W. Hartel, A.K. Hartel *Sai cosa mangi? La scienza del cibo*

L. Monaco *Water trips. Itinerari acquatici ai tempi della crisi idrica*

A. Adamo *Pianeti tra le note. Appunti di un astronomo divulgatore*

C. Tuniz, R. Gillespie, C. Jones *I lettori di ossa*

P.M. Biava *Il cancro e la ricerca del senso perduto*

G.O. Longo *Il gesuita che disegnò la Cina. La vita e le opere di Martino Martini*

R. Buonanno *La fine dei cieli di cristallo. L'astronomia al bivio del '600*

R. Piazza *La materia dei sogni. Sbirciatina su un mondo di cose soffici (lettore compreso)*

N. Bonifati *Et voilà i robot! Etica ed estetica nell'era delle macchine*

A. Bonasera *Quale energia per il futuro? Tutela ambientale e risorse*

F. Foresta Martin, G. Calcara *Per una storia della geofisica italiana. La nascita dell'Istituto Nazionale di Geofisica (1936) e la figura di Antonino Lo Surdo*

P. Magionami *Quei temerari sulle macchine volanti. Piccola storia del volo e dei suoi avventurosi interpreti*

G.F. Giudice *Odissea nello zeptospazio. Viaggio nella fisica dell'LHC*

P. Greco *L'universo a dondolo. La scienza nell'opera di Gianni Rodari*

C. Ciliberto, R. Lucchetti (a cura di) *Un mondo di idee. La matematica ovunque*

A. Teti *PsychoTech - Il punto di non ritorno. La tecnologia che controlla la mente*

R. Guzzi *La strana storia della luce e del colore*

D. Schiffer *Attraverso il microscopio. Neuroscienze e basi del ragionamento clinico*

L. Castellani, G.A. Fornaro *Teletrasporto. Dalla fantascienza alla realtà*

F. Alinovi *GAME START! Strumenti per comprendere i videogiochi*

M. Ackmann *MERCURY 13. La vera storia di tredici donne e del sogno di volare nello spazio*

R. Di Lorenzo *Cassandra non era un'idiota. Il destino è prevedibile*

W. Gatti *Sanità e Web. Come Internet ha cambiato il modo di essere medico e malato in Italia*

A. De Angelis *L'enigma dei raggi cosmici. Le più grandi energie dell'universo*

J.J. Goméz Cadenas *L'ambientalista nucleare. Alternative al cambiamento climatico*

M. Capaccioli, S. Galano *Arminio Nobile e la misura del cielo ovvero Le disavventure di un astronomo napoletano*

N. Bonifati, G.O. Longo *Homo Immortalis. Una vita (quasi infinita)*

F. De Blasio *Aria, acqua, terra e fuoco - Volume I. Terremoti, frane ed eruzioni vulcaniche*

F. De Blasio *Aria, acqua, terra e fuoco - Volume II. Uragani, alluvioni, tsunami e asteroidi*

L. Boi *Pensare l'impossibile. Dialogo infinito tra arte e scienza*

E. Laszlo, P.M. Biava *Il senso ritrovato*

Di prossima pubblicazione

J.F. Dufour *Made by China. Segreti di una conquista industriale*

S.E. Hough *Prevedere l'imprevedibile. La tumultuosa scienza della previsione dei terremoti*